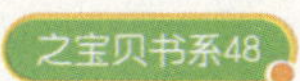

孕产营养万事通

北京协和医院副主任医师 **马良坤** 编著

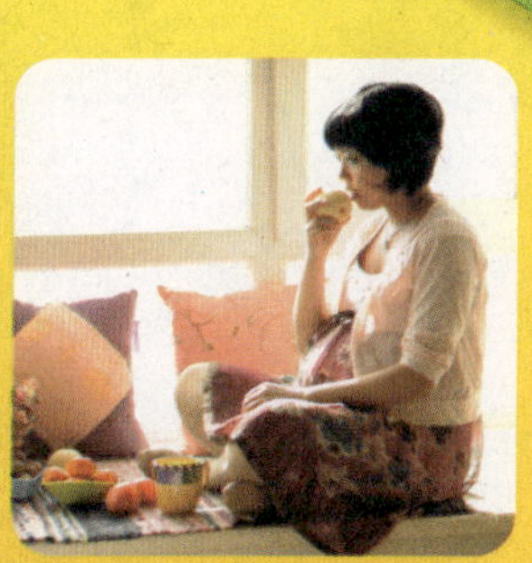

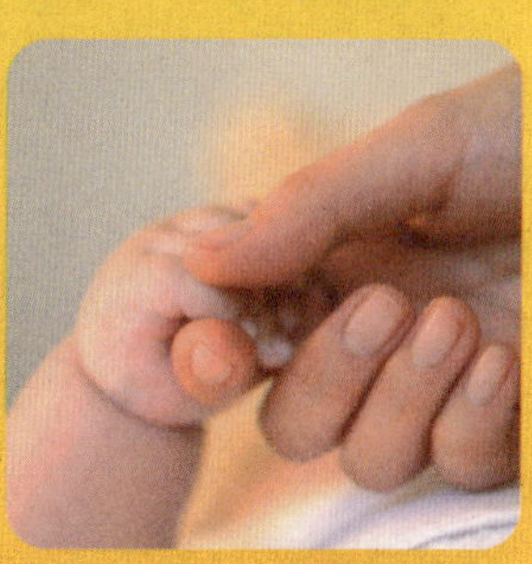

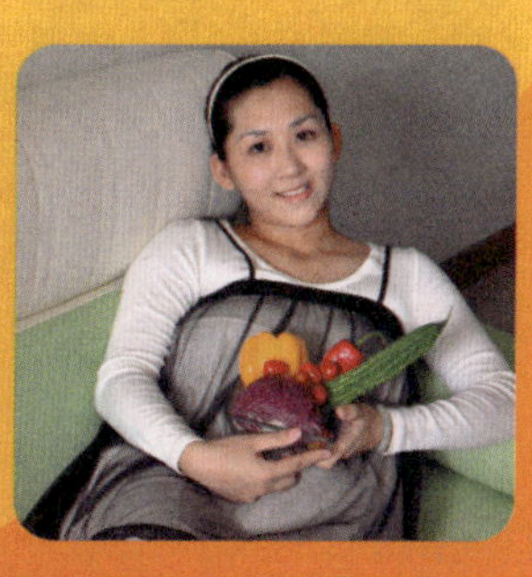

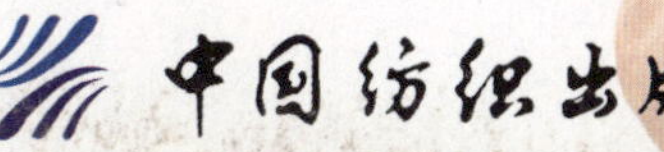

图书在版编目（CIP）数据

孕产营养万事通/马良坤编著.—北京：中国纺织出版社，2010.2

（之宝贝书系；48）

ISBN 978-7-5064-6206-8

Ⅰ.①孕… Ⅱ.①马… Ⅲ.①孕妇-营养卫生 ②产妇-营养卫生 Ⅳ.①R153.1

中国版本图书馆CIP数据核字（2009）第229877号

策划编辑：尚　响　李彦芳　　责任编辑：安茂华
责任印制：刘　强　　装帧设计：沈　琳

中国纺织出版社出版发行
地址：北京东直门南大街6号　邮政编码：100027
邮购电话：010-64168110　　传真：010-64168231
http://www.c-textilep.com
E-mail:faxing@c-textilep.com
北京人教方成彩色印刷有限公司印刷　各地新华书店经销
2010年2月第1版第1次印刷
开本：635×965　1/12　　印张：22
字数：250千字　　定价：39.80元

序

作为女人，从怀孕的那一刻，就不再是独立的个体了。孕产营养虽是一个轻松的话题，却并不简单，它不仅关乎孕产妇的身体健康和产后恢复，还关系着胎儿的发育是否正常、头脑是否聪颖，甚至在很大程度上决定宝宝出生后的健康状况和智力水平。

孕产妇在重复一日三餐的同时，是否意识到落后的饮食观念和错误的营养搭配是健康的一大危害呢？鉴于此，本书从怀孕前至宝宝出生后，提供完整的营养方案，包括营养素的要求、食物搭配禁忌和营养食谱等，从饮食方面制定了相应的营养措施。值得强调的是，准备要宝宝的夫妻双方在孕前就应该加强营养，补充叶酸等营养素，有计划地调节饮食，使身体更健康，为怀孕做好准备。

此外，怀孕后的营养需求也不是一成不变的，孕妇应根据自己的健康状况、体重变化而全面、均衡地摄入营养素，为宝宝的生长发育创造良好的物质环境，使自身远离妊娠期高血压疾病、妊娠期糖尿病、贫血等疾病的困扰，使肌肉和阴道组织更有弹性，为产后恢复打下良好的基础。分娩后，产妇面临哺乳和身体恢复两个任务，同样要重视饮食营养，以便为宝宝提供源源不断的、质量优良的乳汁，加速产后伤口愈合，远离产褥感染、产后贫血、便秘等。

本书内容全面、详实，得到了孕产营养专家的大力指导，具有很强的科学性，设有专家提醒、孕产期常见病的辅助治疗食谱等，在为你迅速补充营养常识的同时，又手把手教你烹调美味佳肴，是温馨实用的孕产营养全书。

还犹豫什么？现在就开启你的美味营养之旅吧！

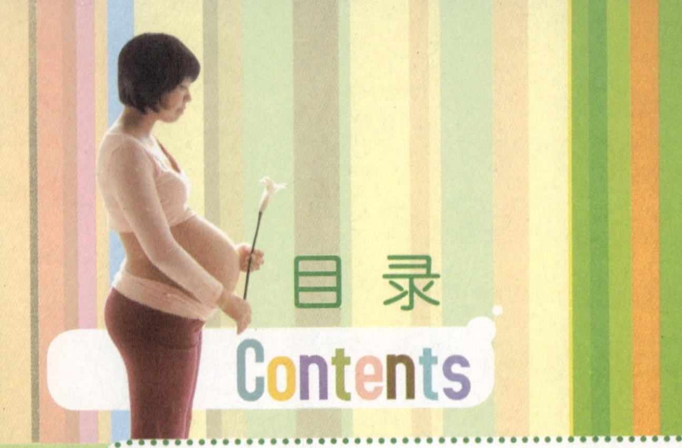

目录 Contents

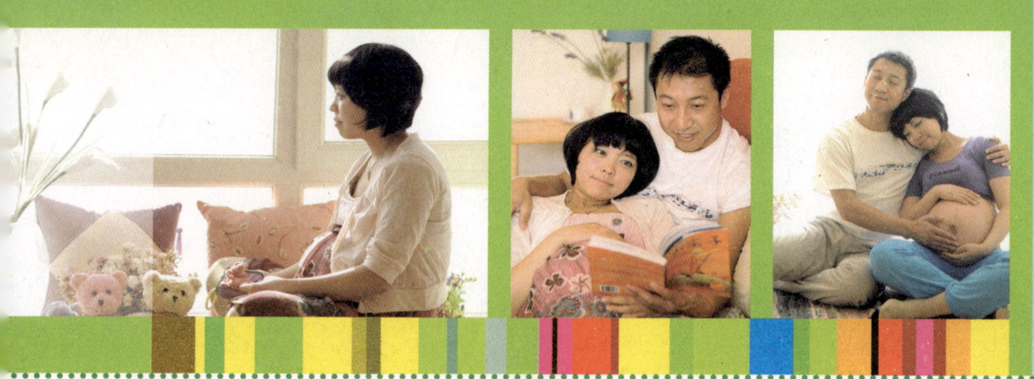

第三章　孕期不可缺少的营养

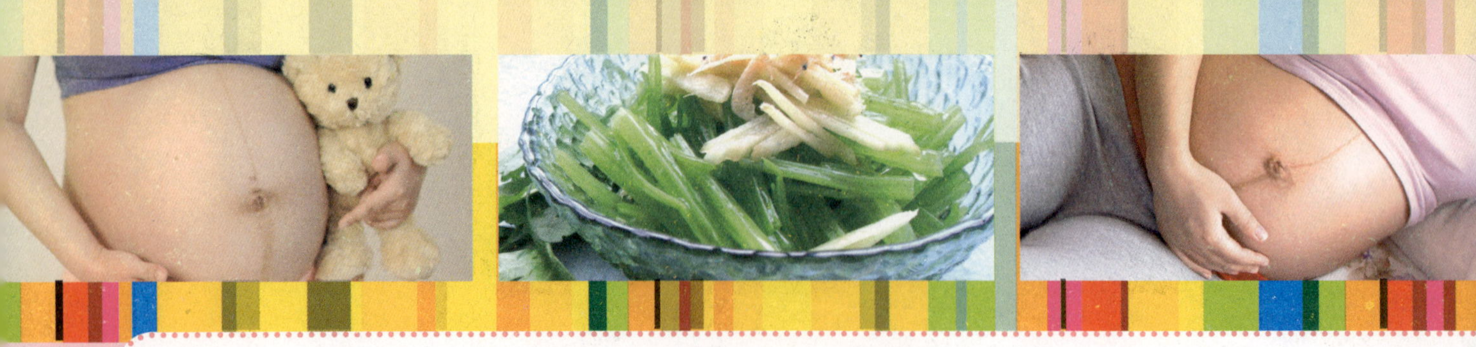

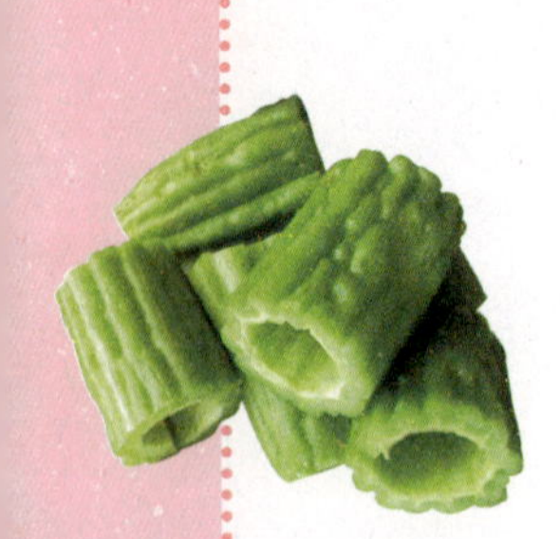

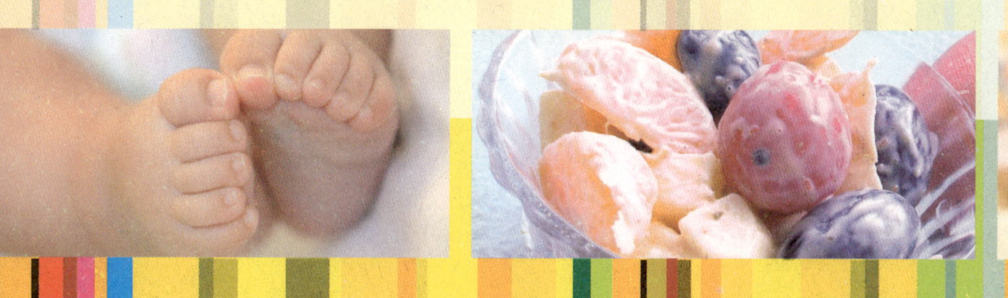

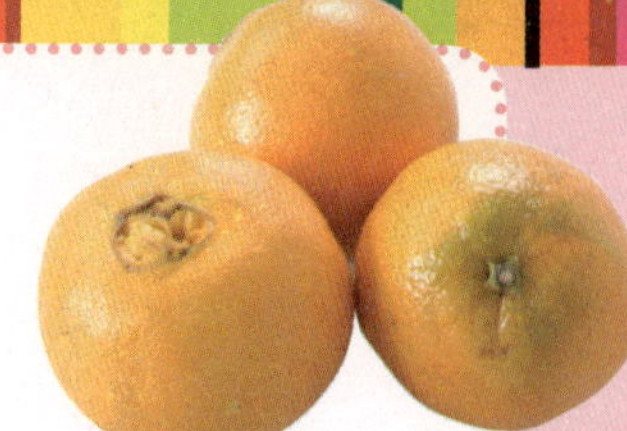

第四章　对孕妇有益的食物

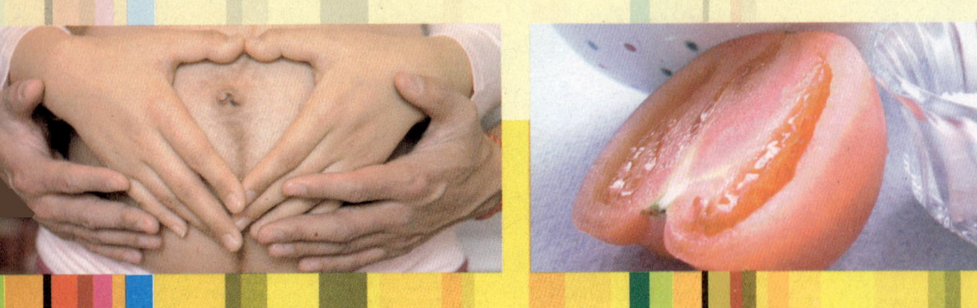

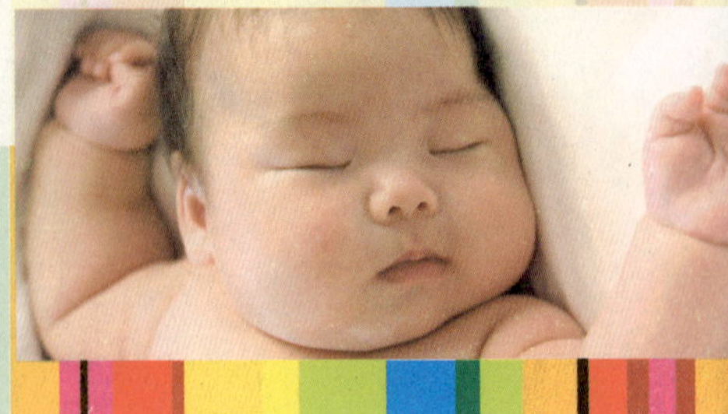

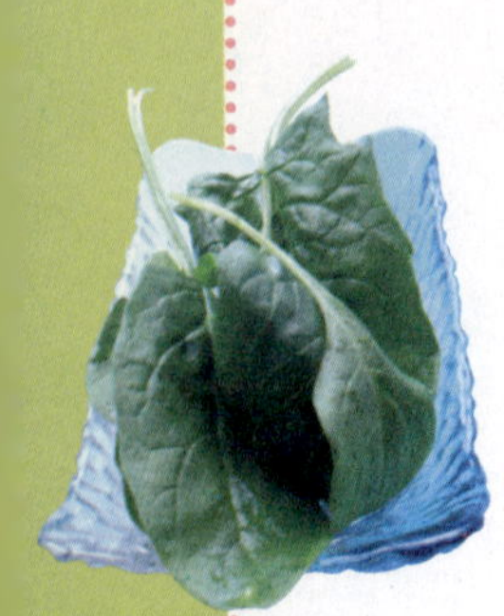

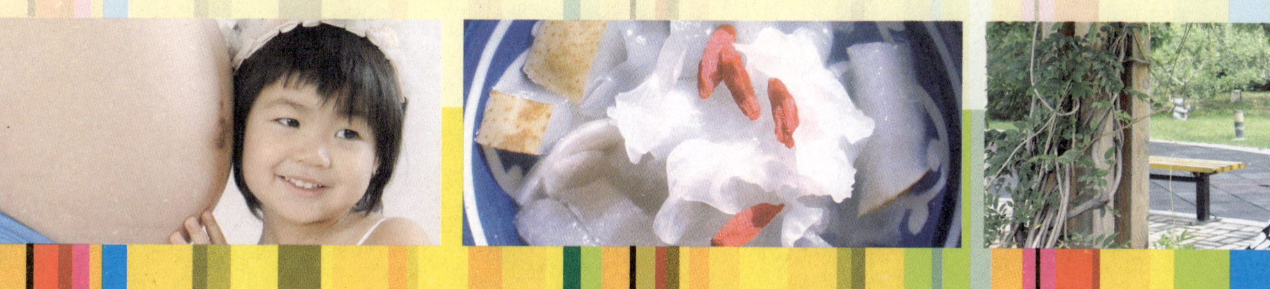
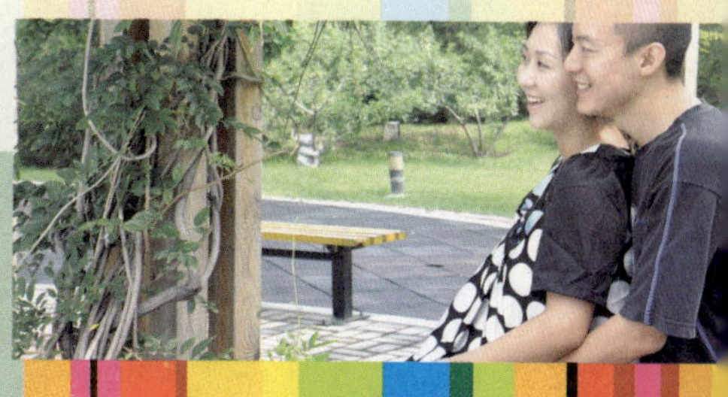

第五章　孕早期营养与妈妈宝宝变化（1～3个月）

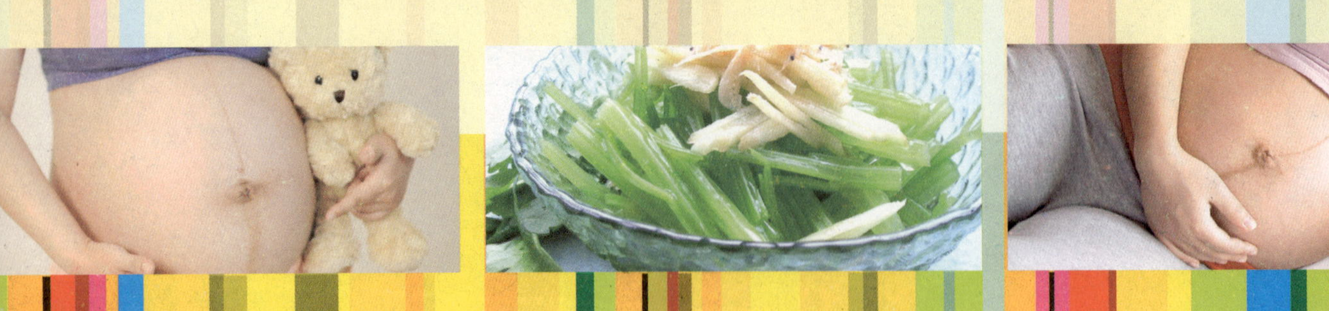

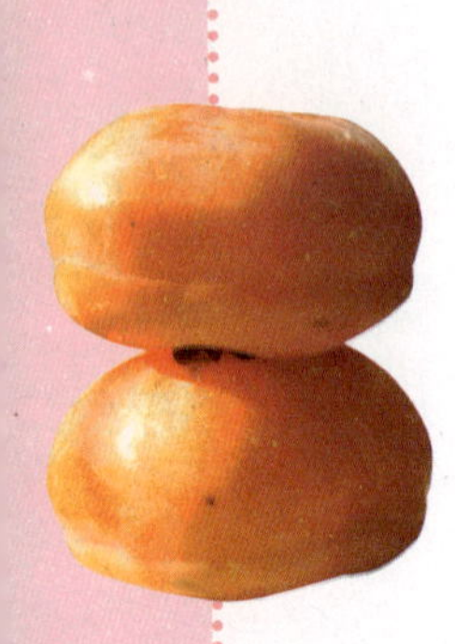

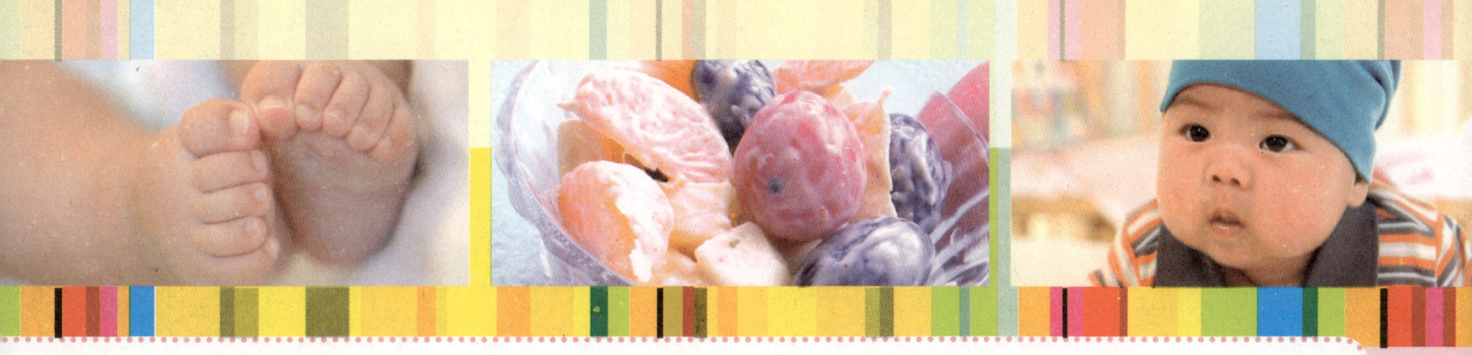

第六章　孕中期营养与妈妈宝宝变化（4~7个月）

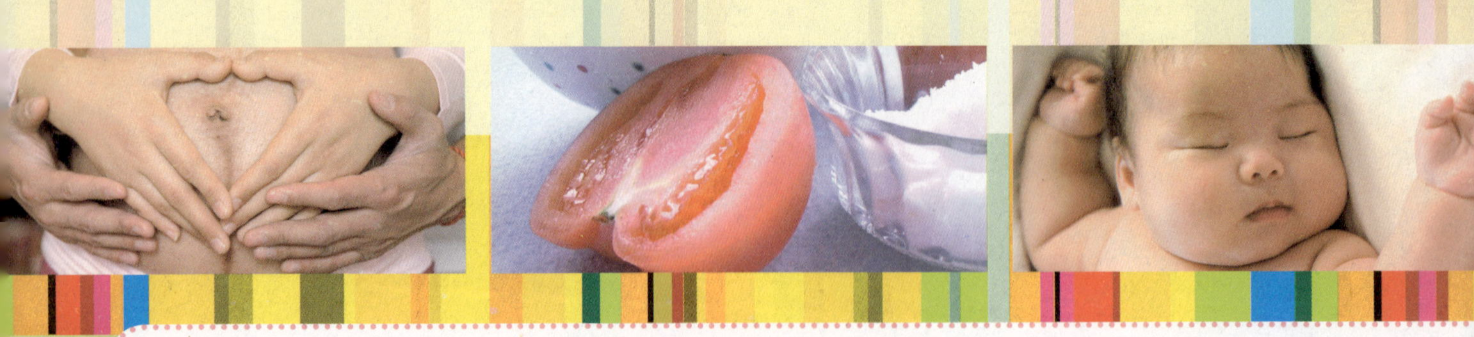

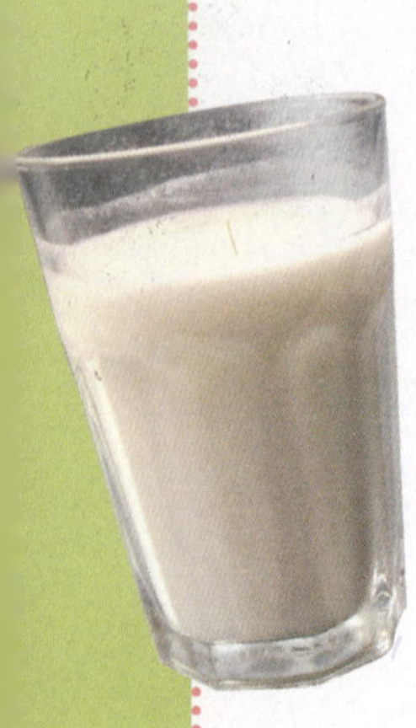

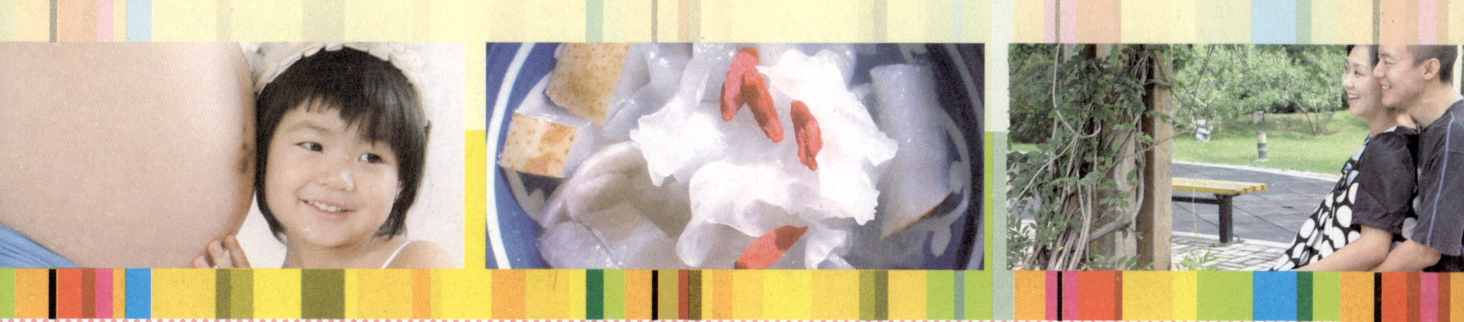

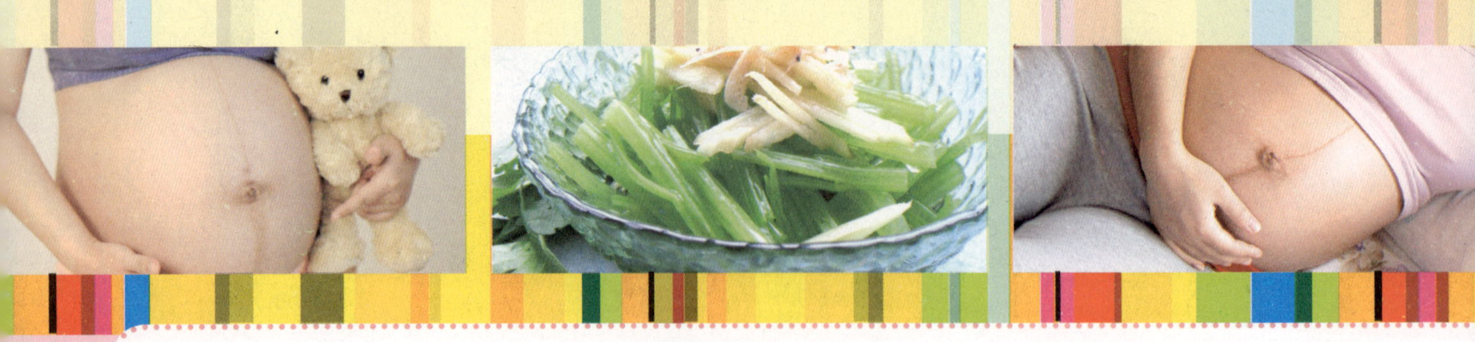

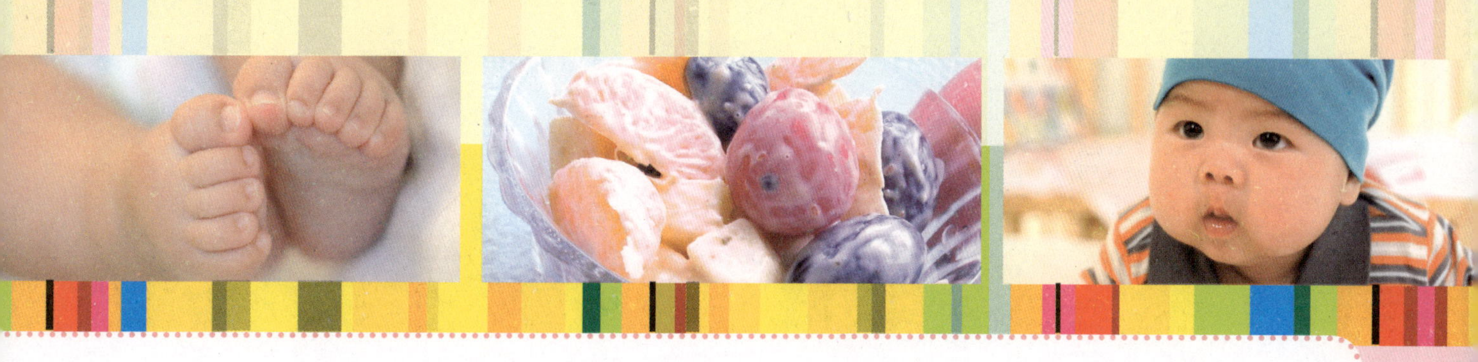

第八章　月子期间的营养

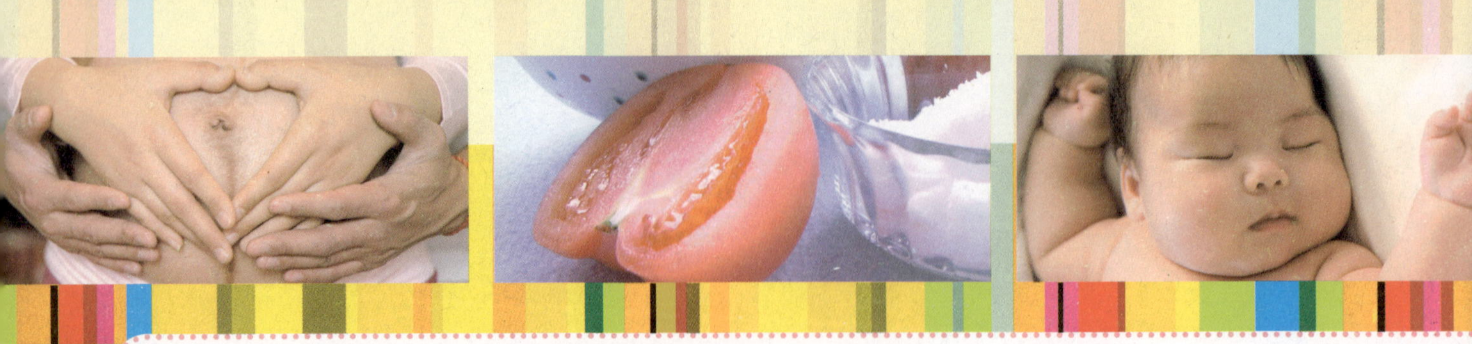

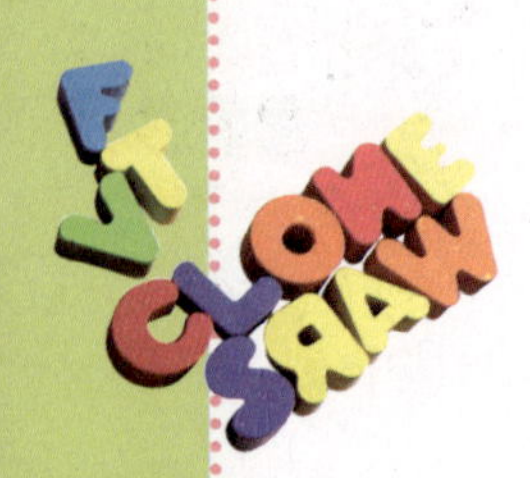
CLONE
WARS

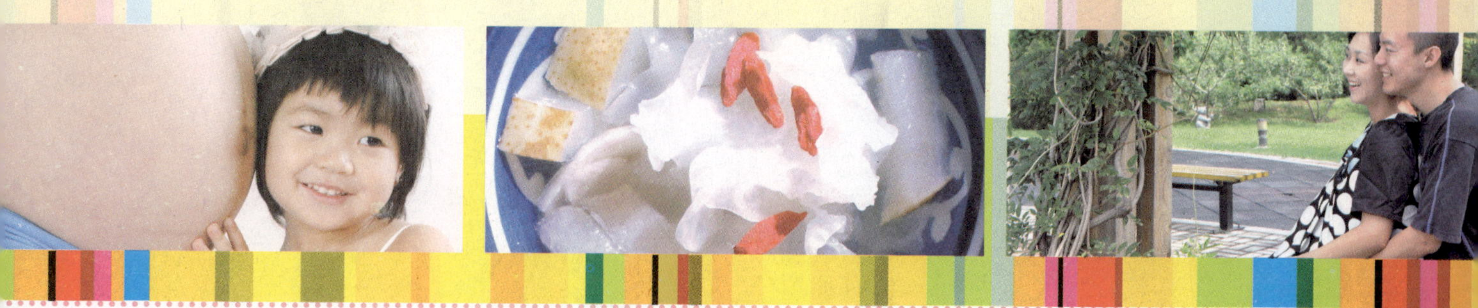

第九章　孕产期常见现象与疾病的饮食调养

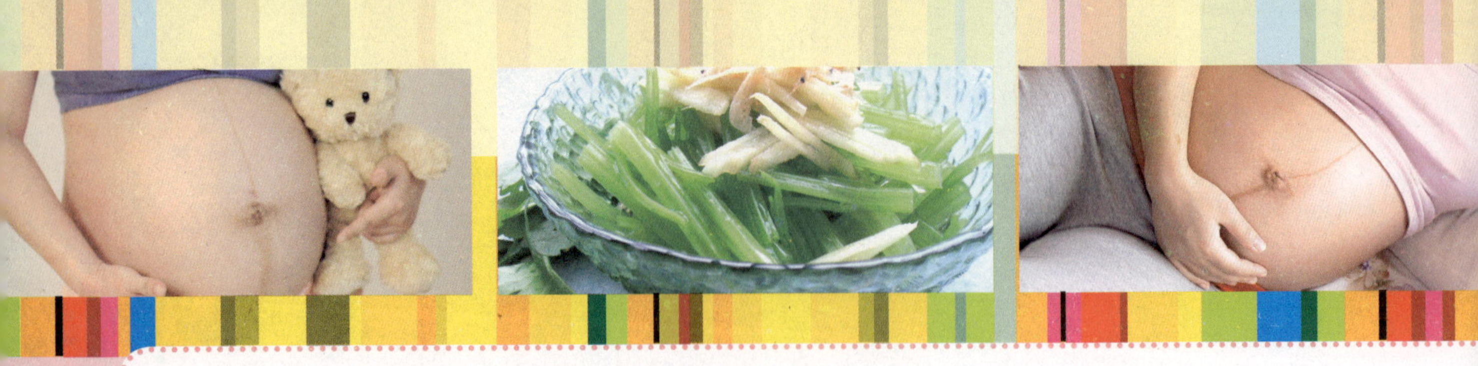

鸣谢

孕妇：崔晶晶　晶晶　李枫　李晶晶　刘静　瞿力　王淼　王玮　王艳

准爸爸：李梓龙　妈妈：Charity　宝宝：黄煜宸　李浩天　Jacob

摄影师：大雄　郭泳君　武勇

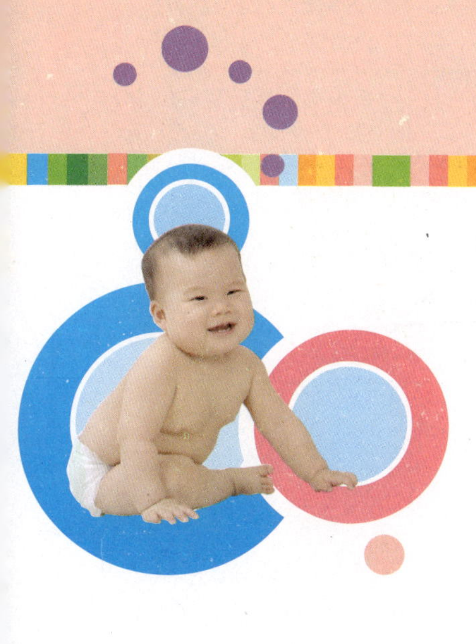

第一章　孕妇的营养关系着胎儿的健康与智慧

很多人认为孩子的智力发展水平主要取决于遗传因素，随着社会的发展和生活水平的提高，这种认识日益显露出局限性。事实上，孕妇在孕期的营养是否全面深刻影响着宝宝的健康，而且，这种影响还会波及到宝宝出生后的成长。

胎儿的智力发育主要体现在神经系统和大脑的发育上，如果他所吸收的营养成分中缺乏蛋白质、类脂质，就会出现神经细胞减少的现象。而胎儿主要从母体血液中吸取营养，因此，孕妇的孕期营养不仅关系自身的健康，还决定着宝宝的智力水平。

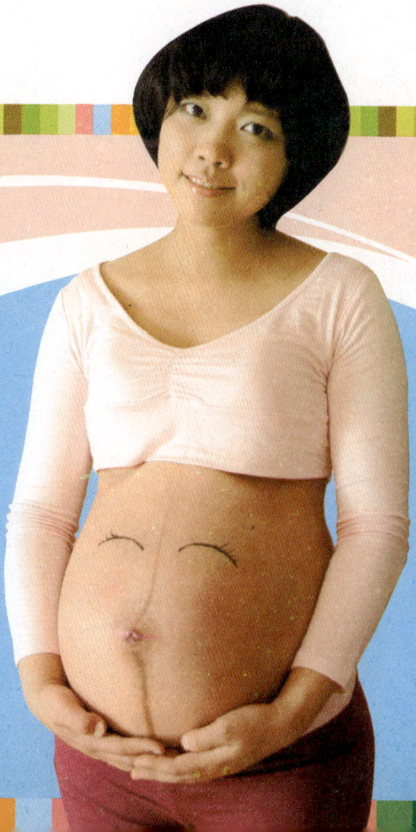

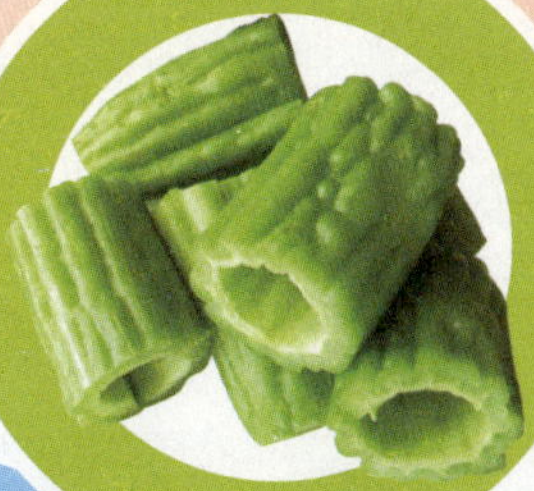

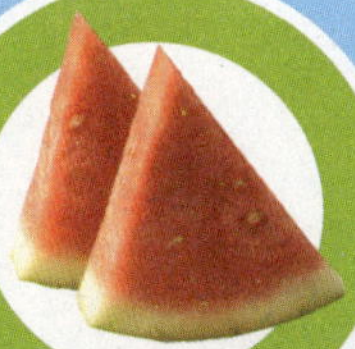

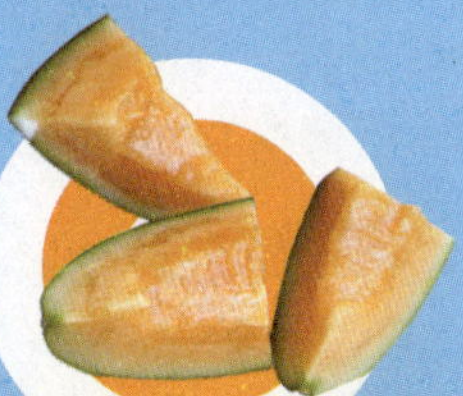

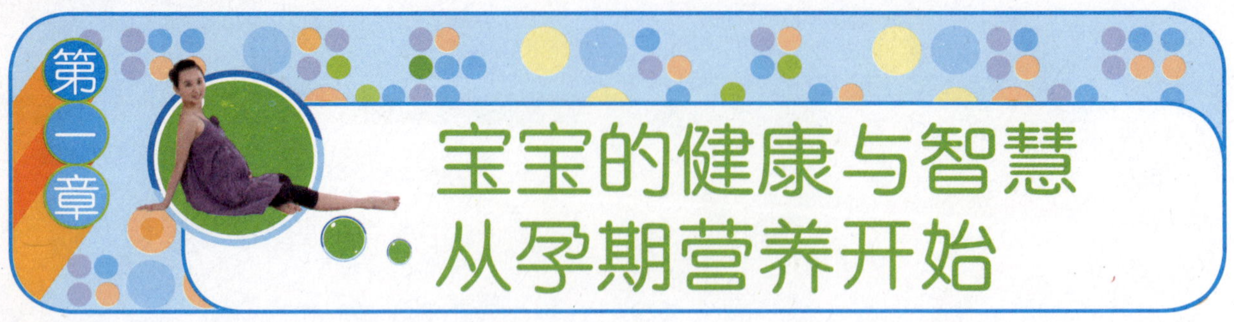

第一章 宝宝的健康与智慧从孕期营养开始

为了更好地促进胎儿的生长发育和母体的新陈代谢，在怀孕期间，孕妇必须加强营养。孕妇的营养状况决定着宝宝的健康水平。如果孕妇的营养状态较好，就会给胎儿提供优良的生长发育环境，此后产妇的乳汁也充足，恢复也快。更重要的是，孕妇缺乏营养会阻碍胎儿神经系统的发育。

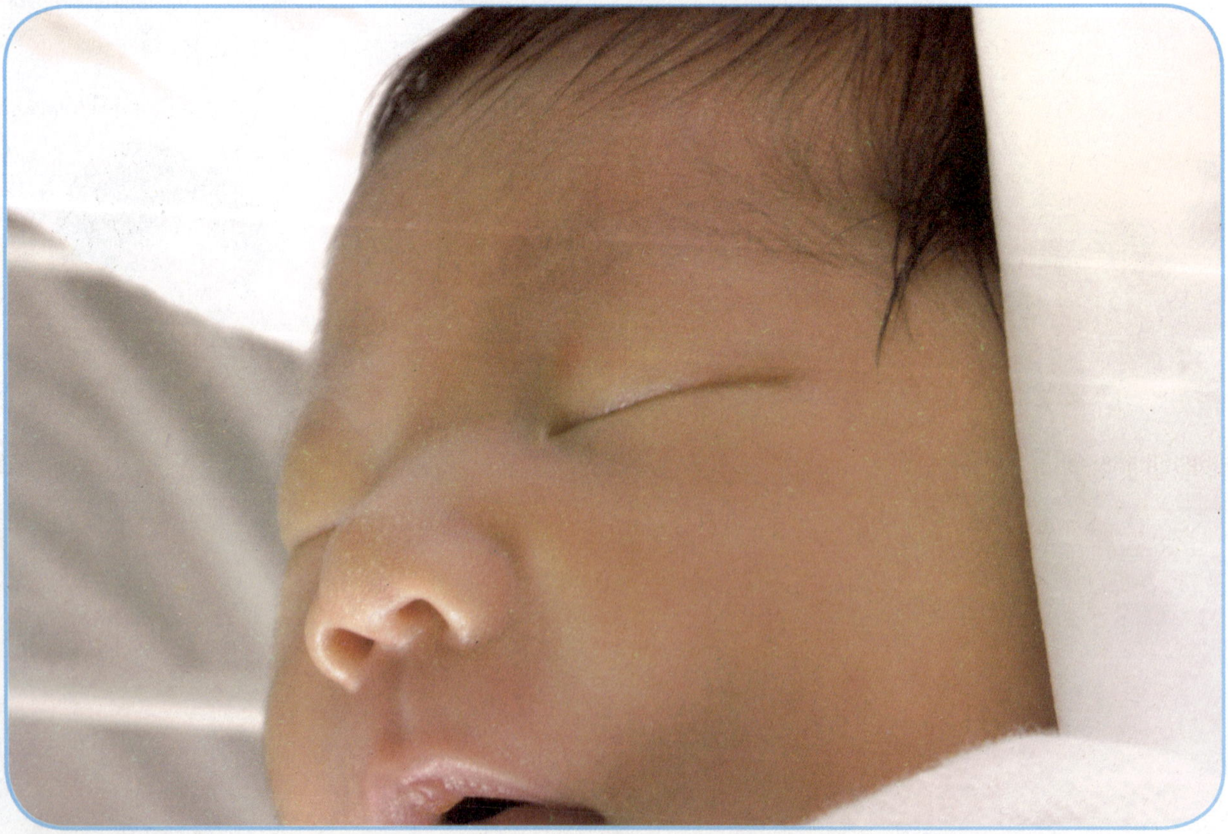

第一章 饮食也是胎教的内容之一

很多人认为，胎教的内容只是与胎儿对话，给胎儿听音乐、阅读图书。其实，饮食也是胎教的重要内容之一。很多研究证实，如果孕妇在怀孕时经常没胃口、不按时吃饭，那么宝宝出生后不久，就有可能没胃口、吐奶、消化不良，添加辅食后会出现偏食现象。可见，宝宝的饮食习惯，甚至脾气秉性都深受饮食胎教的影响。

为了宝宝的健康成长，孕妇必须重视饮食胎教。

三餐定时。早餐7~8点，午餐12点，晚餐6~7点。每餐用食在30~60分钟之间，用餐期间要保持心情愉悦。

三餐定量。每餐各占一天所需热量的1/3，各餐营养一定要均衡，不宜吃得过饱。

三餐定点。如果想让宝宝养成稳定而专心的进餐习惯，孕妇就不能在进餐时三心二意，如用餐期间看电视、不停走动等。

讲究天然饮食。孕妇应以食用天然饮食为主，在烹调食物时应尽量保持食物的本色，减少营养流失。

均衡营养。孕妇要注意饮食的多样化，注意谷物的粗细搭配。

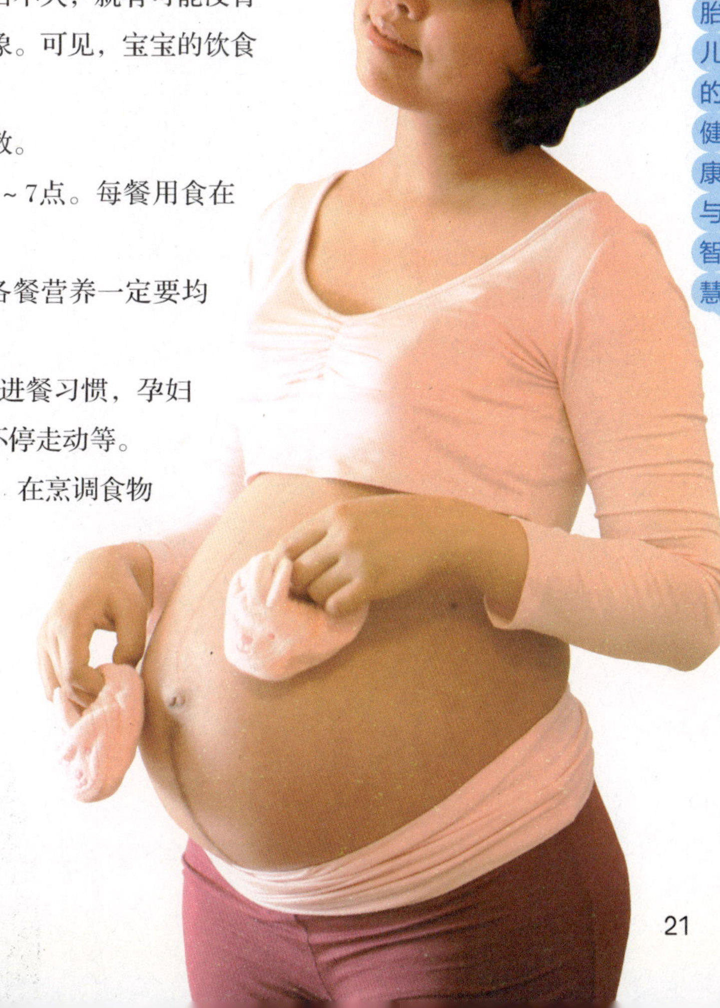

第一章 孕期体重的合理控制

孕期减肥对胎儿不利

孕期体重增加是正常现象，是母体为了保证胎儿的健康成长，适应孕期状态而发生的变化。

孕期减肥不仅不利于正常的体重增加，还不能为胎儿提供丰富的营养。在孕期减肥的孕妇，如果缺乏脂肪，会导致体内无法吸收维生素A、维生素D、维生素E，从而影响胎儿脑部和骨骼的发育。同时，为了满足热量需求，孕妇体内的蛋白质会转变为脂肪和糖，进而导致胎儿脑部严重受损。而减肥造成的血糖过低会导致脂肪单独燃

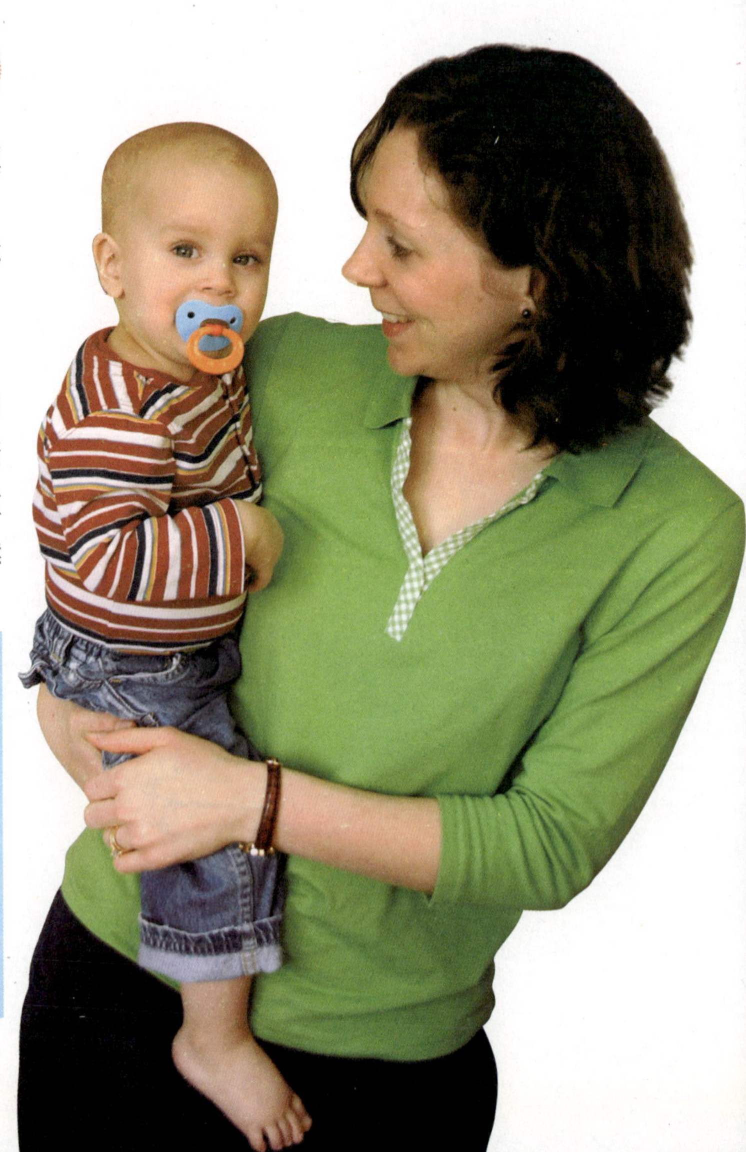

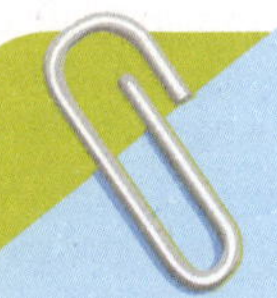

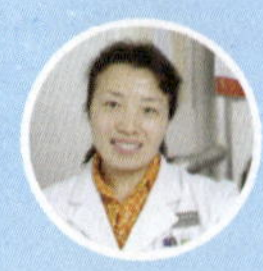

专家提醒

孕期减肥对胎儿有害无利。如果孕妇能坚持6个月以上的母乳喂养，会很自然地将体重恢复到怀孕前，甚至更低；即使孕期减肥成功，也会在短期内反弹。

烧而产生丙酮，会严重损害胎儿的智力和身体发育。不正常的减肥一旦造成营养不足，就需要很长时间才能恢复。

现代医学证实，为了胎儿的健康成长，在妊娠期间，肥胖孕妇不能减肥，相反，还要保持正常的体重增加速度。这就要求孕妇在孕前注重营养的合理摄入和体育锻炼，打造更健康的体魄。

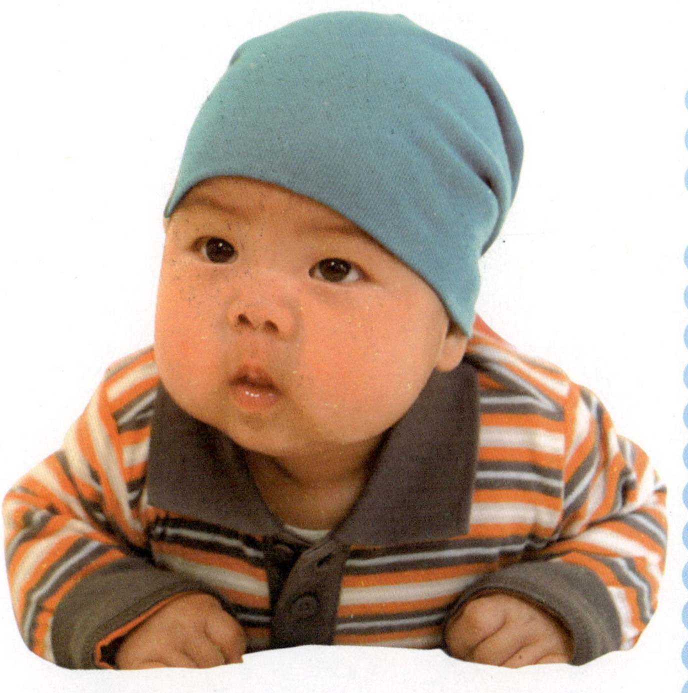

孕妇增加的体重与婴儿

临床医学研究证实，孕妇体重的增加，是使宝宝更健康、聪明的保障。如果孕妇在孕期增加的体重在12千克以上，可以有效降低早产、死产的比例，这对宝宝第一年的发育是非常有利的。

孕妇在孕期增加的体重与新生儿体重是成正比的。

体重过轻的早产儿或足月出生但体重过轻的婴儿（小于胎龄儿，SGA），经常会出现神经缺陷或低智商，表现为反应迟钝、接受力慢、癫痫等。

即便是差别细微的体重变化，也会影响婴儿的智商。研究人员通过统计发现，出生体重为3.3千克的女孩，平均智商为124，体重为2.8千克的女孩，平均智商为67；出生体重为3.6千克的男孩，平均智商为120，体重为3.3千克的男孩，平均智商为70。

体重增加太多对孕妇的危害

第一，容易出现并发症，如妊娠期高血压疾病、妊娠期糖尿病、肾炎、静脉炎等。同时，由于脂肪蓄积，组织弹性减弱，肥胖孕妇在分娩时容易出现大出血。

第二，容易难产。营养过剩的肥胖孕妇极易出现难产现象、胎儿颅内出血，从而增大剖宫产、负压吸引术、产钳分娩的概率。同时，由于肥胖孕妇腹部脂肪厚，会增加产前检查的难度，从而无法确定胎位，还易生出超重儿或巨大儿。

第三，胎儿死亡率高，容易流产。肥胖孕妇出现死产的情况比一般人高2～4倍。

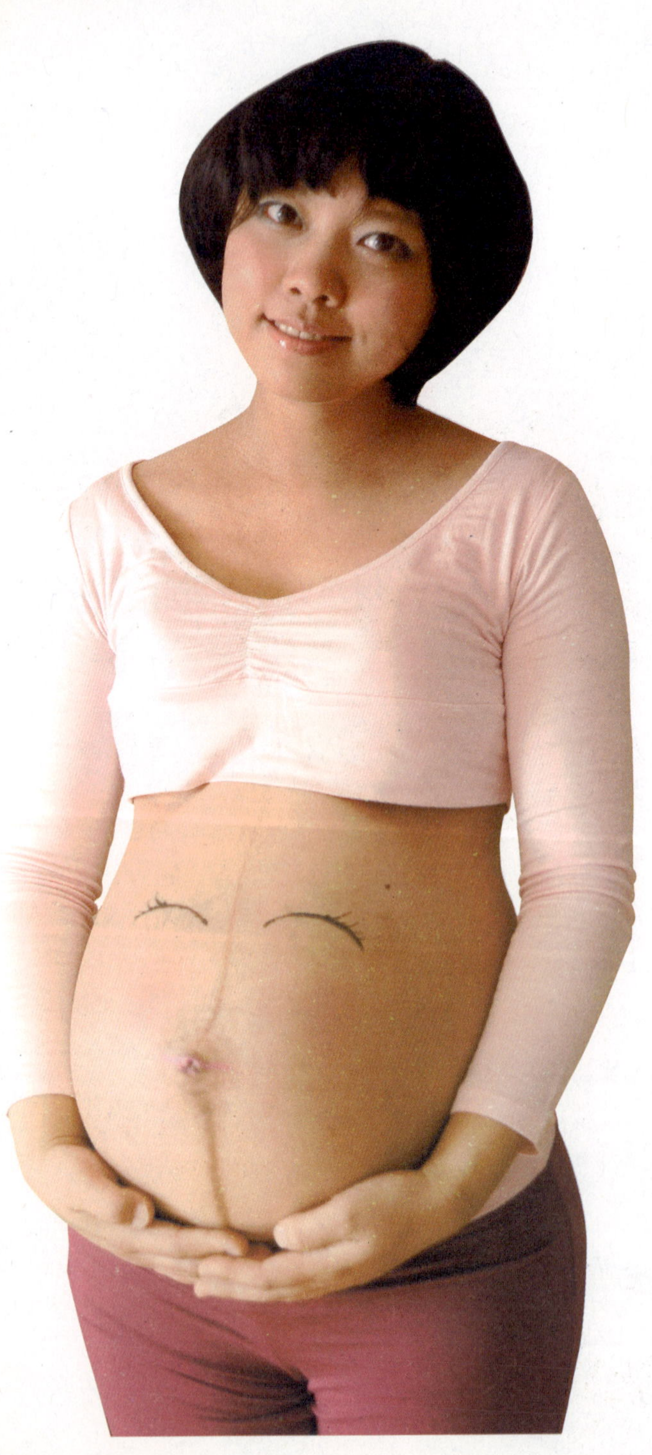

第四，易生缺陷儿。肥胖孕妇所产的新生儿易患神经管缺陷，如无脑畸形、脊柱裂等。

孕妇在孕期增加的体重，如果超过18千克，就会对身体造成不利影响。若一周内体重突然增加1.4千克，应及时预防妊娠期高血压疾病。

体重增加太少对孕妇的危害

体重增加过少的孕妇容易出现妊娠期高血压疾病，主要表现为浮肿、头晕、头痛、恶心、呕吐等。体重增加太少，既不能满足孕妇自身的营养需求，又不能为胎儿提供充足的营养。

体重增加太少的孕妇通常缺乏必备的营养储备，如钙、锌、脂肪、维生素等，这将加大生产难度，使孕妇经受更多的痛苦。由于体重增加太少，孕妇阴道扩张性不强、肌肉软弱无力，发生难产的概率将高于常人。

体重增加的合理范围

没有肥胖症等疾病的孕妇，体重可以增加10.8～13千克，在这个范围内，孕妇才能生下健康、聪明的宝宝。怀孕至第20周，体重增加4千克为宜，而后每周增加0.4千克。

孕妇增加的体重主要体现在胎盘、羊水、脂肪和血液中，是拥有健康、聪明宝宝的必备条件。

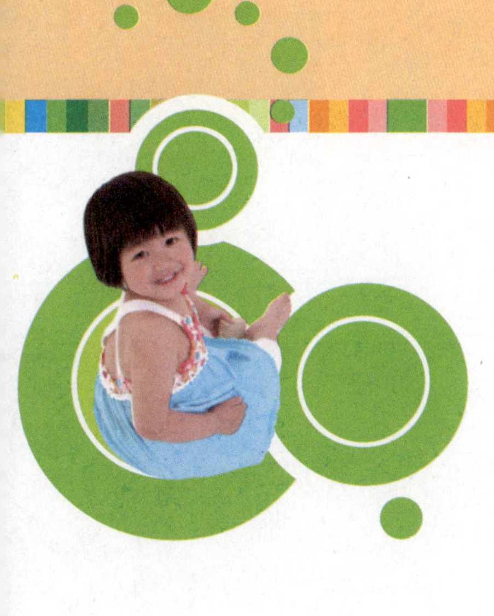

第二章 孕前的营养准备不可忽视

很多孕妇对怎样达到最佳健康状态感到困惑，其实，孕前营养也非常重要。孕前加强营养，能很好地预防孕期反胃等症状；如果在孕期才重视营养，改善饮食，其预防效果就不会那么明显。

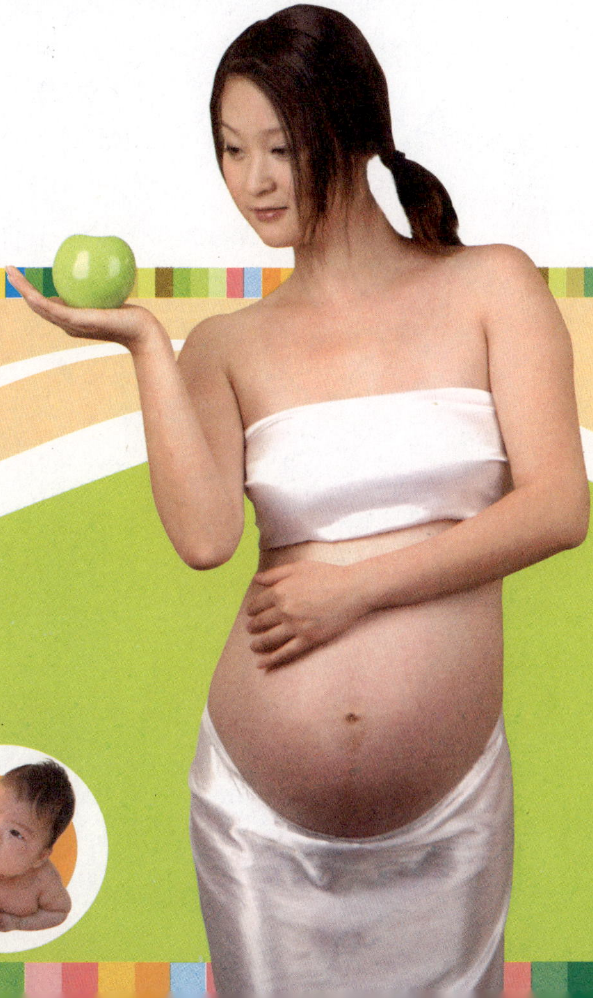

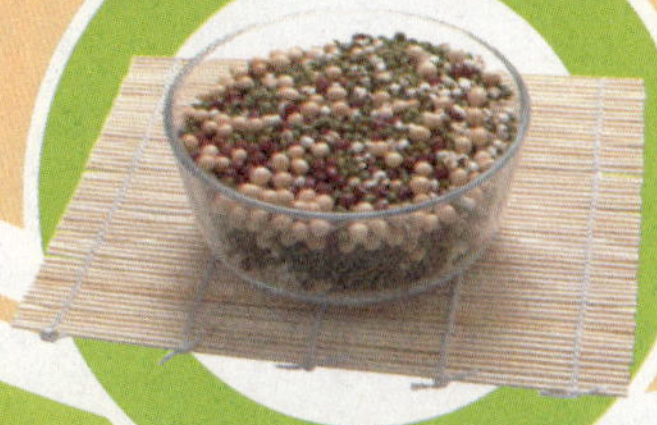

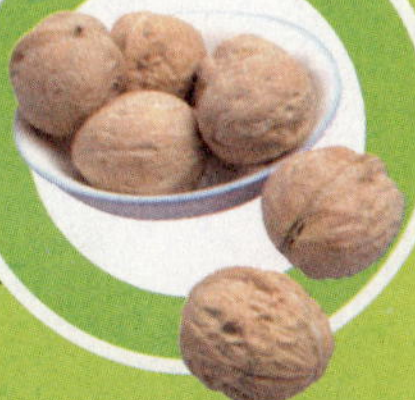

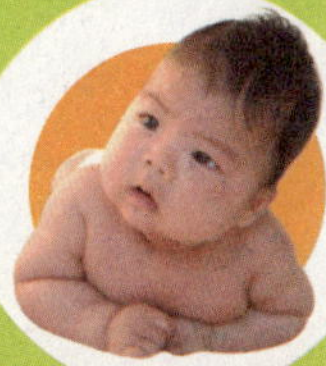

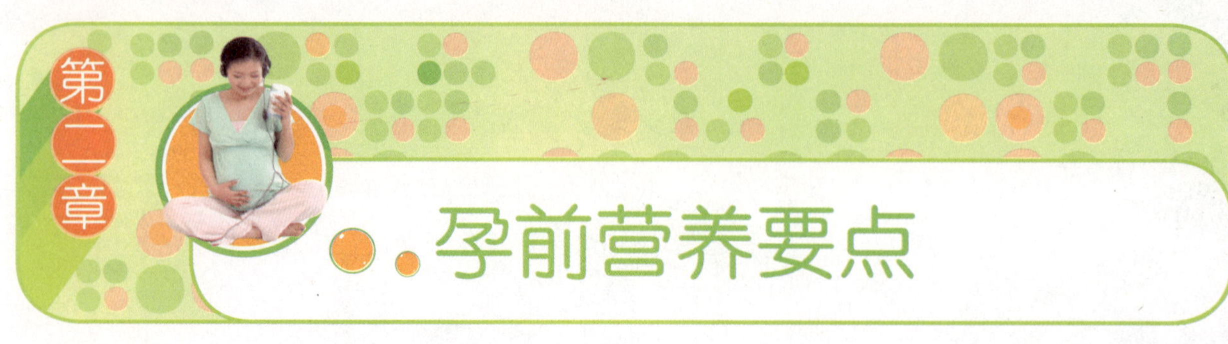

第二章 孕前营养要点

苗条女性孕前营养攻略

一般女性往往在月经未来潮时才意识到怀孕了，此时胎儿已经开始了发育，而胎儿的主要器官在3个月之前就会基本发育完全，因此苗条孕妇必须在怀孕前就开始补充营养。

为保持良好身材而节食、经常饮用软性饮料的孕妇，在怀孕前，至少补充6个月的营养，以便为胎儿的生长发育储备能量。如果孕妇出现了长时间的营养不良，其恢复过程就相对漫长。

另一方面，成年女性脂肪过度减少会造成排卵停止或症状明显的闭经。脂肪含量还影响雌性激素水平，关系到这些雌性激素是否呈现出活力。身体越瘦，体内的“性激素结合球蛋白”的含量就越高，而这种蛋白能令雌性激素失效，从而导致女性失去怀孕能力。因此，苗条的女性切不可因保持身材而丢失做妈妈的机会。

孕前肥胖对孕妇也不利

育龄期肥胖的女性中会出现月经量少、闭经、月经淋漓不净、月经没有规律、不排卵、不育等妇科疾病，怀孕之后也容易发生流产、先天畸形、妊娠期糖尿病、妊娠期高血压疾病。孕前肥胖的女性容易出现分娩困难，这是因为营养过度而导致的肥胖孕妇极易产生高血压、糖尿病、冠状动脉粥样硬化等，从而在生产时出现大出血、难产，增加巨大儿比例。肥胖孕妇所生的孩子患心脏、膈膜、肚脐、四肢和肛门缺陷的比例也大于一般孩子。

此外，需要剖宫产的肥胖孕妇，由于腹部脂肪堆积较厚，术后恢复过程要比一般女性慢。

孕前及时改善饮食

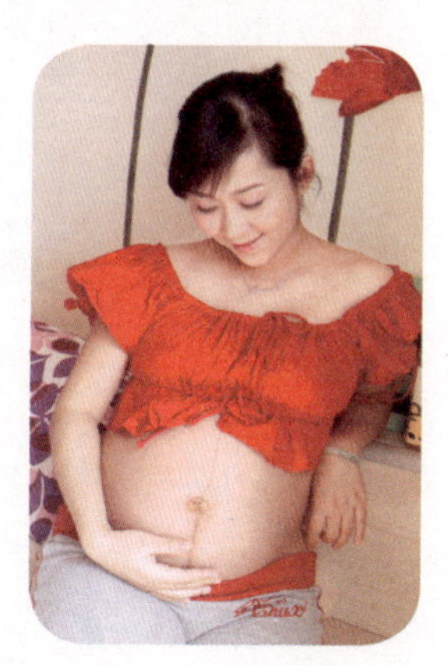

在孕前，经常挑食的女性会因缺乏营养而出现头晕、头痛、感冒、牙龈出血、淤血等情况。一旦怀孕，就会恶心、吃不下东西，甚至演变成恶性呕吐。怀孕期间无疑是最需要营养的时候，然而孕妇的挑食偏好严重影响了食物中营养成分的吸收，即便改善饮食也难以弥补先前的损害，从而影响宝宝的健康。

对肥胖女性来说，应该在保证营养全面的前提下减少每日摄入的总热量，原则是低能量、低脂肪。

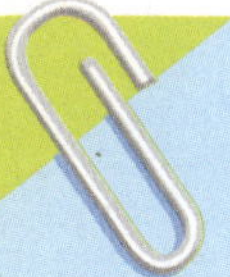

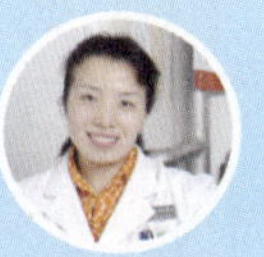

专家提醒

为了保持健康的饮食行为，在孕期应养成每餐不过饱，七八成即可，不暴饮暴食，细嚼慢咽，延长进食时间，用小餐具进食的习惯。

缺乏营养不容易受孕

加强营养是防止不孕的重要因素，因为营养不良会影响女性排卵和性激素分泌，从而导致月经紊乱，甚至不排卵而失去生育能力。

营养失衡必然导致某种营养素缺乏，因此孕妇在孕前必须注意均衡饮食，避免胎儿发育所需的营养素短缺或过多而影响其健康。准备怀孕的女性在怀孕前应当全面了解自己的营养状况，必要时请营养师帮助诊断，有目的地调节饮食，积极储存平时体内含量偏低的营养素。

孕前抽烟危害多

科学研究证实，香烟中含有大量的尼古丁，而尼古丁会阻碍人体吸收维生素，从而影响脑部发育。如果母体内维生素过低，会导致母体和胎儿易感染、易过敏等。

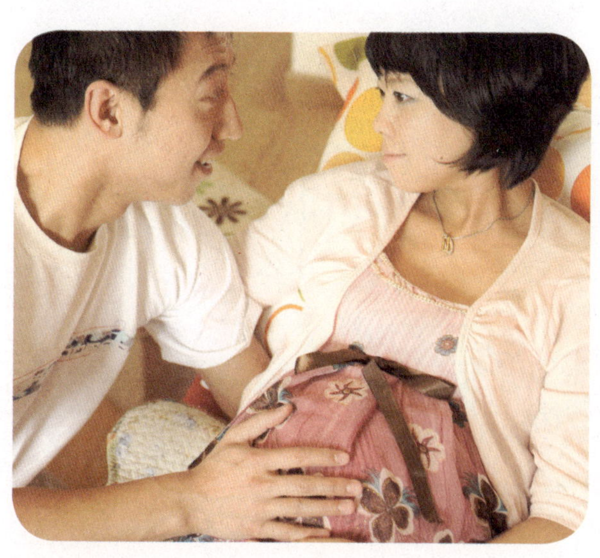

对精子和卵子来说，抽烟会降低它们的品质。孕妇在孕前抽烟会增加怀孕早期出血和流产的比例，增加死产、早产和婴儿产后很快死亡的概率。

同样是体重不足的婴儿，如果是孕妇抽烟所致，还会影响宝宝一生的身体发育。

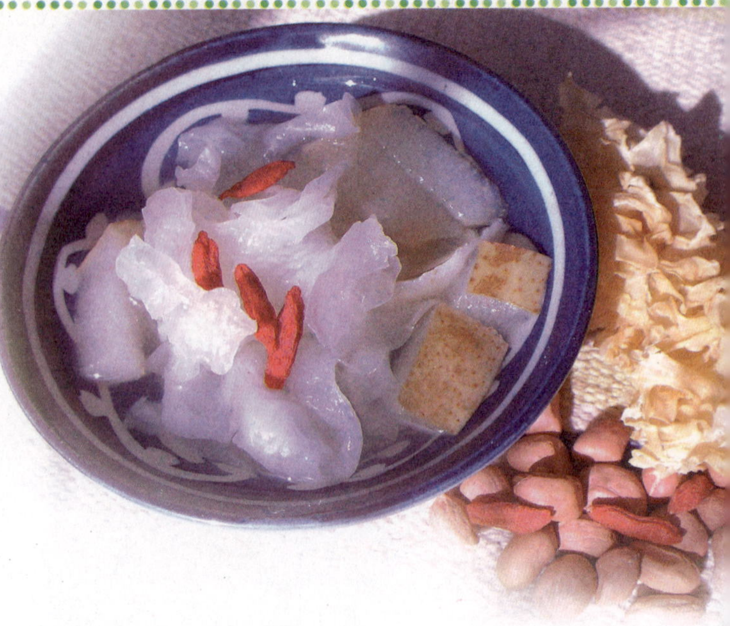

怀孕之前先检查

所有的女性都要进行孕前检查，为了保证胎儿正常发育，建议向医生要求叶酸处方。如果在检查过程中出现诸如血糖、血压、胆固醇异常情况，应找出病因，合理改善。

一般建议夫妻双方在孕前3～6个月开始做检查，无论从营养方面，还是接种疫苗及补充叶酸方面，都要留有相应的时间。一旦发现问题，还可以进行干预治疗。

孕前检查除了要排除遗传病家族史之外，还要排除传染病，特别是梅毒、艾滋病等，虽然这些病毒对精子和卵子的影响还不明确，但是这些病毒可能会传染给胎儿，使其出现先天性缺陷。

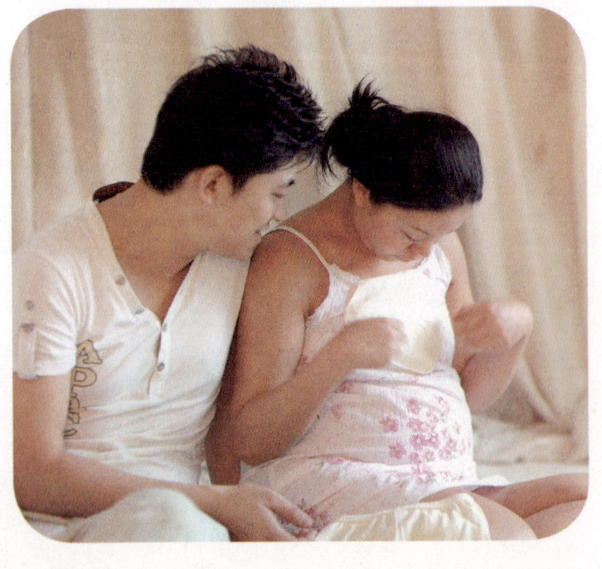

未准爸爸的营养准备也重要

未准爸爸的营养对怀孕来说也非常重要，这是因为营养状况好的准爸爸不仅会使夫妻双方的关系更和谐，而且也会拥有高质量的精子。因为精子在发育过程中非常脆弱，一旦营养不足就会影响精子的质量，当受到损害的精子勉强与卵子结合，形成的胎儿易出现发育障碍，从而导致流产和死产。

即便精子受到的伤害程度较轻，也会影响宝宝的健康状况，给整个家庭带来不快。不注意加强营养的未准爸爸，其子女患先天性心脏病、神经系统畸形、消化系统畸形、白血病、脑瘤的概率远远大于普通男性。

未准爸爸也应该补叶酸

男性补充叶酸可降低精子染色体异常的比例。蔬菜、水果、豆类、谷物、坚果类食物中的叶酸含量较高，因此，未准爸爸应多吃这类食物，少喝咖啡、浓茶。

虽然营养是否充足没有固定的标准，但营养不良和肥胖的未准爸爸都是“不合格”的，尤其是肥胖，会影响男性体内性激素的正常分泌，造成精子异常，使胚胎的物质基础受到影响。所以对丈夫来说，在准备要宝宝之前应该和妻子一起补充营养。

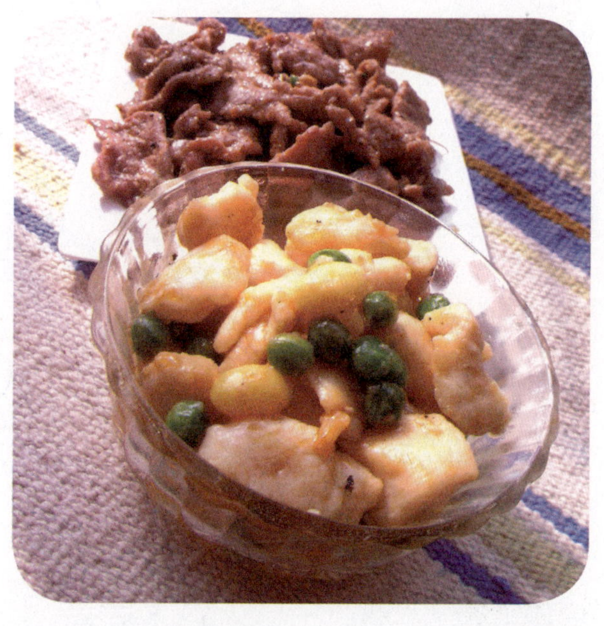

有益于精子健康的饮食习惯

蔬菜瓜果等的表皮农药残留较多，会降低精子的存活率，因而未准爸爸在吃水果和有皮的蔬菜时，一定要先削皮。清洗蔬菜时，一定先将其浸泡一段时间，多洗几次再下锅。同时，未准爸爸应注意合理搭配饮食，均衡营养，杜绝偏食。

用微波炉加热食物虽然很方便，但在高温下却容易使容器中的化学物质融入食物中。同时，用来盛热饭菜的塑料制品多含有二噁英，这是一种有毒物质，会严重影响男性健康。

有的男性，由于精子量少或无精而引发不育。如果不是机能障碍所致，应多食含有赖氨酸的食物，如鳝鱼、泥鳅、鱿鱼、带鱼、鳗鱼、海参、墨鱼、蜗牛、山药、银杏和豆制品。另外，缺锌也会导致精子减少，准爸爸应多食含锌量高的食物，如牡蛎、鸡肉、鸡肝、猪肉、花生米等。

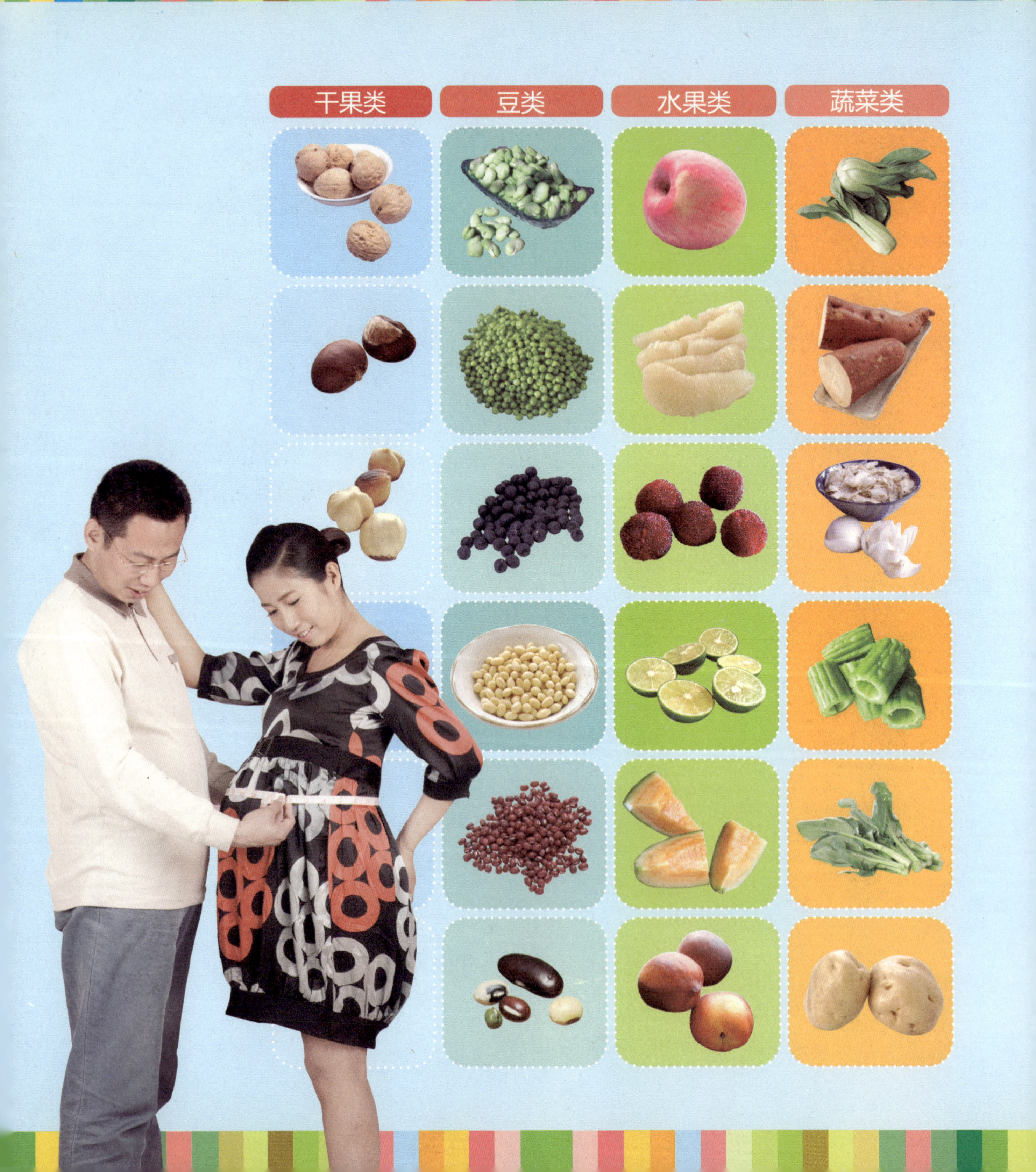

干果类 豆类 水果类 蔬菜类

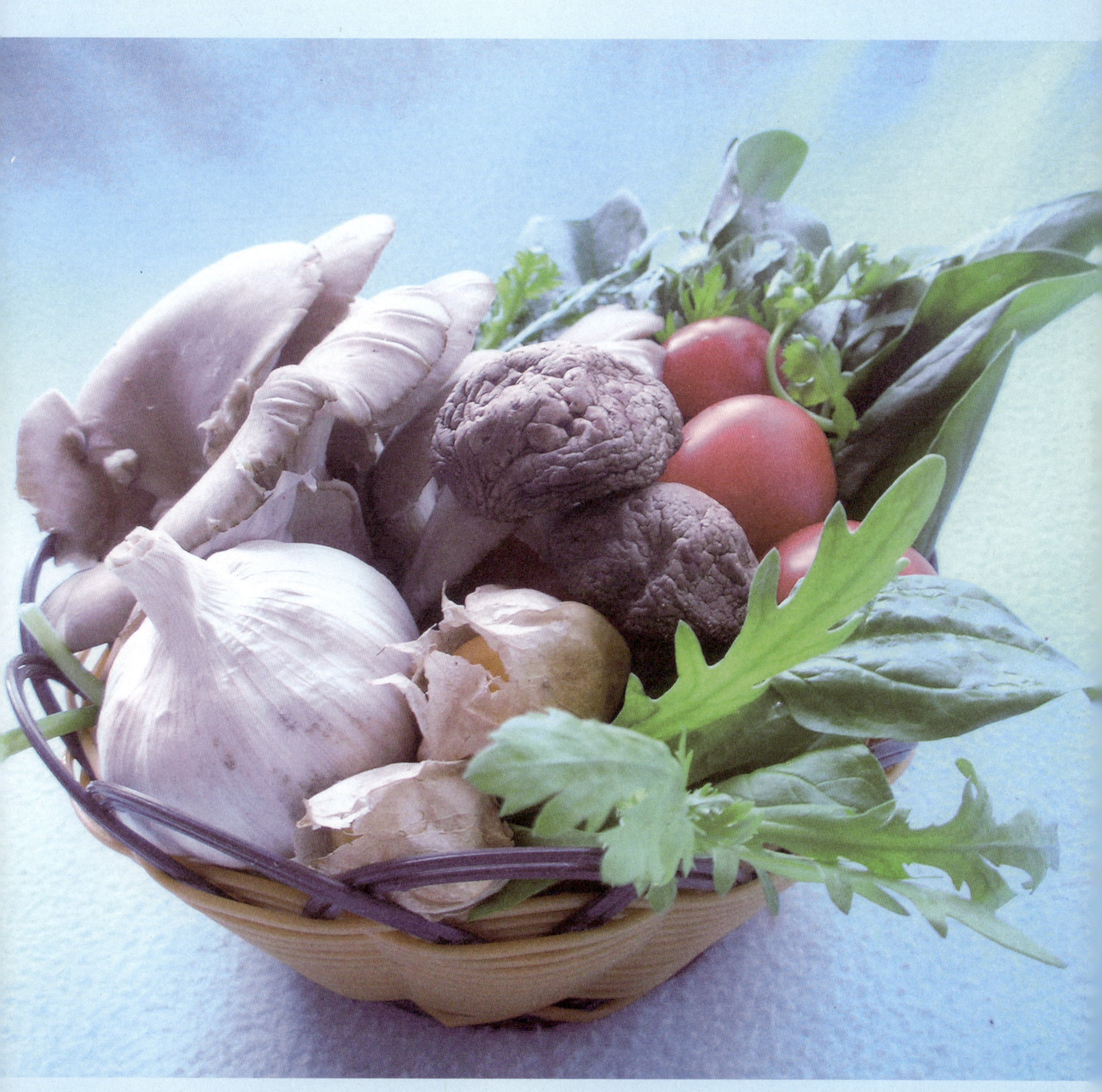

推荐食谱

榨菜鸡丝汤

【原料】

主料：榨菜40克，鸡翅肉80克。

辅料：竹笋50克，木耳少量，水或高汤4杯，盐1小匙，油1大匙，酒、麻油少量。

【做法】

1. 把榨菜外侧的红辣椒粉洗去切丝。
2. 生的鸡翅从骨头处剥开肉，切丝后洒少许酒待用。
3. 竹笋纵切两半，切丝。木耳泡软洗过后切丝。
4. 锅内放水或高汤烧开，将鸡肉入锅煮，除去浮于表面的沫。改成中火，加竹笋、木耳再放榨菜，煮1～2分钟。用盐、酒、麻油调味，关火。

【特点】

味道鲜美，汤清爽口。含有丰富的优质蛋白质、多种矿物质及多种维生素。

肉末菠菜

【原料】

主料：菠菜500克，猪五花肉50克。

辅料：大蒜2瓣，红萝卜1个，小沙丁鱼干少许，香菇2个，麻油少许，酒、盐、淀粉各适量。

【做法】

1. 菠菜留下根部红色部分，用水冲洗。把菠菜叶分开，放于滤水盆排好，红色根部不要扔，要洗净放着。然后手持菠菜茎，用流水洗叶；再持叶部，用流水冲洗，直至沙子全部洗净为止。洗毕放于滤水盆沥干水分。
2. 菠菜红根用菜刀切末。猪五花肉、红萝卜、香菇（去柄）切末，香菇泡汤待用。菠菜叶折断。
3. 将淀粉、盐、酒混合，大蒜2瓣切末待用。
4. 锅内下麻油加热，放大蒜末炒成浅褐色，拿出来待用。
5. 把香菇、小沙丁鱼干充分炒过，先置于锅边。再把肉和红萝卜下锅炒。炒熟的东西，不要一直搁在锅边，还要不时地放入锅里炒。
6. 最后把菠菜茎、叶放下同炒，炒时要和置于锅边的材料充分混合。
7. 加上调味料和香菇泡汤即告完成。

【特点】

清淡鲜香，含有多种维生素和叶酸。

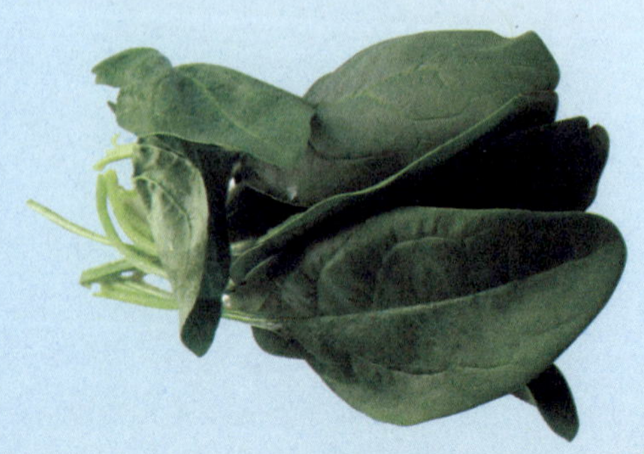

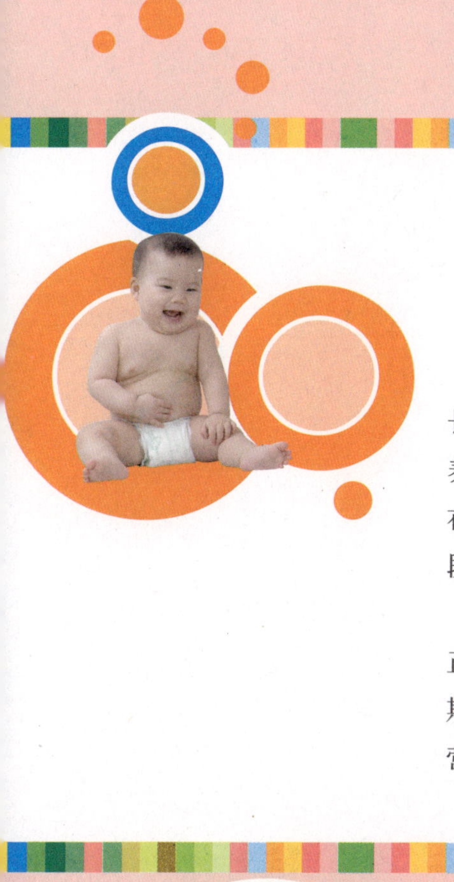

第三章　孕期不可缺少的营养

怀孕期间，胎儿从母体流经胎盘的血液中汲取营养物质，以获得生长、发育所需的氨基酸、糖类、脂肪酸、矿物质、维生素等。即便孕妇营养不良，胎儿也要从母体中汲取正常发育所需的一切营养素。因此，孕妇在整个怀孕期间都应该摄入合理均衡的营养。同时应该注意，在不同的阶段，母体和胎儿对营养的需求是不同的。

蛋白质、脂肪、碳水化合物、矿物质和维生素是维持孕妇正常生理代谢和胎儿生长发育所必需的营养素。所以，在怀孕期间，要维持正常的生命活动，孕妇就要从食物中摄取足够的营养素。

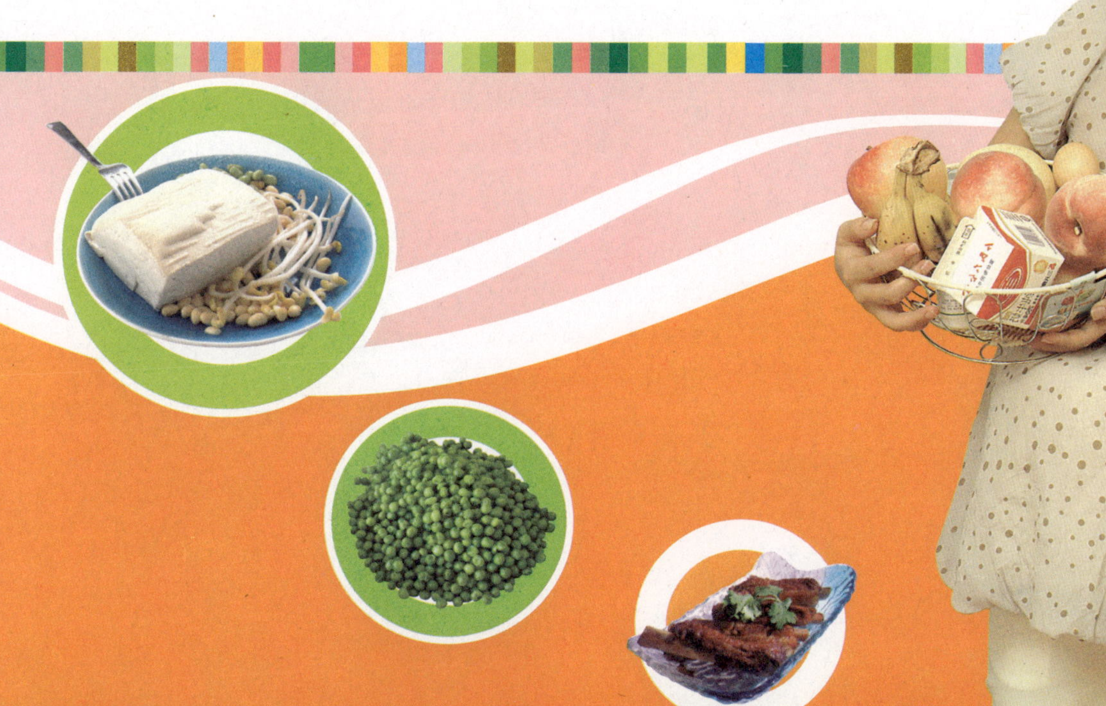

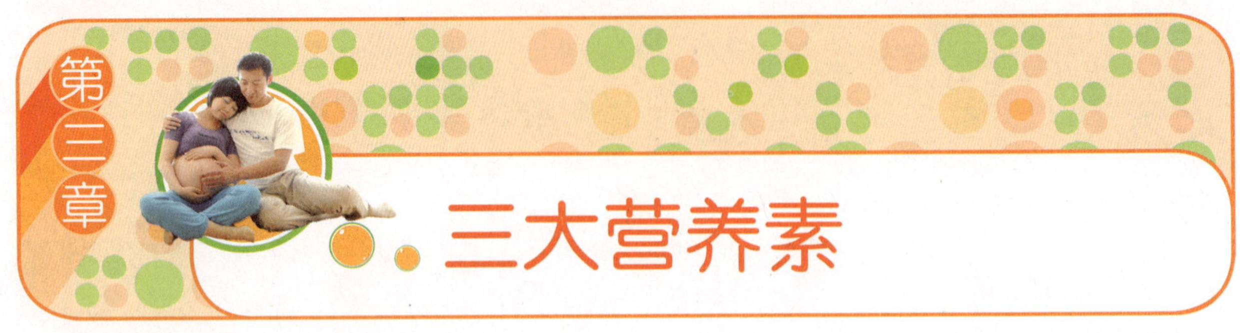

第三章 三大营养素

蛋白质

功效

蛋白质是生命的物质基础，如果没有蛋白质，就没有生命。蛋白质能够调节人体的生理功能，促进人体酶、激素、抗体的形成；蛋白质参与合成DNA、RNA等遗传因素，促进人体细胞不断更新，从而促进人体的生长发育；蛋白质可以输送营养物质，可以解毒并提供人体必需的能量。

对人体来说，蛋白质的含量占脑干总质量的30%～35%，我们的皮肤、肌肉、内脏、毛发、韧带、血液等都以蛋白质为主要成分。蛋白质如此重要，可是我们自身却不能合成。种类繁多的食物中含有多种蛋白质，是孕妇补充这一营养素的重要途径。

缺乏时的影响

蛋白质不足会引发妊娠期高血压疾病、妊娠贫血和营养不良性水肿。蛋白质是人脑复杂智力活动中不可缺少的基本物质，如果在胎儿期蛋白质供应严重不足，会引起胎儿大脑发育障碍，将严重影响宝宝的智能水平。

孕妇一旦缺乏必需的蛋白质，就会阻碍胎儿细胞的新陈代谢，甚至使其不再生长，那么胎儿的器官组织及修补功能都会受到影响；蛋白质缺乏还会导致孕妇肌肉收缩力下降、免疫力下降、酸碱度失衡，从而出现贫血、水肿、消瘦、视野模糊等症状；蛋白质缺乏会导致酶减少，从而影响孕妇的消化功能，使其变得没胃口、消化吸收力低下。

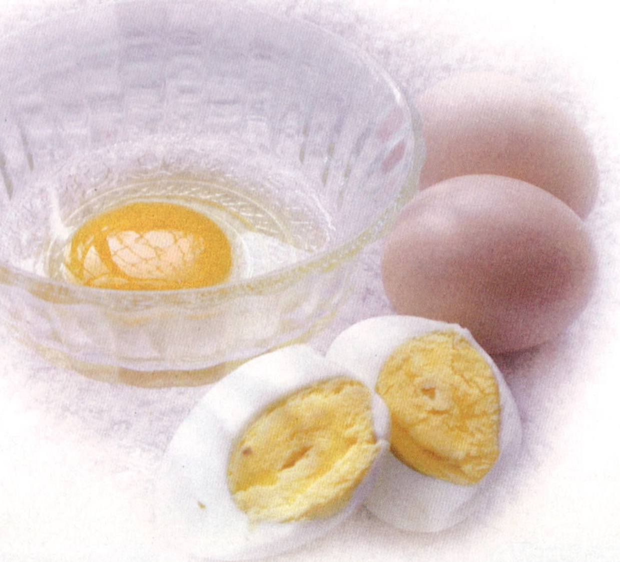

食物来源

蛋白质分动物蛋白和植物蛋白两种，主要储藏于大豆类、奶类、蛋类、禽肉、畜肉、水产品、坚果类等食物中。

人体可以组织分解12种氨基酸，而食物中的蛋白质通过人体消化，又转变为氨基酸，其中8种氨基酸必须从饮食中合成，称为完全蛋白质。如果缺乏这8种氨基酸中的任何一种，就被称为不完全蛋白质，从而无法形成人体组织。

孕妇每天都要摄取75～90克蛋白质。

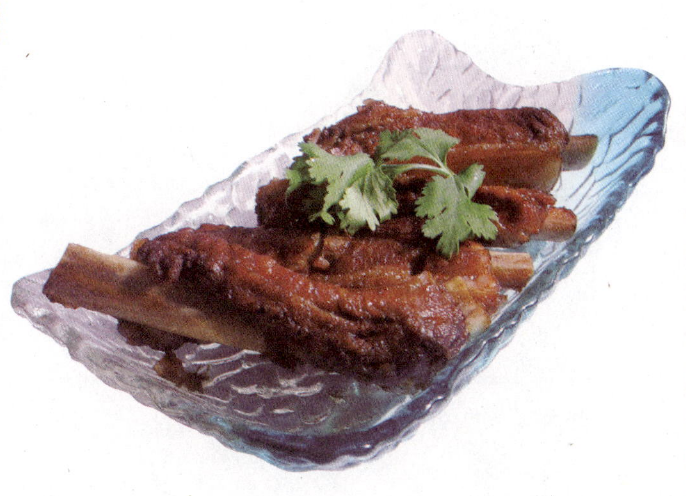

脂肪

脂肪是人体必须的营养素之一，是构成人体器官的必要物质。脂肪所散发出的热量，既可以保持人体体温恒定，又保护内脏不受损伤；脂肪可促进脂溶性维生素的吸收，避免维生素缺乏；必须脂肪酸可防治心血管疾病；脂肪占脑重的50%～60%，其主要从食物中摄取，体内只能制造一小部分，因此要想使宝宝有一个聪慧的头脑，脂肪不可缺少。

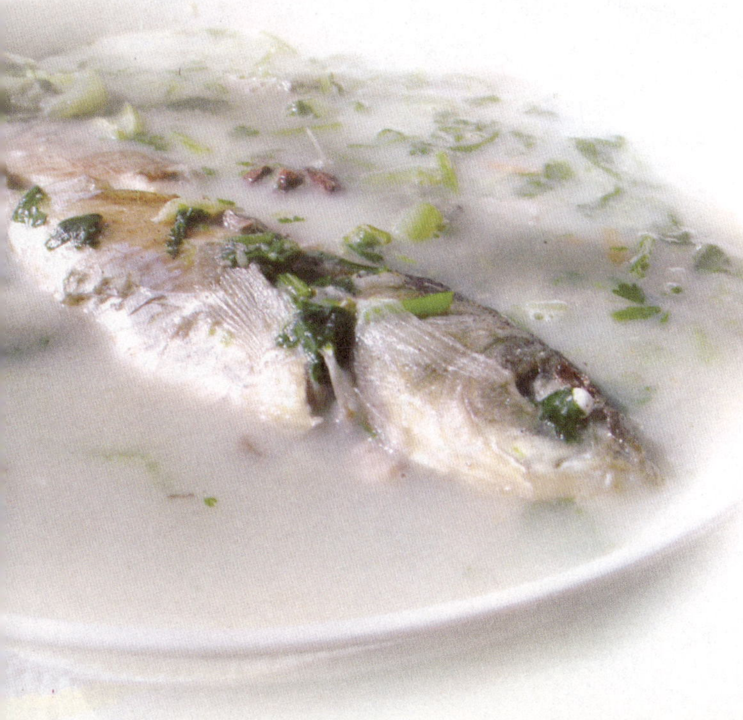

我们在日常生活中食用的植物油和动物油，还有核桃仁、鱼、虾、动物内脏等都富含脂肪。新鲜、质地好的家禽，还有鱼、虾类水产物，不但含有比动物肉更多的不饱和脂肪酸，还含有一种能健脑益智的营养物质——DHA。

孕妇从怀孕第一天起就应该把吃鱼列入常规化饮食，每周至少要吃3～5次鱼，也可1～2天吃一次，平均每天不少于250克。值得注意的是，脂肪并非越多越好，很多孕妇体重增长很快，但胎儿的体重却很轻，这是由于脂肪都被孕妇吸收的缘故。因此，孕妇必须合理摄入脂肪，才能使胎儿发育更健康。

碳水化合物

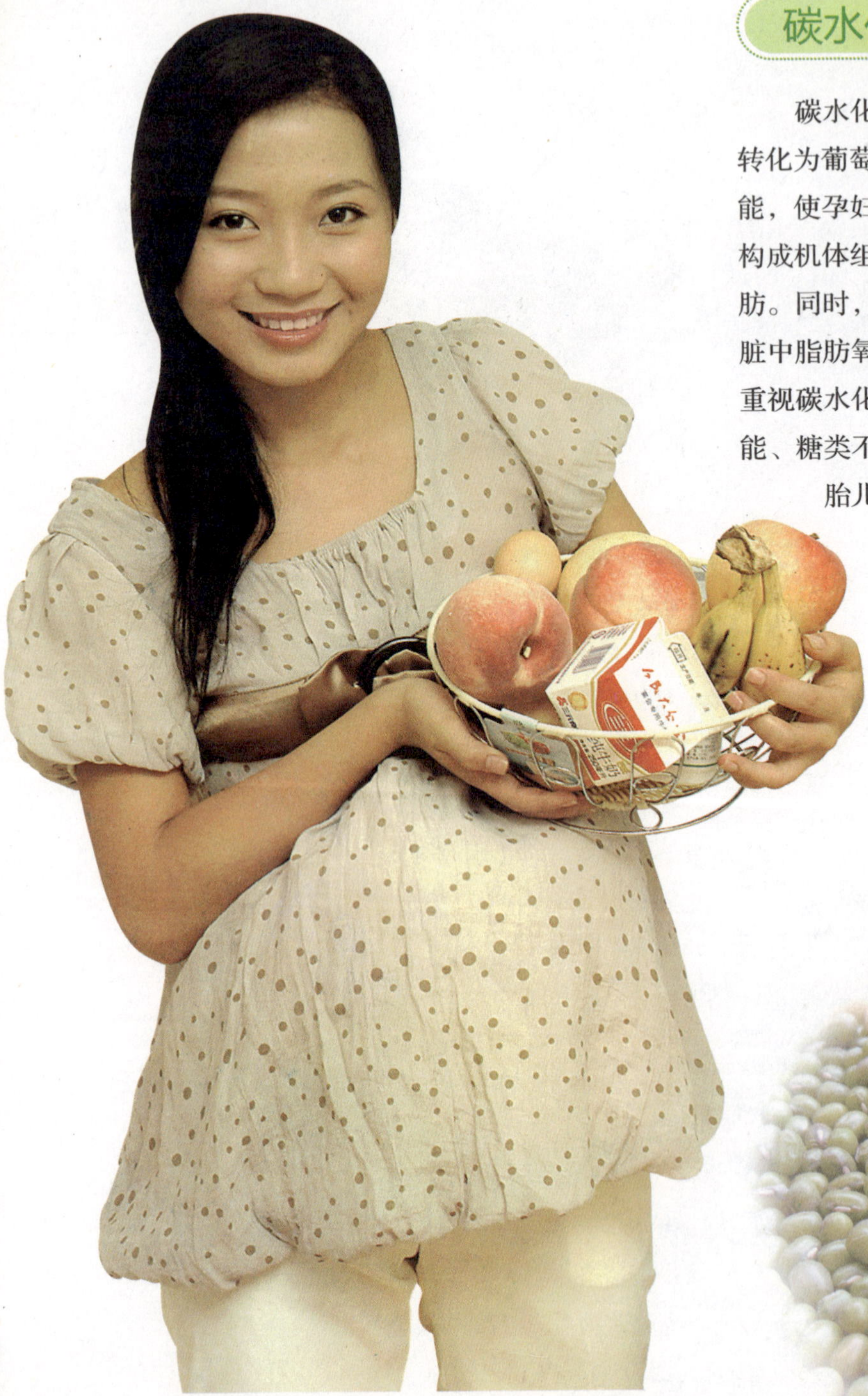

碳水化合物也就是糖类，通过消化酶的作用转化为葡萄糖，从而维持人体神经系统的正常功能，使孕妇免于昏迷和休克。碳水化合物还参与构成机体组织和新陈代谢，转化为孕期所需的脂肪。同时，碳水化合物还具有解毒作用，对抗肝脏中脂肪氧化不完全而形成的酮体。有些孕妇不重视碳水化合物的摄取，只吃肉类，导致体内热能、糖类不足，发生休克和酮体堆积，甚至造成胎儿死亡。

碳水化合物主要存在于谷物、薯类、绿豆、红豆、蔬菜和水果中，孕妇每日应摄入400克粮食，适当补充蔬菜和水果，保证提供总热能的65%。

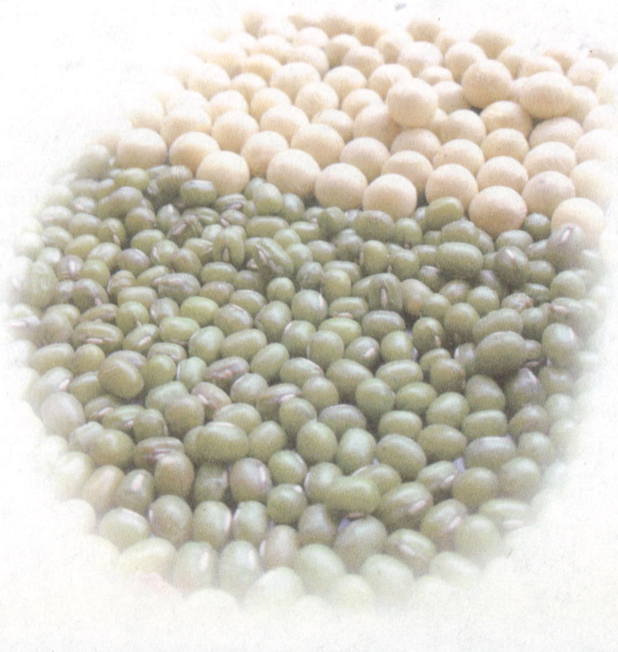

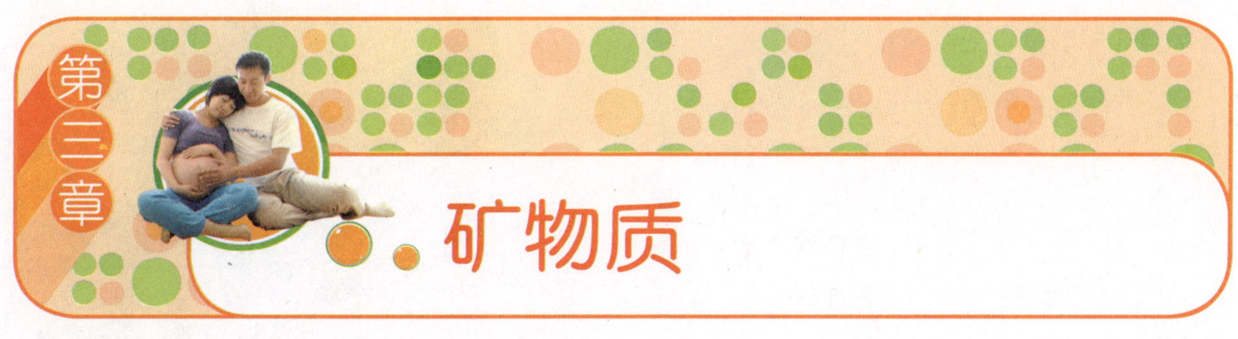

矿物质

钙质

功效

钙是人体骨骼和牙齿的主要成分，在成人体内约含有1100克，其中1％为混溶钙池，即存在于体液和软组织中，用来保持动态平衡，99％分布在牙齿和骨骼中。同时，骨骼中的钙进入钙池，而钙池中的钙又积聚到成骨细胞中，不断促进骨骼的生长发育。钙池中的钙质能降低神经肌肉的兴奋性，有利于心肌收缩，维持心跳节律。钙可以提供热量，参与蛋白质形成脱氧核糖核酸（DNA）和核糖核酸（RNA）。此外，钙能降低毛细血管和细胞膜的通透性，防止渗出，控制炎症和水肿。

可见，钙对保持母体神经系统的平衡性、细胞膜的正常功能和人体凝血过程都起到非常重要的作用。

孕早期，母体中钙贮留极少；孕中期也不多；自怀孕7个月开始每日贮留钙300毫克，怀孕8个月胎儿牙齿和骨骼加速钙化，每日可贮钙达280～300毫克。我国营养学会推荐孕妇每日钙供给量标准，孕早期和孕中期为1000毫克，孕晚期为1500毫克。

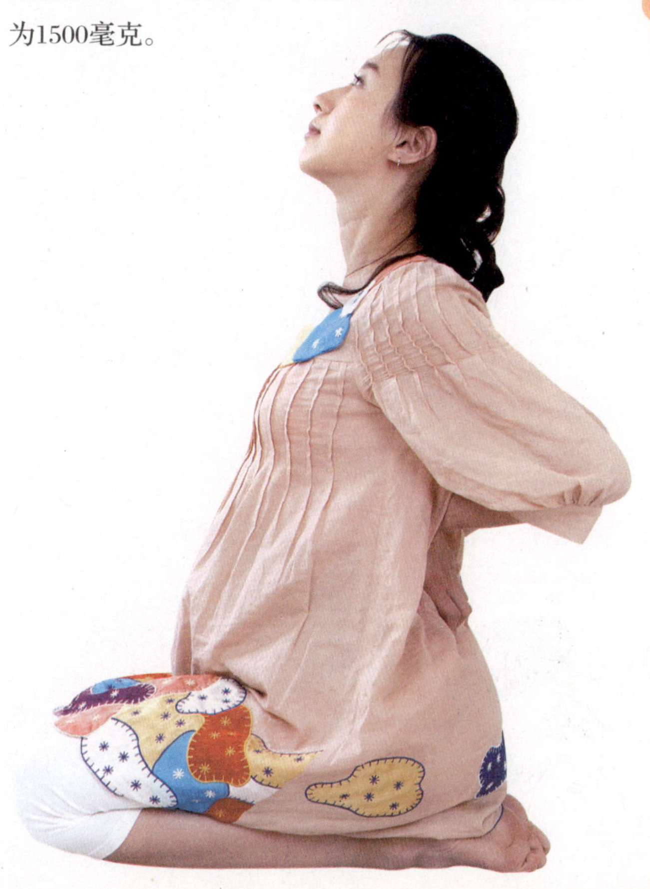

缺乏时的影响

成年妇女体内约有1000克钙，孕晚期胎儿体内约有30克钙，胎盘含1克钙，此外母体尚需贮存部分钙，总计增加钙50克左右。这些钙均需由孕期膳食补给。如果孕妇长期缺钙或缺钙程度严重，会使母体血钙降低，加剧神经系统的兴奋性，从而诱发小腿抽筋、手足抽搐，还会导致孕妇骨质疏松，进而产生骨质软化症，胎儿也可能产生先天性佝偻病、手足抽搐和生长发育迟缓。此外，缺钙还会导致失眠、心悸、高血压、胆固醇升高、湿疹、关节炎、手脚麻木、肌肉痉挛、蛀牙等。

为了宝宝的健康，孕妇要注意适量补钙，从食物中获取必备的营养素。

孕妇为什么容易缺钙

胎儿骨组织的生成、发育及孕妇生理代谢，均需要大量的钙，如果膳食中钙的含量不足或孕妇缺乏日照等，均会导致孕妇血钙下降。由于胎儿所需的钙是从母体中获得，即便母体缺钙，胎儿仍然会从母体中吸取定量的钙，从而导致孕妇缺钙。

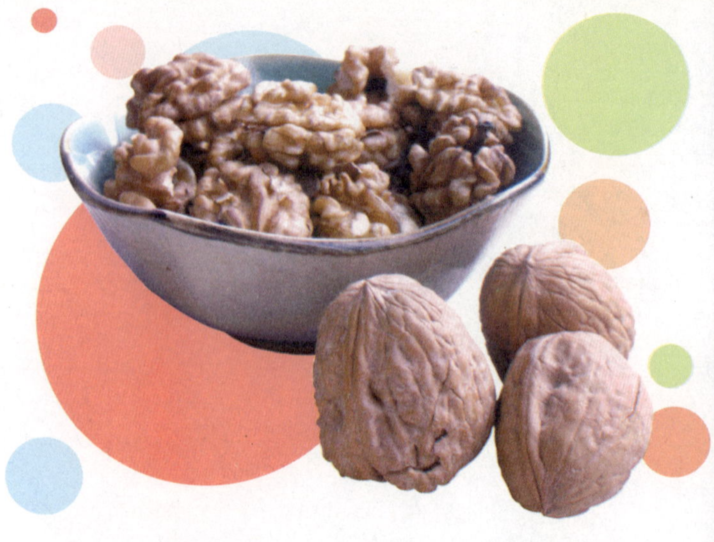

食物来源

含钙丰富的食品以奶和奶制品为佳，如牛奶、乳酪、脱脂奶粉、脱脂乳、羊奶、马奶等，其不仅钙的含量高，而且吸收率也高。其次是蛋黄、鱼松（连鱼骨粉）、沙丁鱼、泥鳅、小虾皮、海鲜、海带、芦笋、杏仁、芝麻、榛子、鸭肉、羊肉、核桃仁、葵花子等。此外，豆类及其制成品、花椰菜、芹菜、葱、香菜中也含有丰富的钙。有些食物不利于钙的吸收和利用，比如菠菜、苋菜、空心菜等含草酸盐甚高，易与钙形成不溶性草酸钙。粮谷类食品则因含植酸盐高，亦不利于钙的吸收和利用。孕妇还可以在医生指导下服一些钙片和维生素D，多晒太阳来补充钙质。

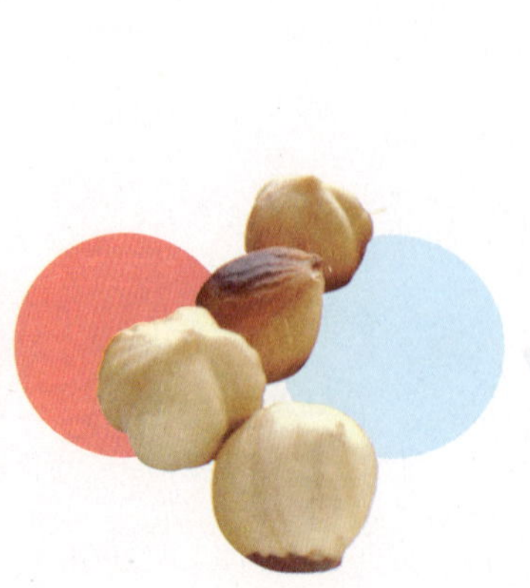

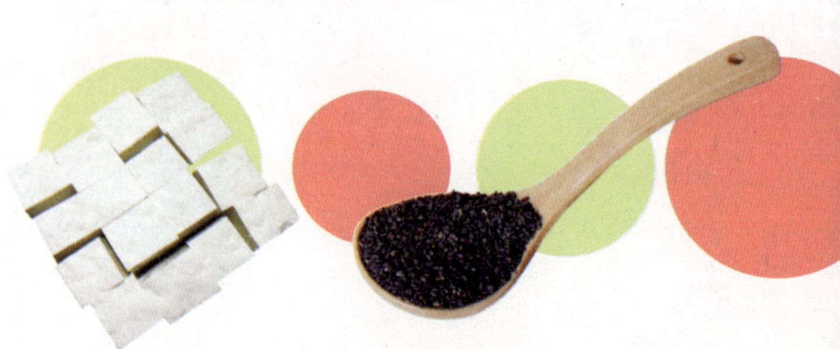

镁

镁是人类必需的微量元素，它是细胞内重要的阳离子，能够帮助形成骨骼、释放肌肉中的能量、调节体温、制造蛋白质等。孕期缺乏镁会干扰神经系统、肌肉的正常运作，使人体出现情绪躁动、手足抽搐、记忆力下降、失去方向感等现象。此外，缺镁还会导致牙釉质损伤，皮肤、指甲和头发黯淡无光。

植物中含镁量最高，其次是肉类和脏器中，而乳制品中镁的含量很少。其中，肉类食品中的镁利用率为31%～40%，蔬菜水果等植物中镁的利用率相对偏低。

紫菜中镁含量最高，每100克紫菜含镁460毫克，被誉为“镁元素的宝库”。此外，鱼类、肉类、海鲜、冬菜、辣椒、蘑菇、豇豆、苋菜、小麦粉、小米、荞麦面、玉米、高粱面、燕麦、烤马铃薯、黄豆、蚕豆、黑豆、豌豆、豆腐、苹果、杏、香蕉、芝麻、杏仁、核桃仁、花生都含有较多的镁。

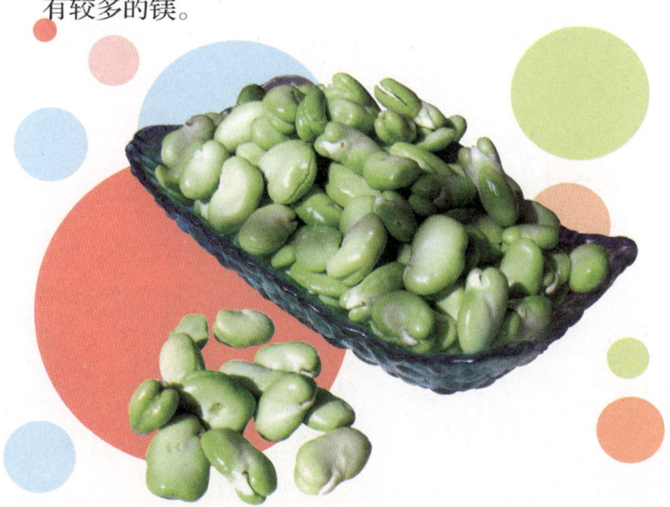

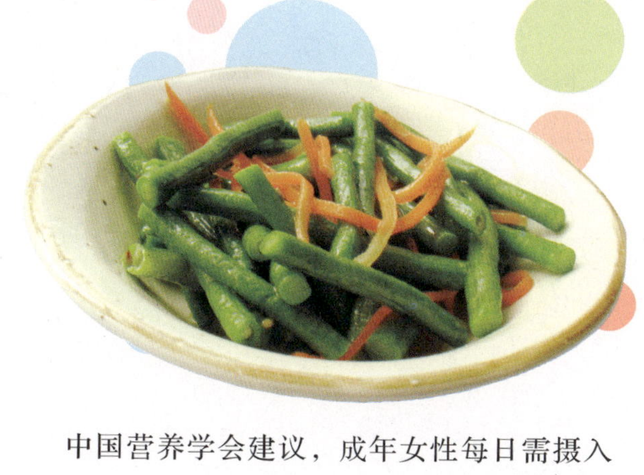

中国营养学会建议，成年女性每日需摄入300毫克的镁，孕妇及哺乳期女性每日需摄入450毫克镁。

碘

碘是人体必需的微量元素，人体中含量极少，仅为15～20毫克，2/3集中于甲状腺中。作为甲状腺的合成物质，其功能主要通过甲状腺来体现。甲状腺可以调节人体能量代谢，促进脂肪酸和葡萄糖释放出供人体所需的能量。

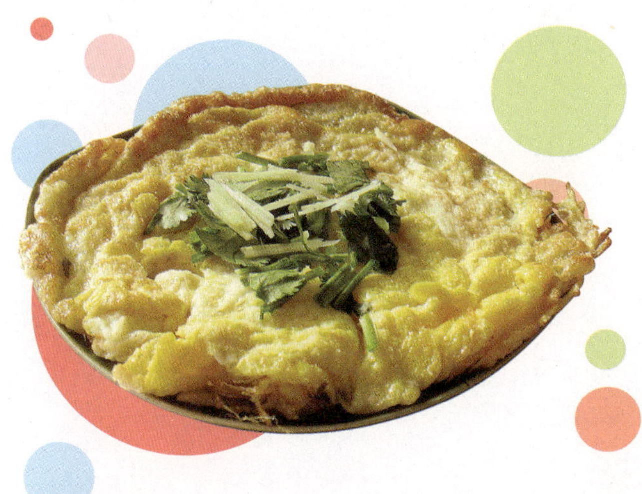

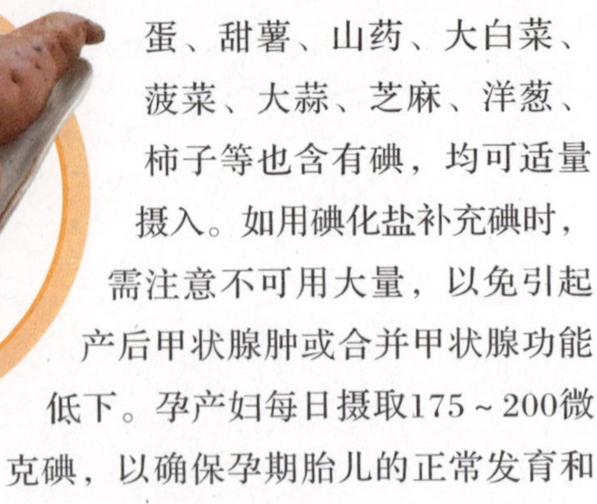

孕期缺碘会使婴儿患克汀病，临床表现为疲乏、无力、畏寒、嗜睡、对外界兴趣不大等。缺碘还会使婴儿的代谢和循环功能发生变化、骨骼发育异常、脑发育缺陷及延迟、皮肤干而成鳞片状、毛发和指甲无光及脆弱等。因而，宝宝出生后易身材矮小、智力低下、发育迟钝、聋哑、痴呆。

食物和饮水中缺碘是导致甲状腺疾病的首要原因，最好的补充碘食品为海产品，如海带、紫菜、鱼肝、海参、海蜇、鱿鱼、蛏子、蛤等。鸡蛋、甜薯、山药、大白菜、菠菜、大蒜、芝麻、洋葱、柿子等也含有碘，均可适量摄入。如用碘化盐补充碘时，需注意不可用大量，以免引起产后甲状腺肿或合并甲状腺功能低下。孕产妇每日摄取175～200微克碘，以确保孕期胎儿的正常发育和哺乳期妈妈的丰富泌乳。

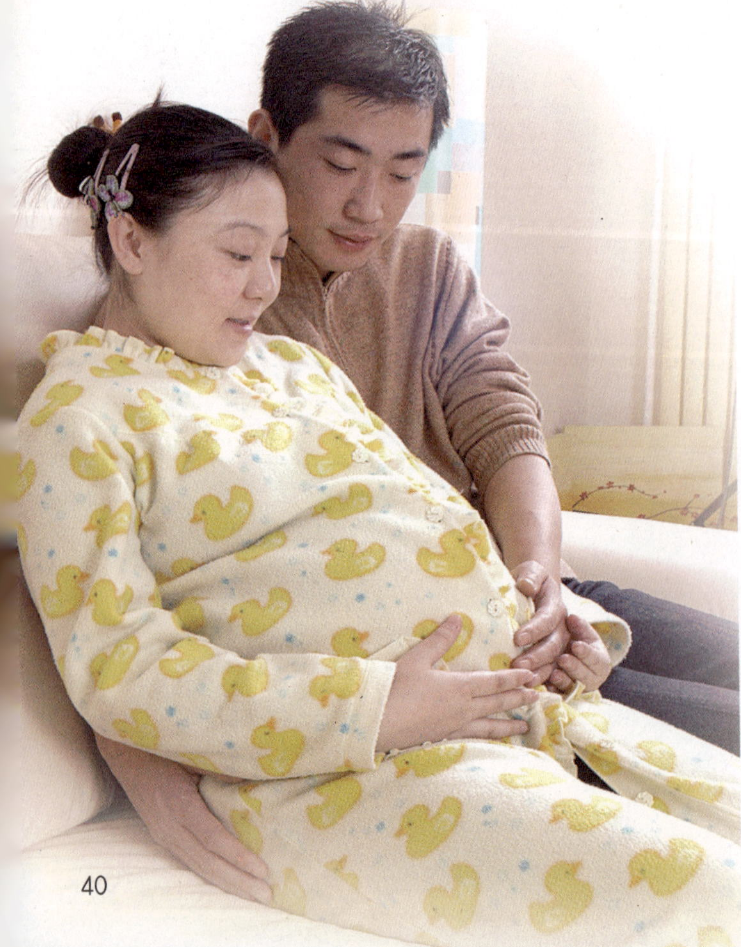

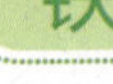

铁

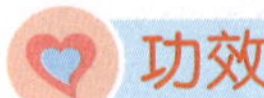

功效

铁在人体微量元素中的含量最大，是血液中含量最高的矿物质，参与运送氧气，将组织细胞中的二氧化碳排出体外，增强婴幼儿的抵抗力。

女性怀孕后血容量增加，而血浆的增加量远远大于红细胞量的增加量，因而血液相对稀释，形成妊娠生理性贫血。孕期女性对铁的需求量增加，除满足血容量增加对铁的需求外，尚需贮存相当数量的铁，以备补偿分娩时由于失血造成的损失，以避免产后贫血。另外，胎儿在生长发育过程中除制造血液和肌肉组织需要一定量的铁外，还需要在肝脏中贮存一部分铁，以供出生后6个月之内的消耗。因为人乳、牛

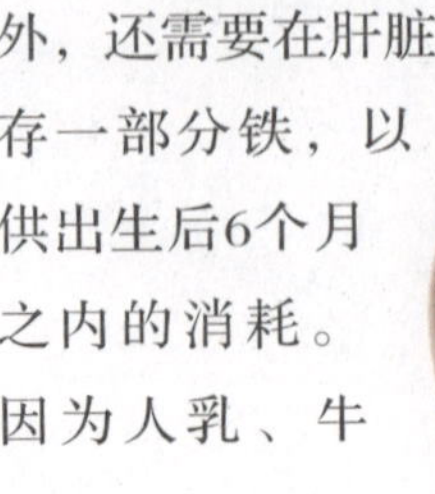

奶中的铁含量均很低，所以婴儿出生后6个月内基本消耗自己肝脏中所贮存的铁。

缺乏时的影响

如果孕妇缺铁，会出现缺铁性贫血。在我国，这一疾病的发病率比较高，有的地区达到50%左右。主要症状为食欲不振、疲乏无力、心慌气短、躁动不安、耳鸣、头晕、怕冷等。

孕妇在整个孕期约需1000毫克铁（比非孕女性增加15%~20%），其中胎儿需铁400～500毫克，胎盘需铁60～100毫克，子宫需铁40～50毫克，母体血红蛋白增多需铁400～500毫克，分娩失血需铁100～200毫克。

此外，如果在怀孕期间膳食补充的铁量不足，往往会出现毛发变脆、脱落、注意力分散、脸色苍白等现象。为此，我国营养学会推荐孕妇每日铁供给量为18毫克。孕妇要严守这一标准，防止缺铁症状的发生，以便为胎儿提供优良的母体生长环境。

食物来源

一般植物性食品铁的吸收率较低，而动物性食品铁的吸收率较高。值得关注的是牛奶为贫铁食物，蛋类中铁的吸收率也较低。为了防止缺铁，孕妇在日常膳食中应多吃动物肝脏、肉类、血和鱼类。此外，一些铁强化食品，如强化铁的食盐、奶粉也要多吃一些。

富含铁的动物性食品有猪肾、猪肝、猪血、牛肾、羊肾、鸡肝、虾米、鸡肫、海蜇等。植物

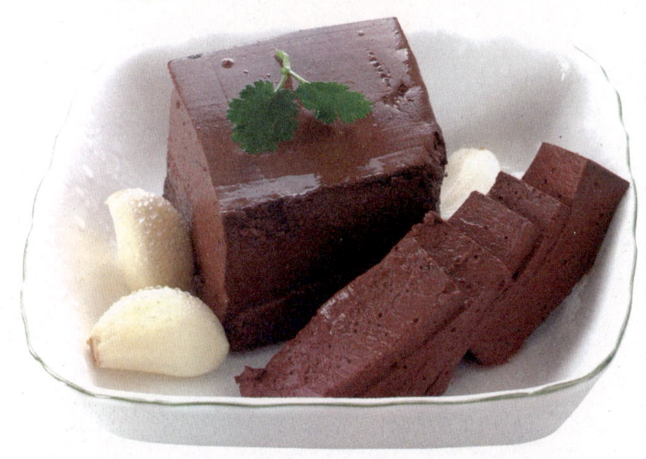

食品有黑木耳、海带、桂圆、黄豆、油豆腐、银耳、芹菜、荠菜等。

铜

铜参与核糖核酸和酶的制造，是组成细胞核的重要部分，促进大脑、骨骼和结缔组织的发育，从而完善大脑和神经系统的功能。铜主要存在于肝脏、肾脏、心脏和脑中，与酶或蛋白质结

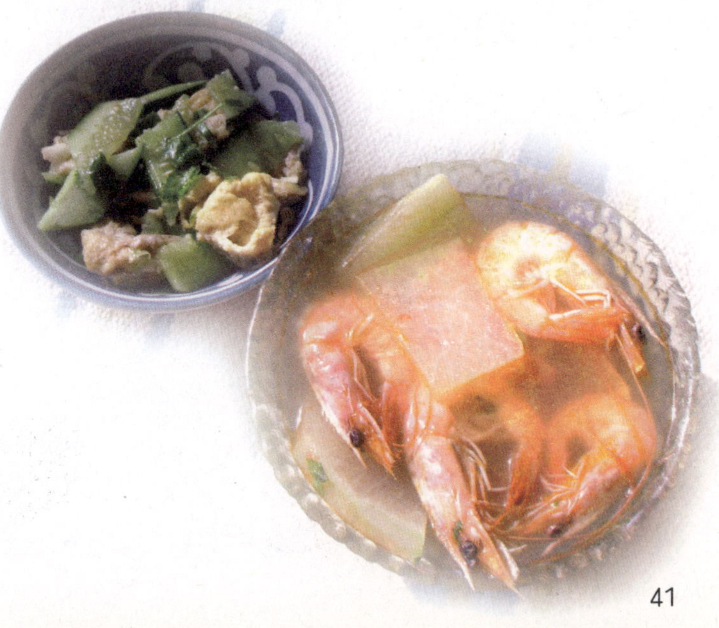

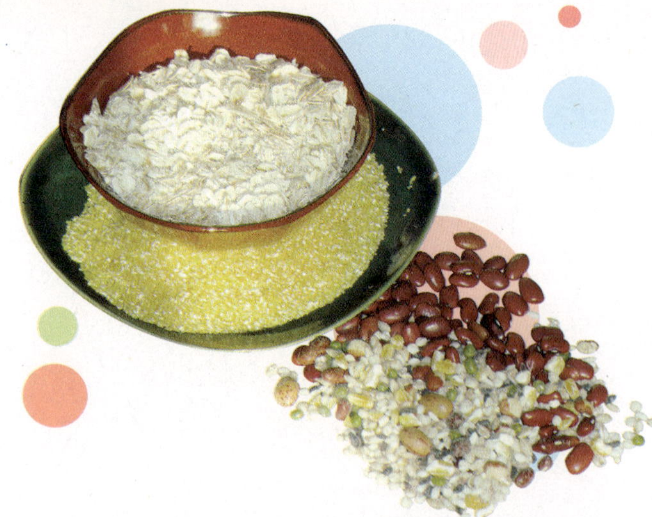

合发挥代谢作用，存在于这些器官中的铜蛋白可以使其免受氧化物的伤害。铜可以加速铁的运转，促成血红蛋白的合成，维持毛发和皮肤的色素需求，可有效防止血管、骨质疏松以及皮肤病变，在很大程度上影响胎儿的骨骼生长、皮肤更新及产妇的伤口愈合。

此外，孕前缺铜会造成不孕症，孕期缺铜会使细胞合成、胶原蛋白、弹性蛋白生成发生障碍，从而使胎儿出现脑萎缩、骨骼疾病、风湿性关节炎和贫血等。缺铜还会导致早产，严重的还会造成胎儿先天畸形。

在膳食中，海产品和动物肝脏含铜量较高，其中牡蛎含量最高，虾、贝类、鲑鱼、海带中也含有一定量的铜。其次，谷物、大豆等豆类食品，以及干果类食品、绿花椰菜、萝卜、卷心菜、大蒜、扁豆等也含有铜。

锌

锌被誉为“生命的火花”，对维持人体生长和健康水平具有重要作用。怀孕早期缺锌，会导致新生儿产生缺陷，如室间隔缺损、主动脉狭窄及尿道下裂、睾丸发育不良（如隐睾）、骨骼及肾脏畸形、先天性中枢神经系统畸形等。

因此，孕妇对锌的需求量很大，一方面可以提高免疫力，利于生产，促进伤口快速愈合。另一方面又可保证胎儿正常发育，使胎儿的肌肉有弹性，性器官发育完善。锌可以避免胎儿出生后食欲不振、味觉能力低下、发育迟缓甚至降低侏儒症的发生概率。合理补充锌可降低畸形儿、早产儿、死产儿的产生概率，维持宝宝健康的生命体征。

膳食中锌的摄入量受食物来源、种类的影响。牡蛎含锌量最高，其他海味和肉类次之。具体来说，以下食物含锌比较高：黑芝麻、油面筋、白糯米、黄豆、毛豆、紫菜、猪心、猪排、猪蹄膀、猪腿肉、猪肝、猪舌、羊肉、鸭肉、鸡蛋、鲫鱼、河蟹、海蟹等。

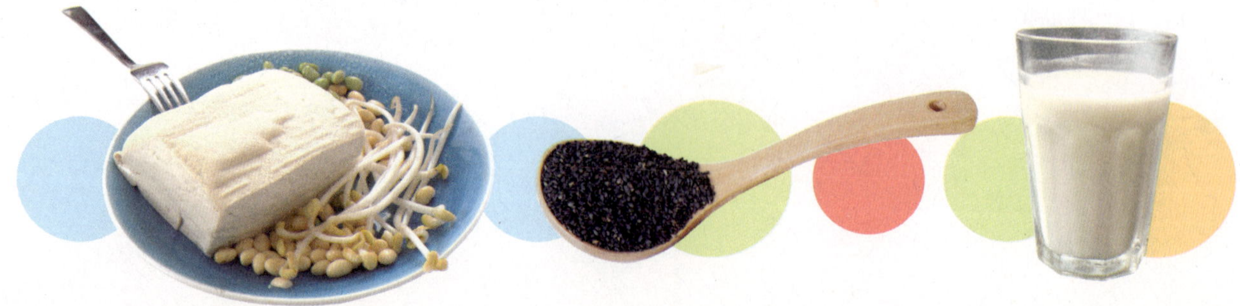

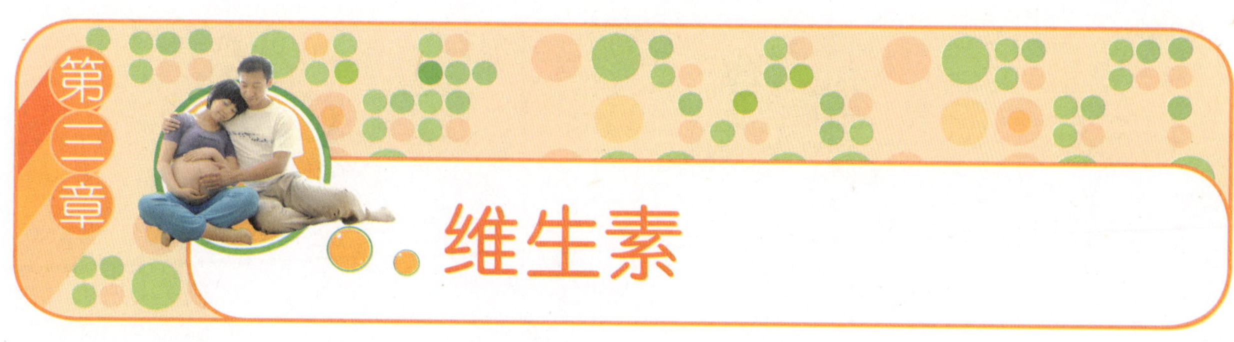

第三章 维生素

维生素A

维生素A又称视黄醇，是视网膜内视紫红质合成的必备条件。孕期内胎儿机体生长发育以及母体各组织的增加和物质储备均需要大量的维生素A。

在孕期，孕妇缺乏维生素A，会出现皮肤粗糙、干燥、增厚的情况，而宝宝出生后则易患呼吸道感染和消化道感染，如肺炎和腹泻。同时，维生素A缺乏会使胎儿骨骼向外增生，从而干扰神经系统的正常功能，阻碍胎儿的生长和生殖功能的发育，引起胚胎发育不良、流产等。

维生素A最好的食物来源是各种动物肝脏、鱼肝油、鱼卵、带鱼、鳝鱼、螃蟹、牛奶、禽蛋、核桃仁、绿豆、蚕豆等。有些蔬菜和水果中的β-胡萝卜素在进入人体后可以转变为维生素A，如菠菜、芹菜、茼蒿、韭菜、雪里蕻、油菜、苋菜、绿花椰菜、甘蓝、香菜、青椒、胡萝卜、豌豆苗、南瓜、洋葱、杏、芒果、哈密瓜、香蕉等，这些食物摄入过量不会造成维生素A累积而产生中毒现象。

摄入过量的维生素A，同样有可能引起胎儿畸形，干扰胎儿的正常发育。我国建议孕妇每日摄取的维生素A量1000微克，哺乳期为1200微克。

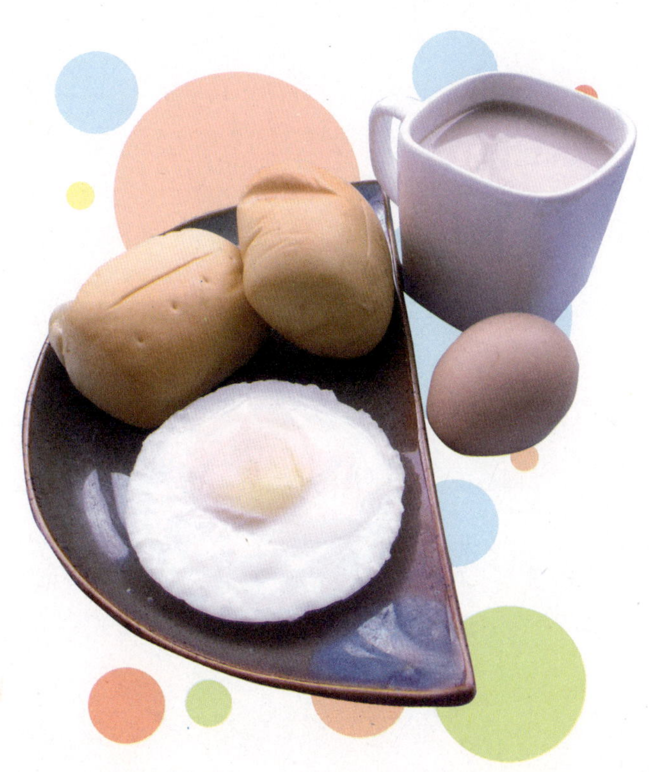

B族维生素

B族维生素有15种以上，其中最常见的为维生素B_1、维生素B_2、维生素B_3（烟酸）、维生素B_5（泛酸）、维生素B_6（吡哆素）、维生素B_{12}（钴胺素）、维生素B_C（叶酸、维生素M）、生物素（维生素H）、胆碱、生物素、肌醇。B族维生素对人体皮肤、头发、眼睛、口腔、肝脏、神经系统和消化道系统的正常运转具有重要作用。

研究证实，孕期女性缺少B族维生素，可造成胎儿精神障碍，出生后婴儿易有哭闹、烦躁不安等症状，还会引起胃肠蠕动减弱、便秘、消化液分泌减少、食欲不振等症状。此外，缺乏B族维生素会加快孕妇的早孕反应，降低母体对营养的吸收力，造成胎儿缺乏营养，从而严重影响胎儿的脑部发育，降低宝宝智力。因此，孕妇一定要注意补充B族维生素。

牛奶、动物肝肾、鱼类、豆类、禽肉、鸡蛋、燕麦、荞麦、菠菜、芹菜、洋葱、紫菜、香蕉、柑橘等均含有B族维生素。

叶酸

功效

叶酸又名维生素B_C、维生素M，能为人体提供能量，促进红细胞形成，是脱氧核糖核酸和核糖核酸的重要物质成分，还是细胞酶的一种成分。因此，叶酸的突出作用表现在参与人体生命物质和化合物质的形成方面。具体而言，叶酸可以促进大脑发育，维持神经系统和人体组织的生

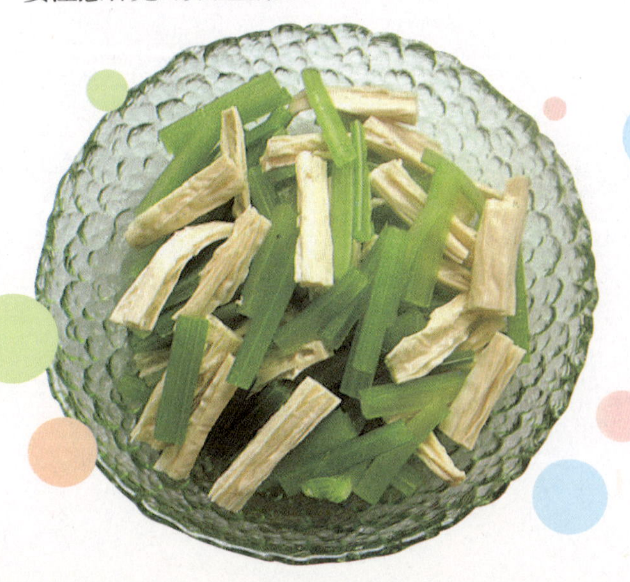

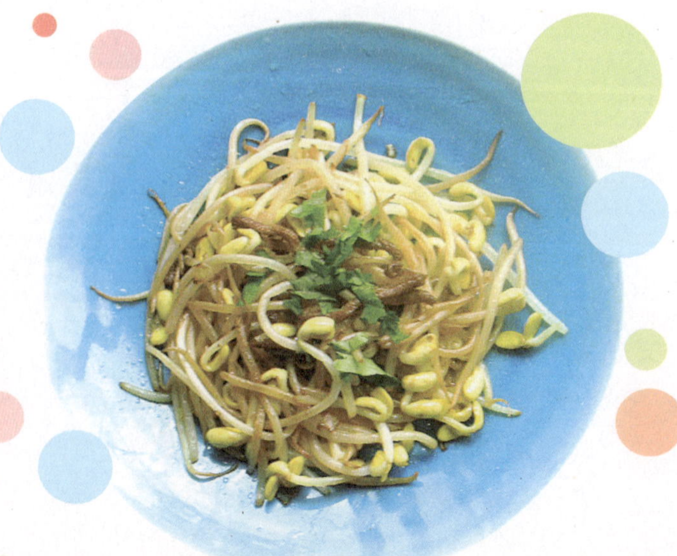

长发育，可以防治贫血，预防心血管疾病和癌症。

缺乏时的影响

叶酸缺乏引起的流产或早产，采用任何措施都难以避免。因此，无论哪种情况造成的早产，都可以多摄取叶酸，即便是其他原因造成的早产，吃些叶酸也有辅助作用，并无害处。

孕期叶酸缺乏可引起胎儿的多种畸形，包括神经管畸形、唇裂、面部缺损、并指（趾）、骨骼畸形，还有泌尿系统、心血管系统、肺以及眼部畸形。

实验充分证明，叶酸是传导神经冲动的重要化学物质，孕妇一旦缺乏它，除可引起巨红细胞性贫血外，还会导致脑神经受损，产生失眠、健忘症状。另外，叶酸缺乏还可导致肠胃炎、口腔炎症、舌头红痛等。

食物来源

我国建议孕妇从孕前3个月直至孕期第3个月，都要不间断地补充叶酸，要保证每日400微克的摄取量，从而预防先天畸形和先天性心脏病的发生。除了在孕早期要注重额外补充叶酸外，其他时间吃一些富含叶酸的食物就可以了。

含叶酸的食物有动物肝肾、牛肉、羊肉、鸡肉、猪肉、鲑鱼、牡蛎等动物食品，菠菜、绿花椰菜、胡萝卜、南瓜等蔬菜，豆类、谷物粗粮，杏、香蕉、柳橙、柑橘等水果以及牛奶、乳酪、鸡蛋等食品。

维生素C

维生素C又被称为抗坏血酸，作为一种水溶性维生素，是人体无法制造的。维生素C在孕期的突出作用是影响宝宝出生后的牙齿健康状况，缺乏这一营养素将损害牙本质的形成和牙龈健康，容易使宝宝形成龋齿。另外，维生素C还可促进孕妇体内钙、铁、叶酸的吸收利用；预防动脉硬化、降低胆固醇；对预防妊娠期高血压疾病

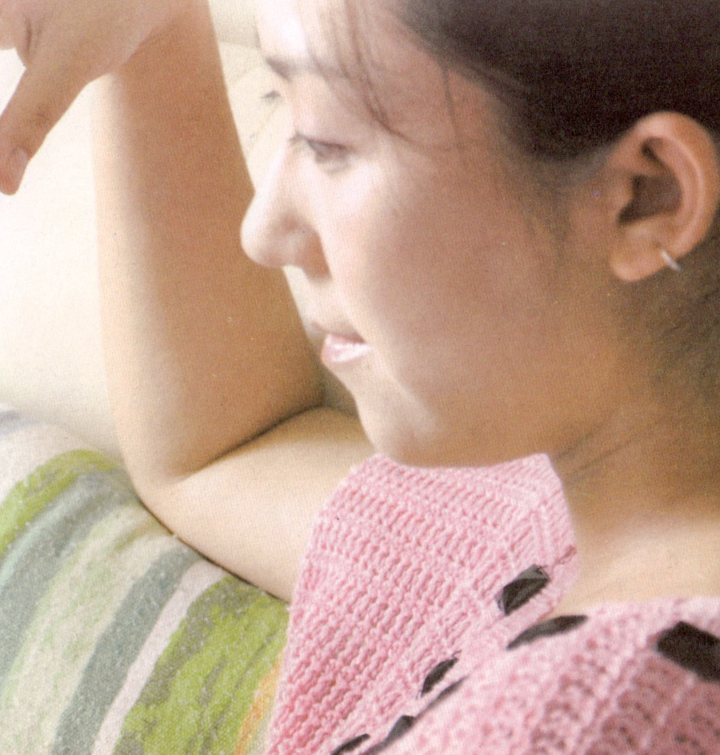

有一定效果。孕初期缺乏维生素C会导致流产，胎儿大脑功能紊乱、智力低下，易患感冒等症状。

含维生素C的食物多为新鲜的蔬菜和水果，分布非常广泛，其中红枣、猕猴桃、苋菜中的含量尤其高，是孕妇必吃的食品。

我国建议孕妇每日要摄取80毫克维生素C，比常人多出20毫克，而哺乳期女性要摄取40毫克。

维生素D

人体皮肤中的7–脱氢胆固醇可以在紫外线的照射下形成维生素D。所以，普通人即使不补充富含该元素的食物，也能满足人体对维生素D的需求。

维生素D是类固醇的衍生物，可以促进膳食中钙磷在肠内的吸收、骨骼钙化，对骨骼和牙齿的形成极为重要，具有抗佝偻病作用，被称为抗佝偻病维生素。

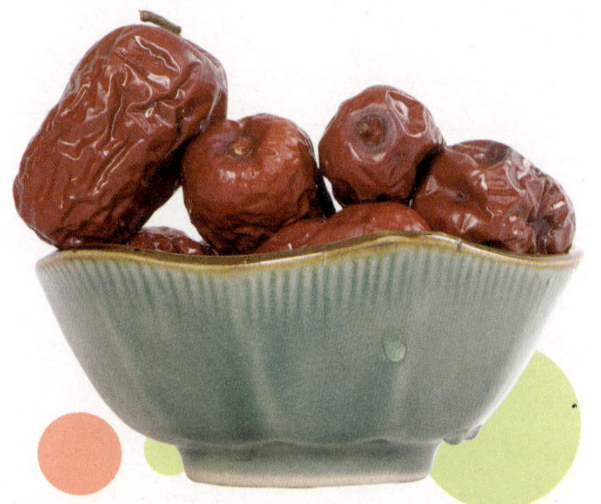

维生素D缺乏时，孕妇会出现骨质软化。最初且最显著发病的部位是骨盆和下肢，之后逐渐波及脊柱、胸骨及其他部位。最初表现为腰背痛、下肢痛，继而产生钙化不全的骨骼，形成皮质变薄、骨骼软化、骨痛、骨折的现象，严重者会出现骨盆畸形，这将影响自然分娩。维生素D缺乏会影响胎儿骨骼钙化以及牙齿萌出，严重者会导致先天性佝偻病。

普通人每日维生素D需要量为10微克，可通

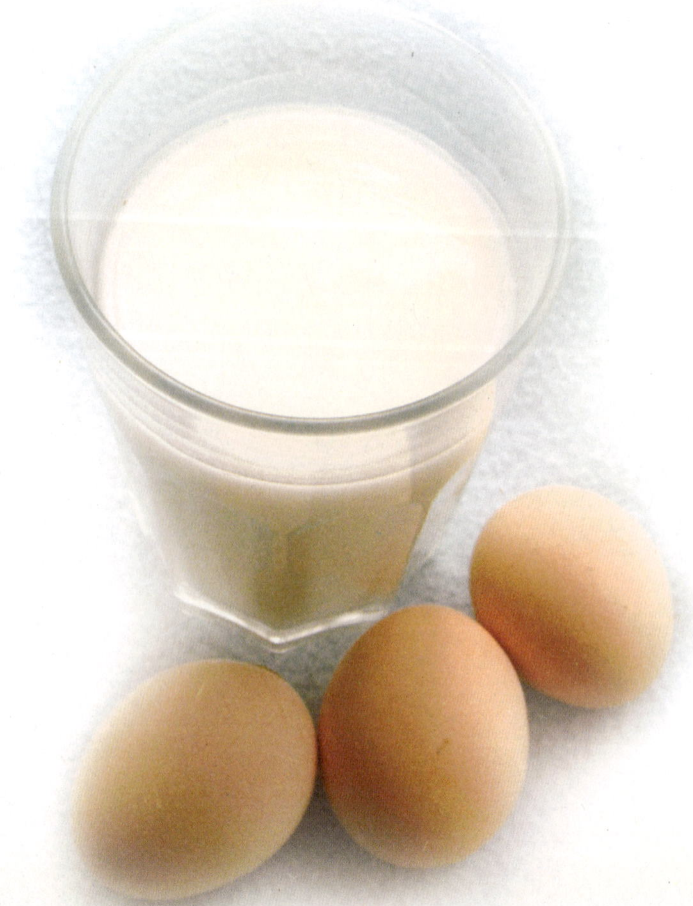

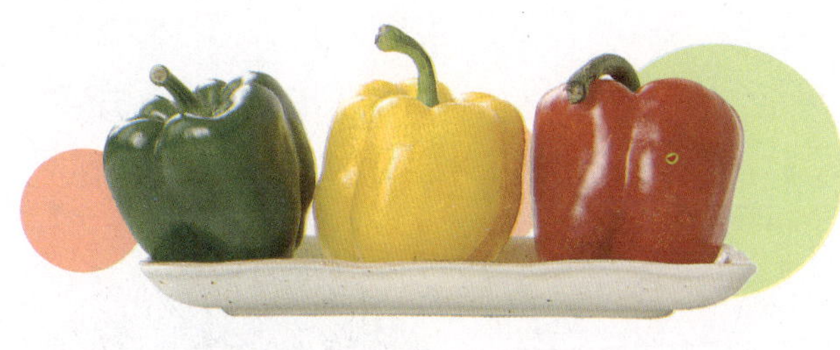

过晒太阳满足要求，但由于孕妇晒太阳机会少些，加上胎儿对维生素D的需求，因此应增加孕妇食物中维生素D的供给量。

含维生素D较多的食物依次为鱼肝油、沙丁鱼、大马哈鱼、虹鳟鱼、鲑鱼、金枪鱼、鸡蛋、动物肝脏、小虾、奶油、鲜牛奶等。

需要注意的是：长期大量服用维生素D可引起中毒。每日摄入15毫克维生素D，可造成食欲下降、恶心、呕吐、腹痛、腹泻等。因此，对含维生素D的食品不可过量食用。

维生素E

功效

维生素E又名生育酚，是脂溶性维生素，是增强精子活力、提高生育能力的重要物质。维生素E能促进人体新陈代谢，增强机体耐力，维持正常循环功能；可预防心脏血管病和癌症，预防油脂的过氧化作用，保护生物膜免遭氧化物的损害；可维持骨骼、心肌、平滑肌和心血管系统的正常功能；可修复伤口疤痕，降血压，减少腿部痉挛，增强机体运动机能。此外，维生素E与流产、早产、胎儿生殖系统的发育密切相关。

缺乏时的影响

缺乏维生素E会造成造血过程停滞，出现贫血症状。孕妇保证维生素E的供给是非常必要的。据有关研究发现，维生素E缺乏会导致早产婴儿溶血性贫血，会导致孕妇抽筋、静脉曲张、早产、流产、水肿、过敏。

长期大剂量服用维生素E同样有负面作用，会引起血小板凝聚，从而形成肺栓塞、血栓性静脉炎、血压升高、男女乳房肥大、视力模糊、头痛、头晕、肌肉衰弱等。有时，皮肤干裂、口角炎、荨麻疹、糖尿病、心绞痛、免疫功能减退等，也是过量服用维生素E的后果。

食物来源

维生素E广泛分布于种子、谷类、绿叶蔬菜、坚果中，而水果及肉、鱼等动物性食物含量极少。特别良好的来源为麦胚、麦胚油，其次是玉米油、棉子油、橄榄油、大豆油、菜子油、花生油及芝麻油等，坚果类食物、黑木耳、蘑菇、

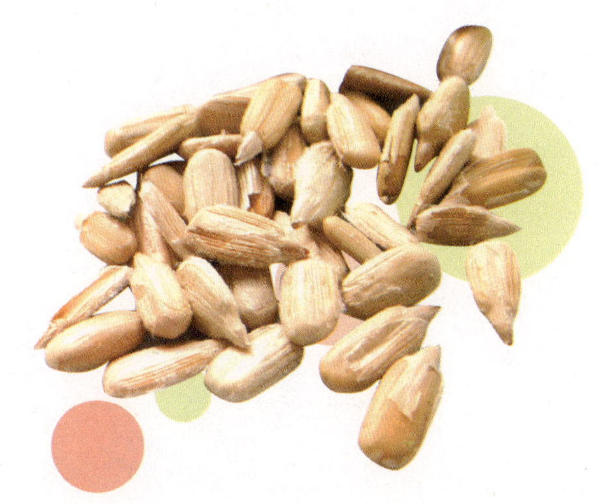

金针菇、红富士苹果等，红螺、河蟹、对虾中的含量也较高。另外，每100克玉米面就含有6.8克左右的维生素E，其他谷物中维生素E的含量由多到少依次为荞麦、小米、高粱米。为了给胎儿贮存一定量的维生素E，孕妇应每日多摄入2毫克。由于维生素E在高温加热时会被破坏，因此，建议在一般烹调情况下食用。

维生素K

大多数人并不熟悉维生素K的作用，往往忽视这一营养素的摄取。其实，维生素K是脂溶性维生素，其主要作用是促进血液凝固，是正常凝血过程所必需的。维生素K缺乏与机体出血或出血不止有关，因此，维生素K有“止血功臣”的美称。维生素K还能帮助骨骼形成，将葡萄糖转化为肝糖储存在人体内。

若维生素K吸收不足，易引起凝血障碍，发生出血症。孕期缺乏维生素K，会增加流产率甚至死胎，即使胎儿勉强存活，也易出血，或者引起胎儿先天性失明、智力发育迟缓。缺乏维生素K的胎儿出生后，还会出现新生儿吐血、包皮及脐带部位出血、幼儿结肠炎和慢性肠炎。

在日常生活中，维生素K广泛存在于绿叶蔬菜和动物肝脏中，如苜蓿、萝卜缨、菜花、白菜、菠菜、莴苣、酸菜、甘蓝、动物肝脏、大豆、紫菜、蛋黄、鹌鹑肉、燕麦、小麦、黑麦、大豆油、鱼肝油等，必要时可每天口服维生素K。

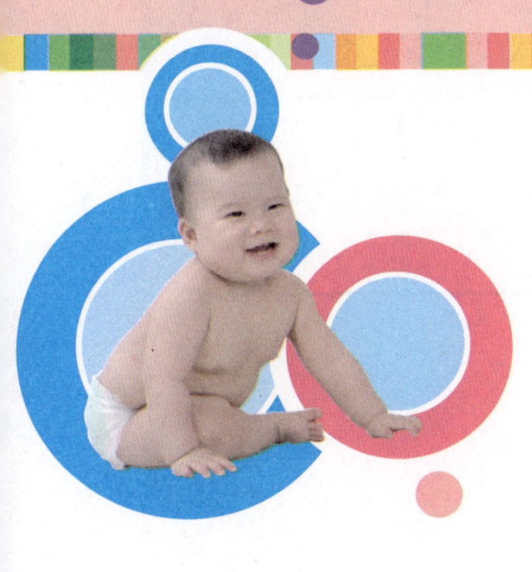

第四章　对孕妇有益的食物

谷物是机体能量的主要来源，是含糖分最多的食物。谷物中含有丰富的B族维生素、维生素E及膳食纤维，很容易被消化吸收。蔬菜中的营养也很丰富，包括无机盐、维生素、纤维素等。蔬菜的颜色越深，营养越丰富，孕妇要多吃那些深绿、深红、橙红的水果及绿叶蔬菜。肉类含有蛋白质、钙质和矿物质，是孕妇和哺乳期女性的重要食物。豆类是高蛋白、低脂肪食品，有助于增强记忆力，所含的维生素和乳糖可以促进胎儿的骨骼发育。

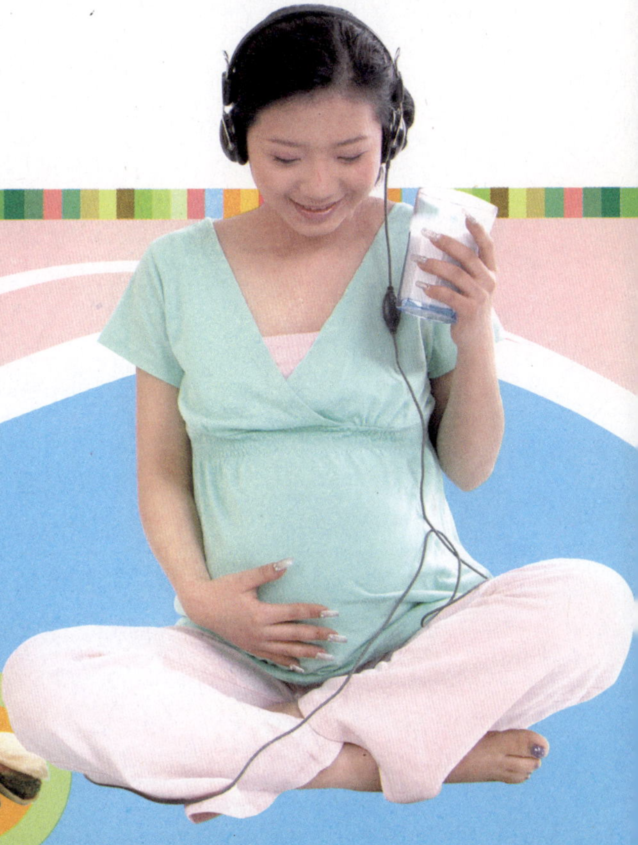

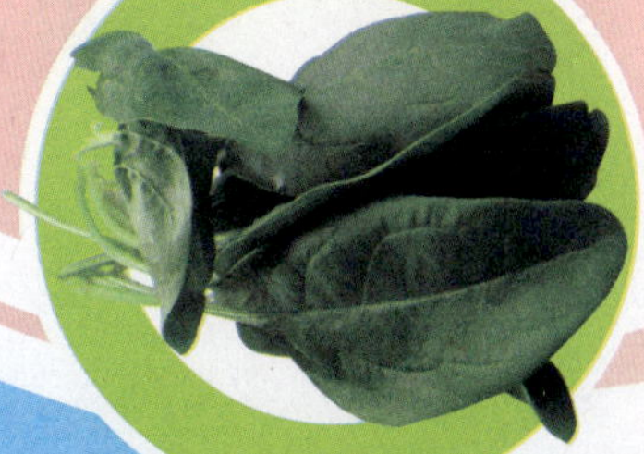

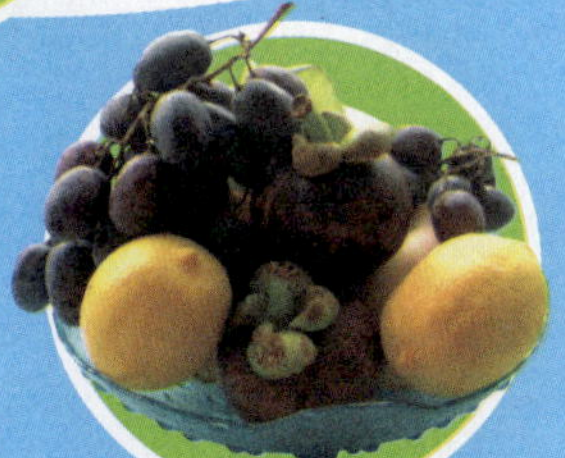

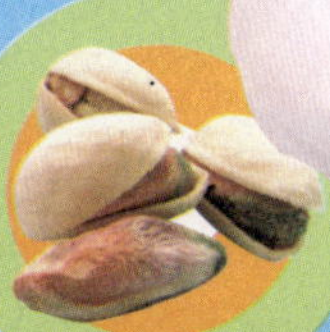

谷物

大米

营养成分

大米是我国的主食之一，含有米精蛋白、淀粉、氨基酸、水分、碳水化合物、食物纤维、维生素B_1、维生素C，可以向人体供给能量和营养。

功效

米汤可以促进胃液分泌，起到助消化、利吸收的功效。

大米有益气润燥之功效，米汤和米粥中含有大量的烟酸、维生素B_1、铁等无机盐以及碳水化合物，具有很好的益气、润燥、滋阴效果，对孕妇健康和婴儿发育非常有益。

中医认为，大米可以使五脏功能更调和、血脉流通更顺畅，能够有效治疗腹泻、缓解口渴，还能使人心态平和，因而是理想的基础食物。

对孕妇有哪些益处

对孕妇而言，大米是不可缺少的食物，其中的蛋白质和B族维生素可以促进胎儿大脑和骨骼的发育。大米中的碳水化合物和纤维素有助于孕妇的消化和吸收，是治疗便秘的天然食物。大米经过加工后会产生独特香味，既可以引起食欲，又可以滋阴、润燥，是良好的精神调节剂。由于孕妇需要在孕早期积累脂肪，促进乳房发育，因而应在孕早期和中期多吃大米。

特别提示

与精米相比，糙米的蛋白质、无机盐、B族维生素和膳食纤维的含量更高，如果过分追求精米，就会使大米中的营养成分丢失，长此以往会导致营养缺乏。另外，糙米中的粗纤维成分对治疗便秘、痔疮的效果更好。

在熬煮米粥时，一定不能放碱，否则会破坏大米中的维生素B_1，导致脚气病。将大米做成捞饭，比蒸米饭更容易损失维生素。

玉米

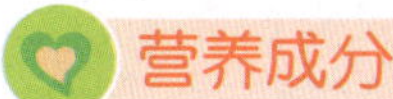

营养成分

玉米含有丰富的纤维素、维生素E、谷氨酸、赖氨酸、卵磷脂、镁元素、硒元素。玉米中的脂肪含量可与大豆相媲美，高达50％以上。另外，玉米中的蛋白质和维生素含量比粳米要高，维生素A的含量也较多。

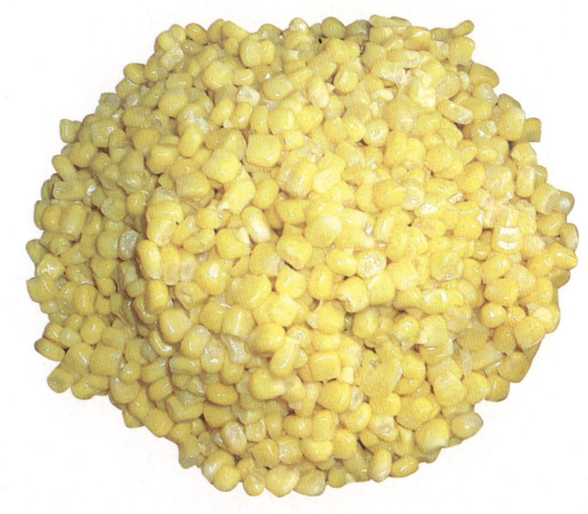

功效

由于玉米含有丰富的纤维素，所以可帮助人体吸收胆固醇，加速肠蠕动，避免便秘和痔疮的形成。玉米可防治动脉硬化，清洁肠道和血管环境，还能防治因缺血导致的心脏病、冠心病、高血压和脂肪肝。玉米可以抑制癌细胞在体内的生长繁殖速度，是预防肿瘤的好食品。另外，还可以刺激食欲，利尿，利胆，止血，对泌尿系统感染、水肿、肝炎有一定作用。

对孕妇有哪些益处

玉米中丰富的维生素C、玉米胚芽中的特殊物质，可以使孕妇皮肤更光滑、细腻，是爱美孕妇的理想美容食品。玉米胚芽中的成分可缓解精神压力，平和情绪，调节神经系统和新陈代谢，消肿，辅助治疗膀胱炎、尿道炎、肾炎，促进乳房发育等，是孕期女性的理想食物。

特别提示

玉米中的氨基酸含量较少，要与小麦、豆类等食物一起吃，以利于人体吸收和利用蛋白质。玉米和鸡蛋一起吃，能起到降低胆固醇的作用。发霉的玉米不仅不会防癌，还会致癌。

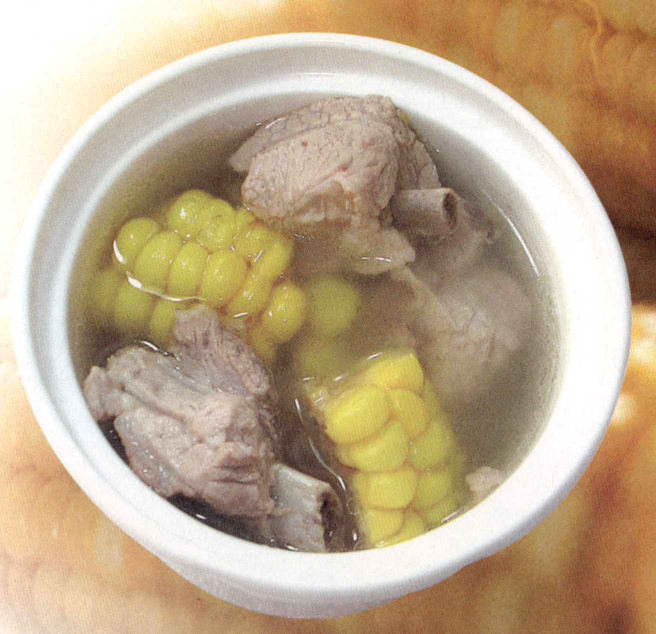

小米

营养成分

小米又称粟米、粟谷或粱米，含有脂肪、蛋白质、糖、维生素B_1、维生素B_2、烟酸、磷、铁、钙等营养素。与大米相比，小米中的无机盐含量比大米多，且维生素B_1含量更是大米的数倍。小米中的营养成分很容易被人体消化利用，具有很好的保健作用，但小米中的赖氨酸含量偏低。

功效

小米可以刺激食欲，其中的营养易吸收，可以防治消化不良。小米能帮助反胃和胃酸病人缓解症状，能够健脾利胃，调养身心。另外，小米还有很好的助眠效果。

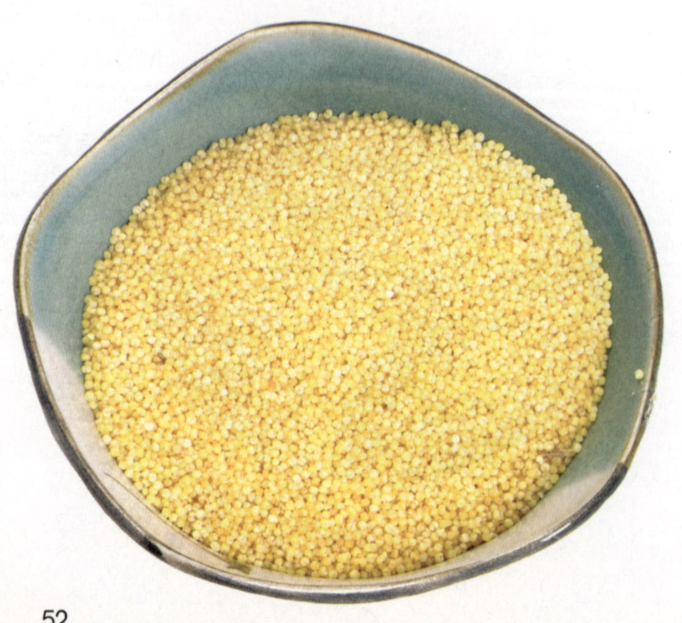

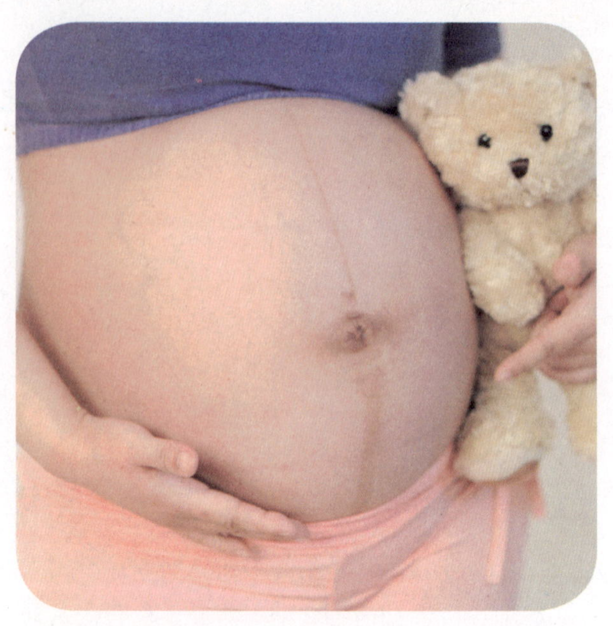

对孕妇有哪些益处

小米能够滋阴养血、补养肾气、清除虚热，对体质虚弱的孕妇和产后虚弱的产妇来说非常重要。小米能够健胃和胃、清热解毒、解除烦躁、除湿安眠，对提高孕妇的食欲、缓解孕吐和胃酸状况、治疗失眠有不错的效果。小米对孕妇体重的增加、乳房发育有好处，是孕早期和中期的理想食物。

特别提示

小米不能与肉、大豆同食。由于小米中赖氨酸含量很低，因而产后女性不能只吃小米粥，应注意搭配其他饮食，以防营养缺乏。小米粥以浓稠为好，太稀薄不能完全释放其中的营养成分。将小米与红糖和蛋白质同食，更利于补血，促进蛋白质吸收。

芝麻

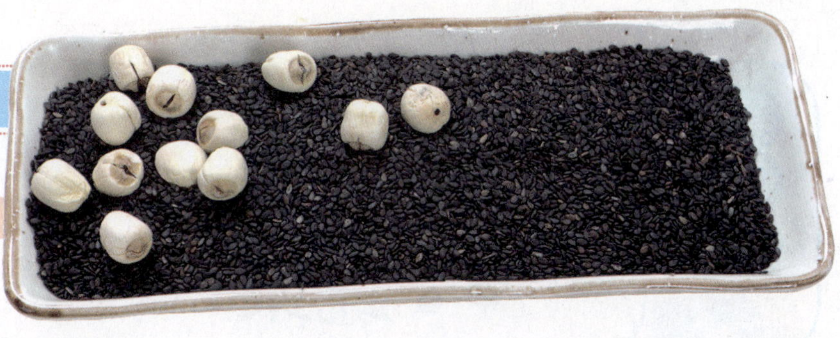

营养成分

芝麻又称“胡麻”，分为黑芝麻和白芝麻，含有丰富的蛋白质、脂肪、维生素A、维生素B_1、维生素B_2、矿物质、卵磷脂、糖、硒、钙、铁、磷等元素。虽然芝麻中含有脂肪，但其主要成分是不饱和脂肪酸并且没有胆固醇，是一种非常健康的保健食品。

功效

芝麻中的维生素和铁能有效预防贫血，净化血管环境，使血液流通更顺畅，避免心血管疾病的发生。

芝麻中所含的氨基酸和维生素相互配合，能促进人体新陈代谢。滋润五脏、补养肝肾也是芝麻的作用，这对缓解腰膝酸软、眩晕、举步难行、肠燥、便秘非常有帮助。

对孕妇有哪些益处

芝麻具有调理五脏的作用，能够改善孕妇气虚体弱的状况。芝麻可以滋润毛发，让头发变得更浓密黑亮，是孕妇不可缺少的保健食品，也有助于胎儿的毛发生长。芝麻中的硒和维生素E能让孕妇变得更年轻，对产后恢复很有帮助。另外，芝麻中的不饱和脂肪酸不仅不会让孕妇更胖，还会加速脂肪代谢、降低胆固醇含量、防治动脉硬化，既可以预防肥胖，又能在一定程度上预防妊娠期高血压疾病。芝麻在调理五脏的同时，又能起到缓解便秘的作用，芝麻油对孕期热量和碳水化合物的摄入很有帮助，是孕早期的健康食物。

特别提示

芝麻和海带一起吃能起到美容、抗衰老的作用。而芝麻和鸡肉一起食用会引起中毒，严重者会导致死亡。

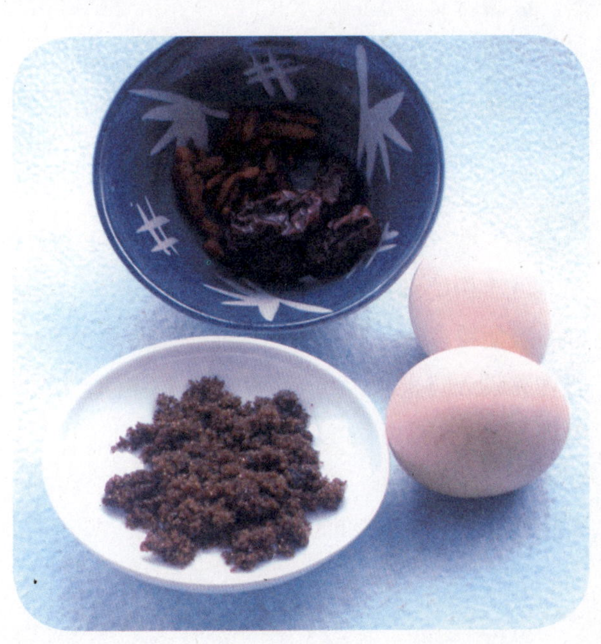

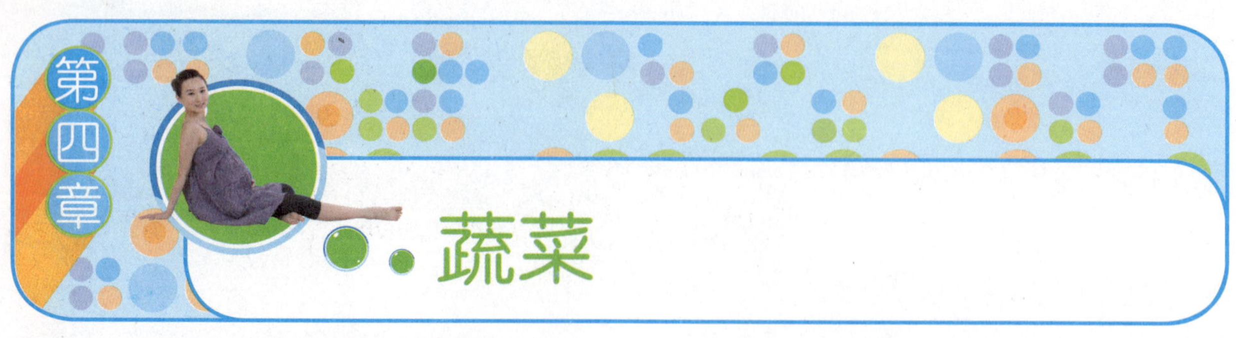

第四章 蔬菜

红薯

营养成分

红薯，又名地瓜、山芋、白薯、番薯、红苕等，而它在植物学中的名字则是甘薯。红薯含有丰富的碳水化合物、粗纤维、蛋白质、胡萝卜素、钙、磷、铁等营养物质。其中胡萝卜素在红皮黄心红薯中的含量更高，可有效治疗夜盲症。

功效

红薯中的纤维素对消化吸收很有帮助，是很好的防便秘食物。另外，红薯能较好地保护人体器官黏膜，防止血管变硬，增强血管弹性，防止组织萎缩，减少胆固醇沉积，防止发生胶原病。红薯也是减肥功臣，它的热量较少，又含有大量果胶和纤维素，不会形成脂肪囤积。

对孕妇有哪些益处

红薯利于乳房发育和热量的提供，是孕早期必备食物。红薯中的纤维素能帮孕妇摆脱便秘和痔疮苦恼，有助于减肥。红薯中的蛋白质非常丰富，对胎儿的生长发育很有帮助。

特别提示

红薯中的气化酶会使人吐酸水、烧心、腹胀，引发胃溃疡和胃炎，因此一次不要吃太多，最好能和米面等主食一起吃。发芽的或烂红薯不要吃，以免中毒。加入明矾制成的红薯粉条等，含有大量的铝，吃得过多会造成铝沉积，危害健康。

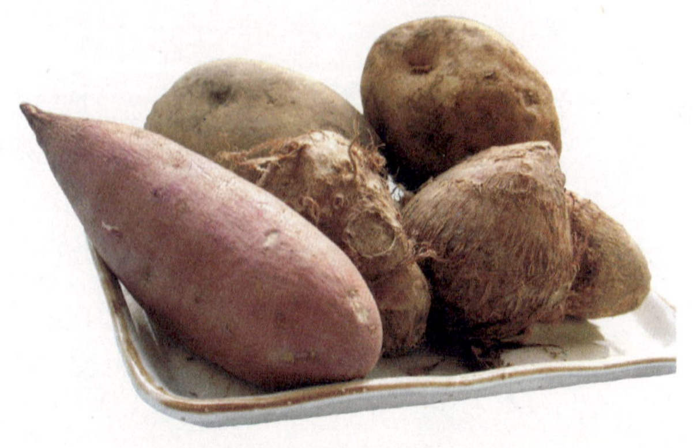

土豆

营养成分

土豆中含有丰富的铁、锌、钾、色氨酸、赖氨酸、蛋白质和维生素C、B族维生素、烟酸等。其中，维生素B_1、维生素B_2的含量比苹果丰富得多，维生素C和蛋白质的含量比苹果高10倍。

功效

土豆中含有丰富的膳食纤维，一方面能够加速肠道蠕动，减少习惯性便秘症状，另一方面又能加速胆固醇循环代谢，抑制胆固醇囤积。土豆是一种高蛋白、多维生素、低热量的食物，适当吃土豆会因其中的膳食纤维而产生饱腹感，利于减肥。土豆中的钾含量高，每天吃五六个土豆就可以减少中风的概率。另外，土豆能强身益肾、活血消肿、消炎、调理胃气，对体乏无力、关节疼痛、胃痛有一定的辅助治疗效果。

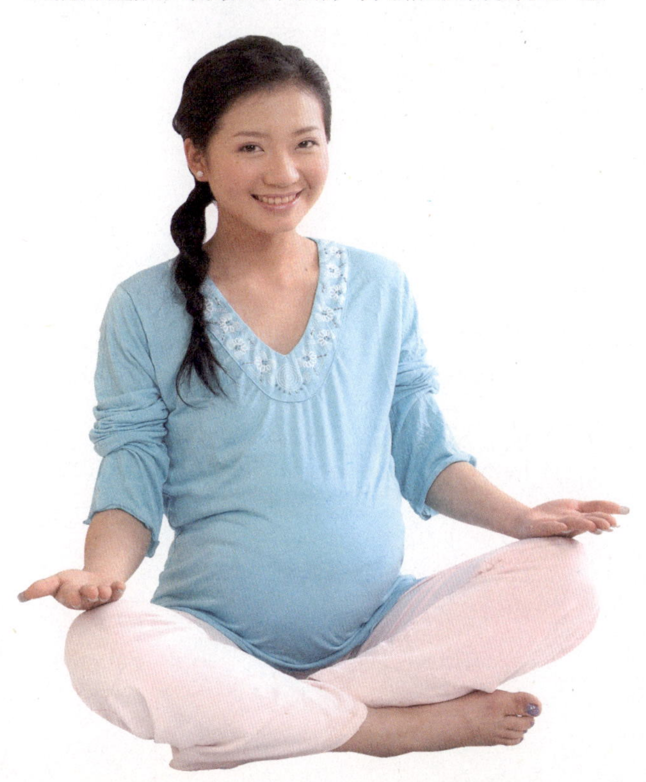

对孕妇有哪些益处

土豆能加速肠蠕动，降低胆固醇，对缓解孕妇便秘、呕吐、食欲下降、消化不良、慢性胃炎、十二指肠溃疡具有一定的疗效。土豆中含有丰富的维生素B_6，有利于增强孕妇的免疫力，提高抗感染力，是孕早期不可缺少的食物。

特别提示

不要吃发芽的和发青的土豆，以防中毒。如果用水浸泡土豆丝或土豆片，一定不要过久，以免营养流失。经常腹泻、胃寒的人应该少吃土豆。

山药

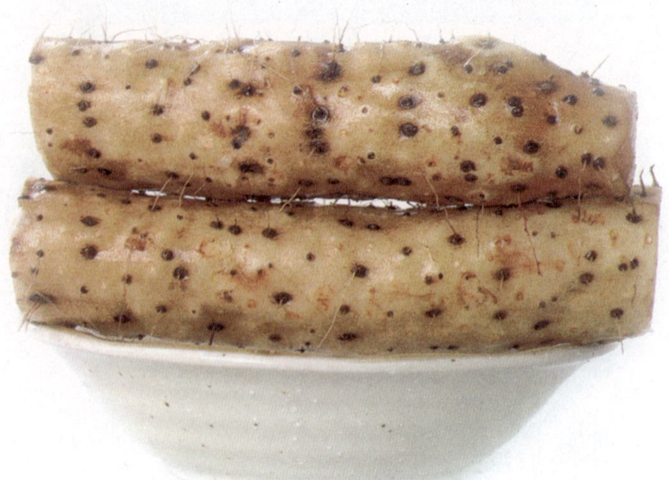

营养成分

山药又称山芋，含有丰富的黏蛋白、氨基酸、维生素B_1、维生素B_2、维生素C等。山药中的碳水化合物、热量、脂肪很低，而蛋白质和钾的含量较高，是很有营养的食物。

功效

山药中的脂肪含量很少，不会造成脂肪堆积，再加上黏蛋白的作用，更可以预防脂肪囤积于心血管中。山药中的无机盐和黏液物质结合，能够形成骨质，增强骨骼弹性。山药具有止渴止泻、健脾补肺、益精固肾的作用，对经常腹泻、消化不良、糖尿病、咳嗽、疲惫、遗精、白带多的人很有帮助。山药是一种理想的减肥食品，它本身热量低，又含有膳食纤维，因而不会增加脂肪，反而吃少量就会使人有饱胀感。

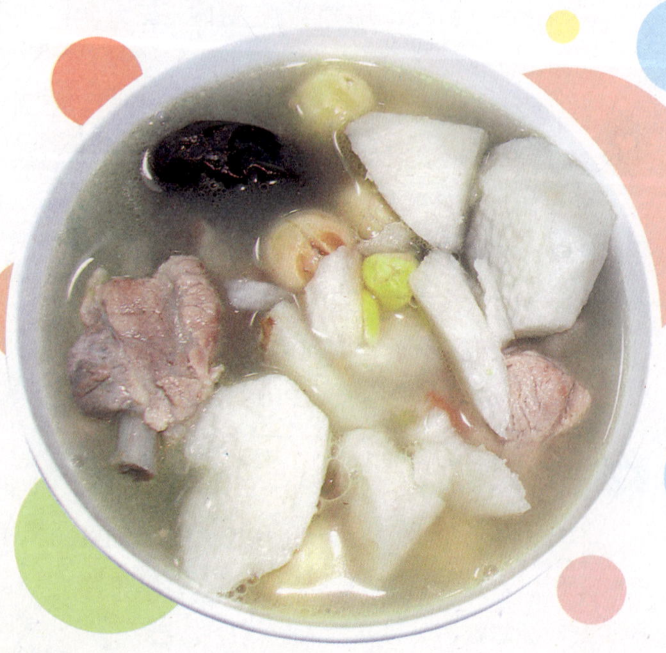

对孕妇有哪些益处

山药中的黏液含有女性荷尔蒙物质，能帮助合成女性荷尔蒙，减少孕妇因荷尔蒙缺乏而产生衰老现象。山药可以分解脂肪，使结缔组织更有弹性，从而使孕妇的皮肤更光滑。山药可以降低血糖、防止血脂沉积，能帮助患有糖尿病和失眠的孕妇改善症状，在孕早期食用有助于促进乳房发育。

特别提示

由于山药具有收涩作用，所以大便干燥的人不宜食用。

芹菜

营养成分

经研究发现，芹菜中含有脂肪、蛋白质、碳水化合物、粗纤维、胡萝卜素、维生素B_2、维生素B_1、维生素C、钠、钾等营养素。

功效

芹菜具有降压作用，可以防治高血压和动脉硬化，能够帮人体消除烦躁、平和心态，能够利尿消肿，可治疗乳糜尿。此外，芹菜还具有清热解毒的功效，能润燥强身，可以补虚养血，弥补女性经血的损失。

芹菜可以防癌抗癌，由于芹菜中含有大量膳食纤维，经人体消化后产生抗氧化剂，在浓度高时，可抑制肠内细菌癌变。粗纤维能够缩短粪便在肠内的运转时间，从而减少致癌物与结肠黏膜的接触时间，减少癌变危险。

对孕妇有哪些益处

芹菜可以降血压，对原发性、妊娠性及更年期高血压有一定疗效。另外，孕中期是胎儿软组织和器官高速发展的时期，因而孕妇要注意补充芹菜，而芹菜还可以防止孕后期便秘，加速肠蠕动。

特别提示

芹菜可以降血压，因而孕妇血压低者要少吃。芹菜叶中的维生素C和胡萝卜素很多，孕妇可适当补充。

萝卜

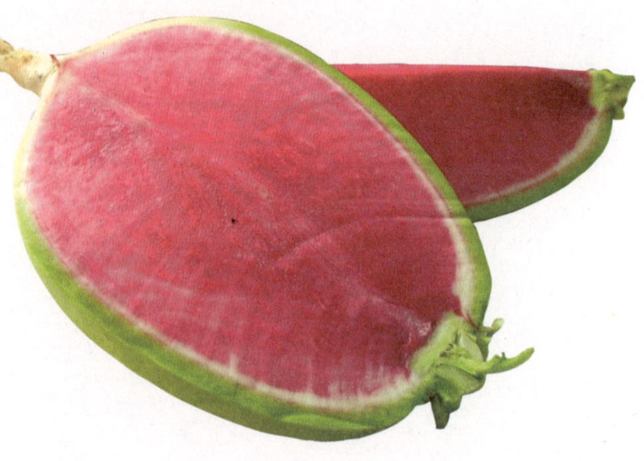

营养成分

萝卜热量低，纤维素含量高，还含有芥子油，大量的钾、钙、钠等矿物质，以及叶酸。

功效

萝卜可以防止因维生素A、维生素B缺乏引起的疾病，可以增强机体免疫力，抑制癌细胞生长，起到抗癌作用。萝卜中的B族维生素和镁、钾等矿物质可加速肠胃蠕动，防止便秘。吃萝卜可以软化血管、降低血脂，对高血压、冠心病、动脉硬化等具有很好的辅助治疗效果。

对孕妇有哪些益处

萝卜中大量的膳食纤维能够加速孕妇的肠蠕动速度，减少便秘的可能。萝卜中所含的钙、钾等矿物质对促进胎儿骨骼和脑部发育非常有好处。萝卜中的叶酸也是孕期不可缺乏的营养素，对预防畸形儿有一定帮助。萝卜的降血压作用，对防治妊娠期高血压疾病很有帮助，是孕中期和孕晚期的理想食物。

特别提示

青萝卜是凉寒的蔬菜，所以体质偏寒、脾胃虚寒，患有慢性胃炎、十二指肠溃疡、子宫脱垂、先兆流产的孕妇应该少吃。另外，服用参类补品的同时不要吃萝卜，以免起不到补益的作用。

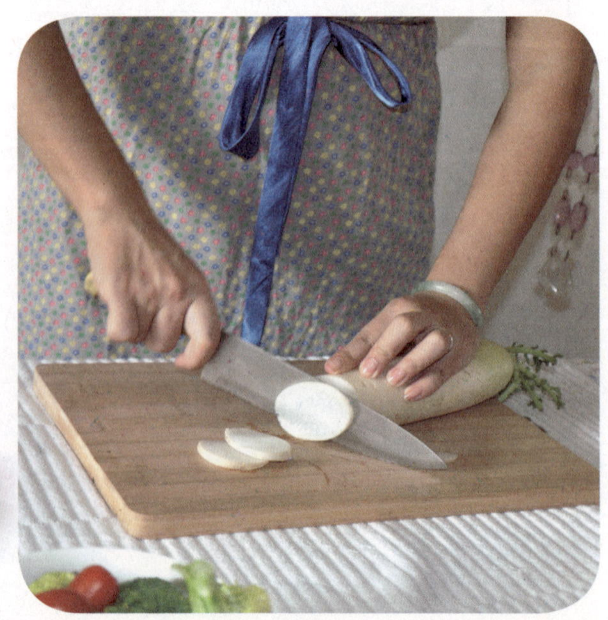

西蓝花

营养成分

西蓝花又叫花椰菜，分为绿、白两种，虽然两种菜的营养素基本相同，但绿花椰菜中的胡萝卜素含量更高。西蓝花中含有大量类黄酮、碳水化合物、脂肪、蛋白质、维生素K、维生素C、叶酸、钾、钙、磷。

功效

长期食用西蓝花可以减少乳腺癌、直肠癌、前列腺癌、胃癌等的发病概率。可以提高肝脏的解毒能力，从而增强机体免疫力。而大量的类黄酮，是最好的血清调节剂，可有效防止血小板凝结成块，从而减少高血压、心脏病、冠心病的发病概率。西蓝花是高纤维蔬菜，可以降低葡萄糖的吸收，辅助治疗糖尿病。西蓝花中的维生素K可增强血管壁的强度，对皮肤易淤青的人很有帮助。

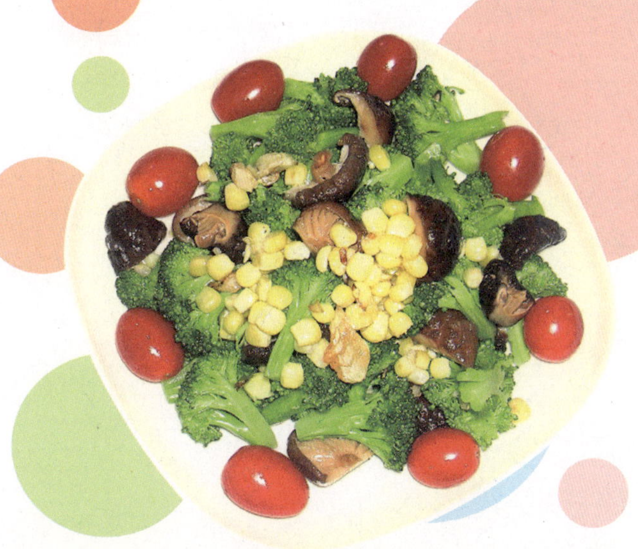

对孕妇有哪些益处

西蓝花可以润肺、止咳，能防治便秘，降低血糖，是经常咳嗽、便秘或高血糖孕妇的必备食物。

特别提示

清洗西蓝花时，可以先浸泡几分钟，去除农药。西蓝花不要煮得太烂，以免营养流失。吃的时候，要尽量多嚼几次，以促进营养吸收。

油菜

营养成分

油菜又名青菜、芸苔、胡菜、寒菜、苦菜、苔芥、瓢儿菜。含有丰富的蛋白质、脂肪、碳水化合物、维生素、钙、磷、铁等元素。

功效

油菜中的铁、钙和维生素C能够促进上皮组织和黏膜的生长，是理想的美容食物。油菜可以提高眼睛中视紫质的合成，从而达到明目的效果。油菜还含有抗癌物质，能有效抵御癌变。油菜可以消肿、止痛，降低胰腺癌的发病概率，可

以疏肝解郁、活血消毒、宽肠通便，是营养丰富的蔬菜之一。

对孕妇有哪些益处

油菜能够消肿、疏散血液、加速血液循环，对孕妇肿痛、腹痛有辅助疗效。油菜中的钙、磷、铁非常丰富，可以防止肌肤粗糙、干燥，让孕妇的面容更年轻，使胎儿的大脑和皮肤发育更健康。鉴于油菜能够消肿，促进胎儿骨骼发育，因而孕妇应该在孕中期和后期多吃油菜。

特别提示

炒油菜时要用大火，保持鲜脆的程度，防止营养流失。没吃完的油菜要扔掉，以防人体摄入亚硝酸盐导致沉积，产生癌变。

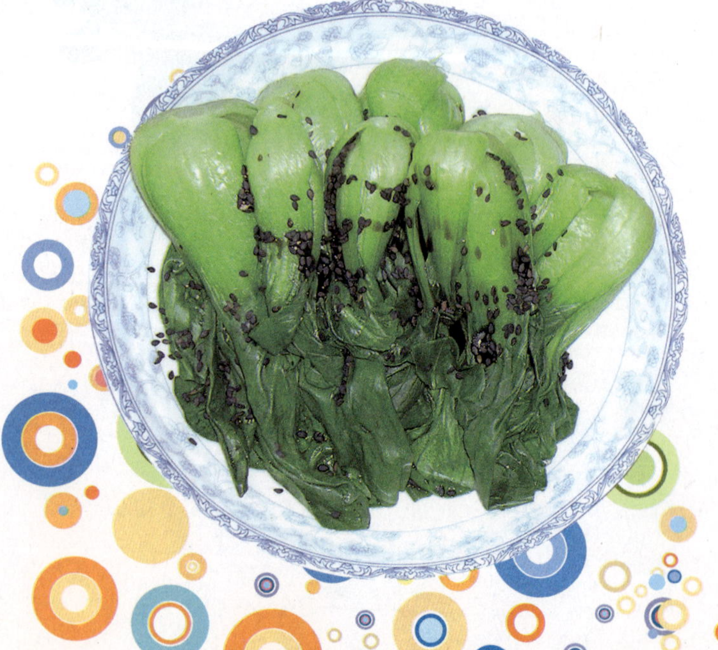

冬瓜

营养成分

冬瓜含有丰富的钾、钙、钠、维生素A、维生素B_1、维生素B_2、维生素C、叶酸、烟酸、胡萝卜素，不含胆固醇和脂肪。

功效

冬瓜含维生素C较多，且钾盐含量高，钠盐含量较低，可利尿消肿，是慢性肾炎、孕妇水肿和营养不良而水肿的人的必备食品。冬瓜中的丙醇二酸，能有效防止糖类转化为脂肪，同时冬瓜热量低、不含脂肪和胆固醇，可防止便秘、痔疮，对减肥十分有利。

对孕妇有哪些益处

冬瓜具有利尿消肿的作用，有慢性肾炎或水肿的孕妇应该适量吃冬瓜。另外，冬瓜可以解口渴、降血压，有糖尿病的孕妇应多吃。对过于肥胖的孕妇来说，冬瓜是理想的控制体重的食物。冬瓜中的叶酸成分对胎儿的健康成长十分有利，具有不可忽视的药用价值。

特别提示

冬瓜性寒凉，肾脏虚寒、脾胃虚弱、阳虚肢冷的人应该忌食。

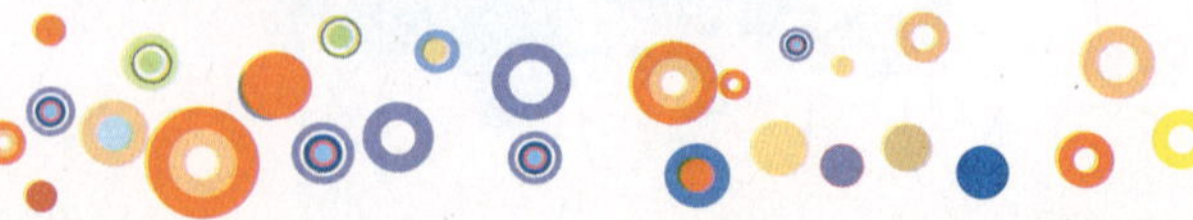

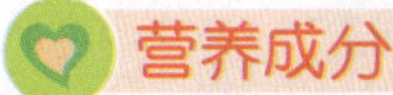

莴笋

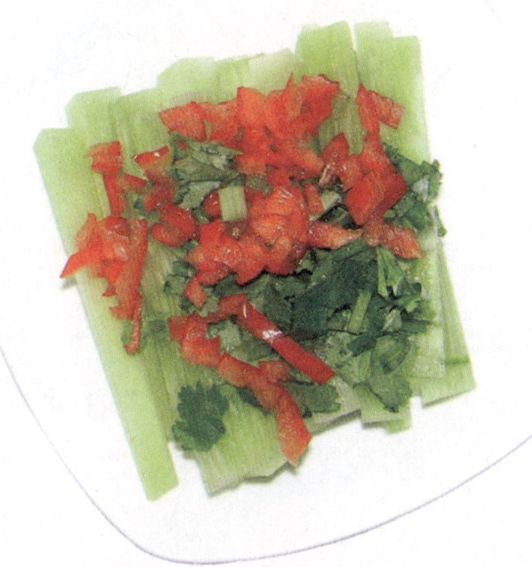

营养成分

莴笋又名莴苣、白笋、生笋、莴苣笋、莴菜、香莴笋，含有碳水化合物、蛋白质、脂肪、大量膳食纤维、钾、磷、钙、钠、镁、叶酸、维生素A、维生素B_1、维生素B_2、维生素B_6、维生素E、维生素K。

功效

莴笋能够改善消化道中酸性低、消化功能弱和便秘的症状，有利于促进乳汁分泌和排尿，是水肿、高血压、心脏病人的食疗蔬菜。此外，莴笋能够调节人体的神经系统，促进肠蠕动，改善便秘。莴笋中的铁元素，很容易被人体吸收利用，能很好地改善缺铁性贫血症状。另外，莴笋对肝脏也很有好处，是增强抵御风湿性疾病的重要蔬菜。

对孕妇有哪些益处

每100克莴笋中膳食纤维含量为0.6克，能帮助习惯性便秘的孕妇摆脱便秘和痔疮的困扰。莴笋中的维生素种类丰富，能提供给孕妇和胎儿很好的营养素，既有助于孕妇充分吸收各种营养物质，又能促进胎儿骨骼、大脑和皮肤的发育。对食欲不振的孕妇来说，莴笋还能刺激食欲。

特别提示

莴笋对视神经有刺激，有眼病的人应少吃。

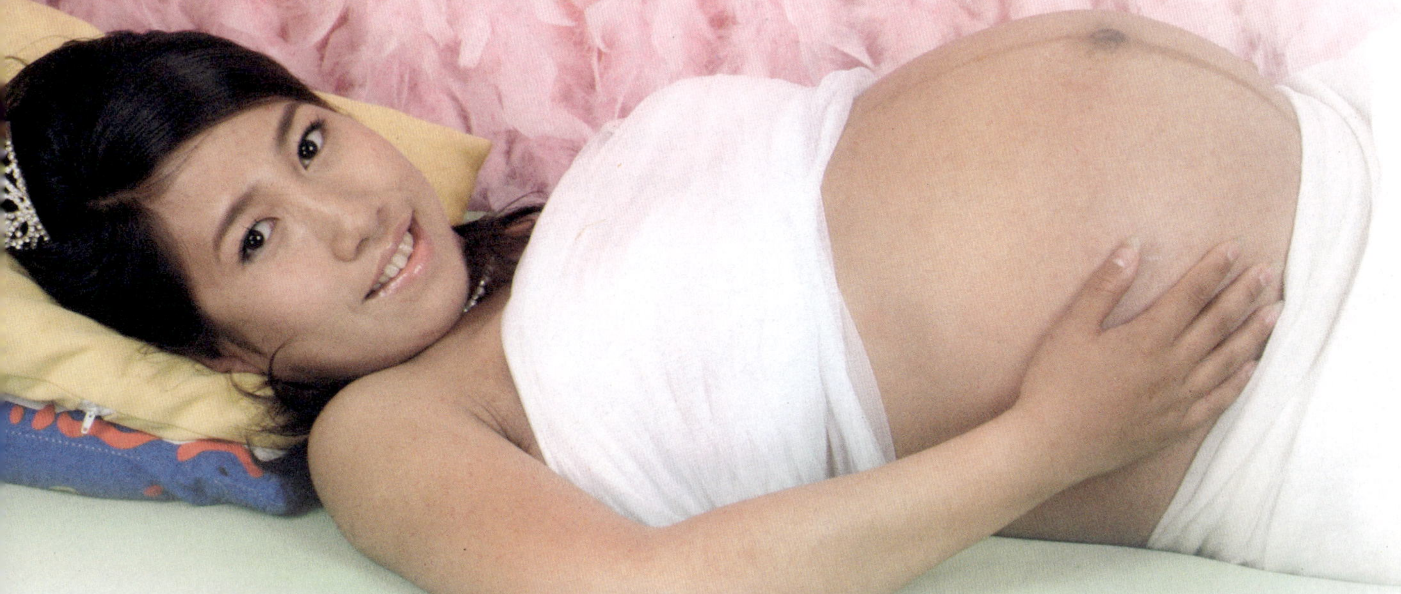

菠菜

营养成分

菠菜含水分、碳水化合物、蛋白质、脂肪、膳食纤维、胡萝卜素、维生素B_1、维生素B_2、维生素C、钾、钠、钙、磷、铁、镁、氯等营养素。

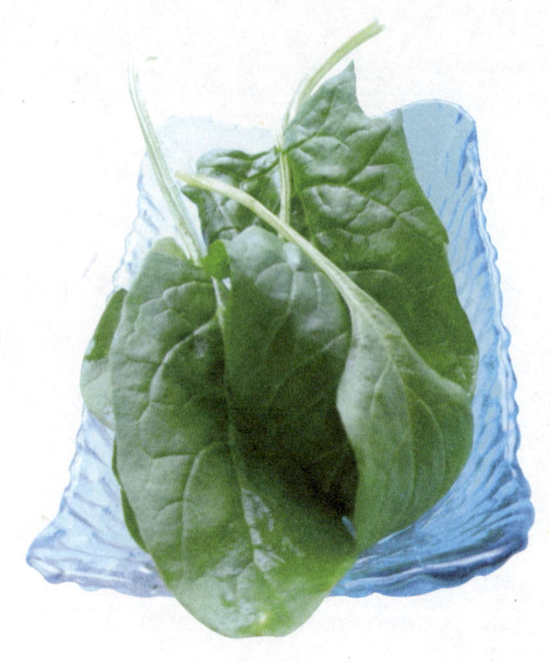

功效

菠菜中的胡萝卜素，可以在人体内转变化维生素A，可保持视力和上皮细胞健康，增加免疫力，促进儿童生长发育。菠菜对治疗便秘、痔疮、慢性胰腺炎有一定疗效。此外，菠菜还可以促进人体健康，防止衰老，防治缺铁性贫血。

对孕妇有哪些益处

菠菜中的维生素C和叶酸含量丰富，可以增强孕妇对铁元素的吸收力，是缺铁性贫血孕妇的理想食物。菠菜中的膳食纤维能起到很好的通便作用。另外，菠菜还是增强孕妇免疫力的好食品，患有口腔炎、皮炎、溃疡的孕妇，适当吃些菠菜，可起到缓解症状的作用。

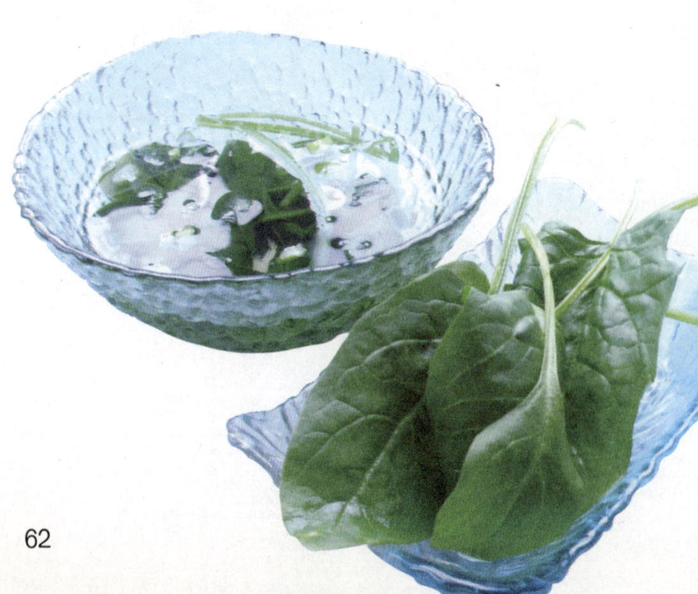

特别提示

体质敏感的人应该先把菠菜入水焯一下再食用，以便去除草酸盐。缺钙、肺结核、软骨病、肾病和腹泻的人群不宜生吃菠菜。菠菜的一次性摄入量不能过多，否则会影响体内钙、锌的吸收。菠菜不能和豆腐一起吃，以免形成肾结石。

白菜

营养成分

白菜含有丰富的热量、蛋白质、脂肪、碳水化合物，多种矿物质如钾、钙、钠、磷、镁。同时，白菜中的维生素K、叶酸、维生素A、维生素C、烟酸、胡萝卜素、粗纤维的含量也很大。

功效

白菜中的维生素含量大，与肉类同食既美味，又可减少肉中的亚硝酸盐，减少癌变的危害，白菜还能防治龋齿和牙龈出血，防治便秘、痔疮，促进动物蛋白的吸收，加速伤口愈合。

对孕妇有哪些益处

白菜中的特殊化合物能有效预防乳腺癌，分解与乳腺癌相关联的雌性激素，患有乳腺病的孕妇应该多吃。经常便秘的孕妇可以多吃白菜，不但能够缓解便秘、痔疮、小便不畅、身体燥热的情况，还能为胎儿牙齿的生长发育提供良好的营养基础，减少牙龈出血和龋齿的产生概率。

特别提示

切白菜时用顺切丝的方法能更快将白菜加工熟，最好不要煮白菜，以免营养流失。腐烂的或吃剩下的白菜一定不能留到下一餐，因为剩白菜会产生亚硝酸盐，降低血红蛋白的携氧力，危害健康。

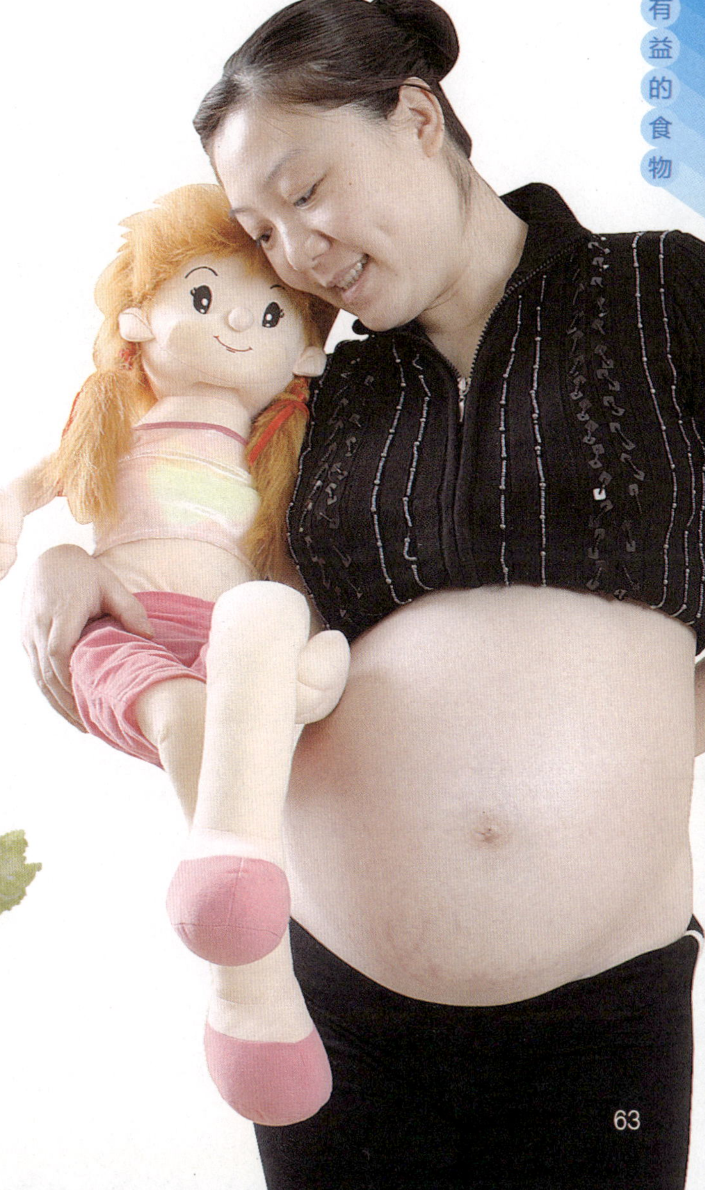

豆类及乳制品

牛奶

营养成分

牛奶的营养非常丰富，它能给人体提供大量的热量、蛋白质、碳水化合物、脂肪和一定量的钾、钙、钠、铁、镁、维生素A、维生素B_1、维生素B_2、维生素B_6、维生素B_{12}、维生素C、维生素D、维生素E、维生素K、叶酸、泛酸和烟酸。其中，牛奶中的蛋白质主要是白蛋白、酪蛋白、球蛋白等，并含有20多种氨基酸。

功效

牛奶中蛋白质种类丰富且易吸收，其中的钙质也极易被吸收，钾、镁、磷的搭配比例非常合理，有助于人体吸收养分。牛奶中的共轭亚油酸（CLA）能有效破坏人体危险的自由基，迅速与细胞膜结合，使细胞处于防御癌变的状态，从而起到防癌作用。

牛奶中含有稳定情绪的成分，能减心理轻压力，改善失眠。牛奶中的多种维生素既利于大脑、眼睛、骨骼的发育，又利于美容。

对孕妇有哪些益处

牛奶对促进幼儿大脑发育有着重要的作用，它有助于提高胎儿的视力，能够增强胎儿骨骼和牙齿强度，促进胎儿的智力发育。牛奶能够促进孕妇对钙和铁的吸收，加快肠胃蠕动，避免便秘；能使孕妇皮肤变得更光滑、有弹性；能加速孕妇伤口愈合；缓解神经系统和心脏的疲劳；能帮助孕妇全面吸收钙、铁、磷等矿物质。

特别提示

胃肠功能弱、肾病患者不能大量喝牛奶。煮沸过久的牛奶会沉淀为焦糖，会引发癌症。最好不要在刚煮开的牛奶中放糖，以防影响消化吸收。牛奶中的钙、铁元素与药物反应会产生难溶性的盐，从而降低人体对牛奶中的营养和药物中有效成分的吸收。空腹喝牛奶也不可取，会造成养分转化为热能，白白消耗掉。

豆腐

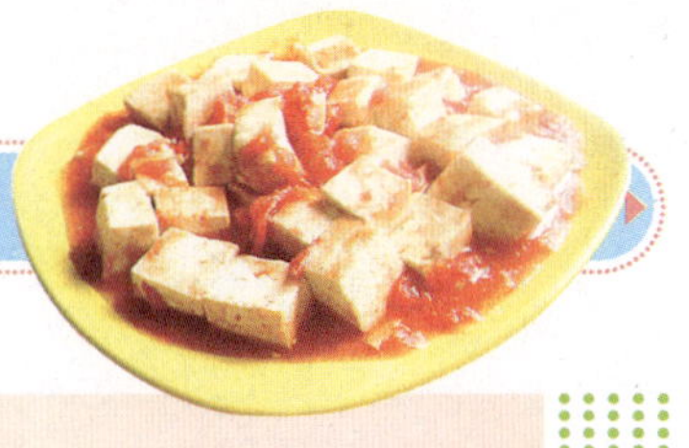

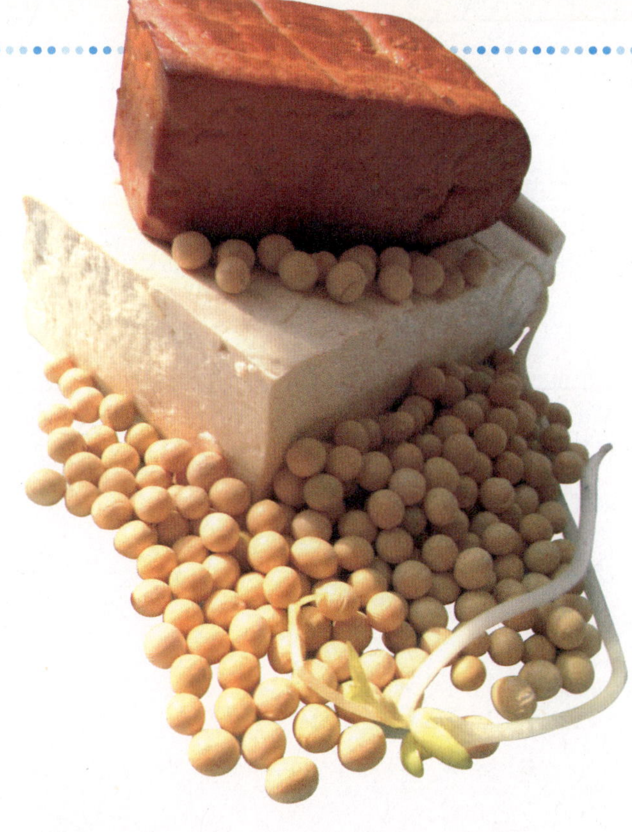

营养成分

豆腐含有大量的热量、蛋白质、脂肪、碳水化合物，不含胆固醇。豆腐中磷、钙、钾、镁的含量很高，而铁、维生素A、维生素B_1、维生素B_2、维生素B_6、维生素B_{12}、维生素E和胡萝卜素的含量也很均匀。另外，卵磷脂和大豆蛋白也是豆腐的重要成分。

功效

豆腐可加强营养，利于消化，促进食欲，促进骨骼和牙齿生长发育；可防治老年痴呆症、高血压、高血脂、高胆固醇症、冠心病、动脉硬化、骨质疏松症；可增强人体免疫力，抑制乳腺癌、白血病、前列腺癌。

对孕妇有哪些益处

豆腐能清洁肠胃，对便秘孕妇有很大帮助。豆腐中含有丰富的大豆卵磷脂，可以促进胎儿牙齿、骨骼和神经系统的发育，是孕中期和孕后期必备的营养食品。对“三高”孕妇或有心血管疾病的孕妇来说，豆腐能够有效降低甘油三酯、低密度脂蛋白和低血浆胆固醇，可有效防治妊娠期高血压疾病，提高孕妇的免疫力，预防心血管疾病，使孕妇更健康。

特别提示

豆腐性凉，肠胃不适、经常腹泻、缺铁性贫血的人不宜多食。对普通人来说，一次不能吃太多豆腐或豆浆，以免腹泻。豆腐中缺少蛋氨酸，需要和肉、鱼类食品搭配食用以提高养分。

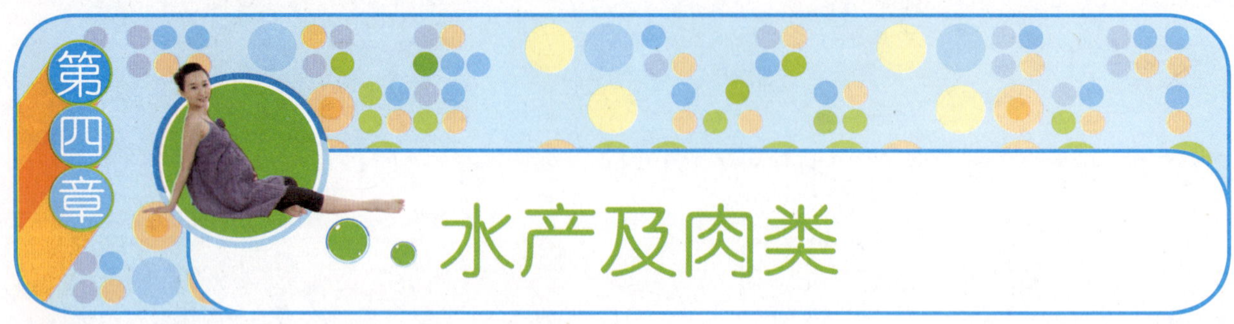

第四章 水产及肉类

肝脏

营养成分

动物肝脏含有热量、蛋白质、脂肪、碳水化合物、胆固醇、磷、钾、钠、钙、铁、锌和多种维生素。

功效

肝脏是重要的补血食物，经常食用可以补充人体对血液的需求量。对患有眼睛疾病或经常出现眼睛干涩、奇痒难忍的人来说，肝脏是理想的食品。肝脏中维生素B_2含量较高，可以补充人体的辅酶，完善人体的去毒功能。与普通肉类相比，动物肝脏中的维生素C和硒的含量相对丰富，是增强人体免疫力、抗肿瘤、抗氧化的重要食物。

对孕妇有哪些益处

肝脏是理想的补血食物，特别是猪肝，可有效改善和调节孕妇贫血症状。肝脏中的维生素A对眼睛的生长发育和保健非常有效，经常食用可促进胎儿眼睛的发育，使宝宝的眼睛更明亮，是孕中期和孕后期女性的必备食物。

特别提示

由于肝脏是重要的解毒器官，因而一定要将新鲜的动物肝脏在流水中清洗10分钟以上，再浸泡不少于30分钟。烹调时一定要用大火，直至血丝消失。肝脏中含有大量胆固醇，一次不能食用太多。

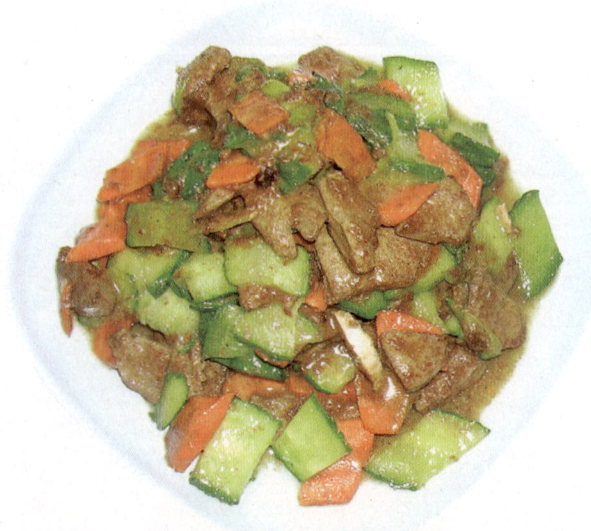

鲫鱼

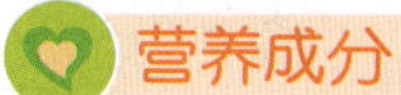

营养成分

鲫鱼中含有蛋白质、脂肪、碳水化合物、胆固醇、钾、磷、钙及多种维生素。

功效

鲫鱼可以促进食欲，减少痔疮出血，提高人体免疫力，防治高血压、心脏病、肝炎、肾炎、慢性支气管炎、慢性肾炎水肿、肝硬化腹水、营养不良而导致的浮肿、脾胃虚弱、糖尿病溃疡、气管炎、哮喘等。

对孕妇有哪些益处

鲫鱼中的蛋白质种类齐全，易于吸收，非常适合有心脑血管疾病和肝病的孕妇食用，既能补充营养，又可以提高免疫力。患有肾炎、肝炎、心脏病、高血压、水肿、溃疡、哮喘的孕妇，也应该经常食用鲫鱼。另外，鲫鱼子可以促进胎儿的脑部发育，是益智食物。

特别提示

鲫鱼不宜和动物肝脏、肉、糖、大蒜、芥菜、沙参、蜂蜜、麦冬、厚朴同食。吃完鲫鱼，不能马上喝茶，感冒期间不宜多吃。

鲤鱼

营养成分

鲤鱼含有热量、蛋白质、脂肪、碳水化合物、胆固醇、钾、磷、钠、钙、镁、硒、铁、锌和维生素。

功效

鲤鱼能向人体提供必需的氨基酸、矿物质、维生素A和维生素D，可治疗肾炎水肿、心脏水肿、肝硬化腹水、营养不良性水肿、脚气浮肿、咳喘、黄疸、产后乳汁不足等。

对孕妇有哪些益处

鲤鱼是孕中期和孕后期的理想食物，对孕妇胎动不安、妊娠性浮肿有很好的食疗效果。

特别提示

恶性肿瘤、红斑狼疮、淋巴结核、脉管炎、支气管炎、哮喘、痄腮、痈疽、湿疹、荨麻疹病人应忌食。鲤鱼是发物，有慢性病的人应忌食。

鲤鱼不应与狗肉、鸡肉、猪肝、甘草、绿豆、芋头、南瓜、红小豆一起食用。

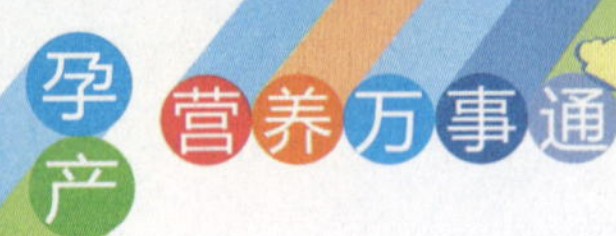

海鱼

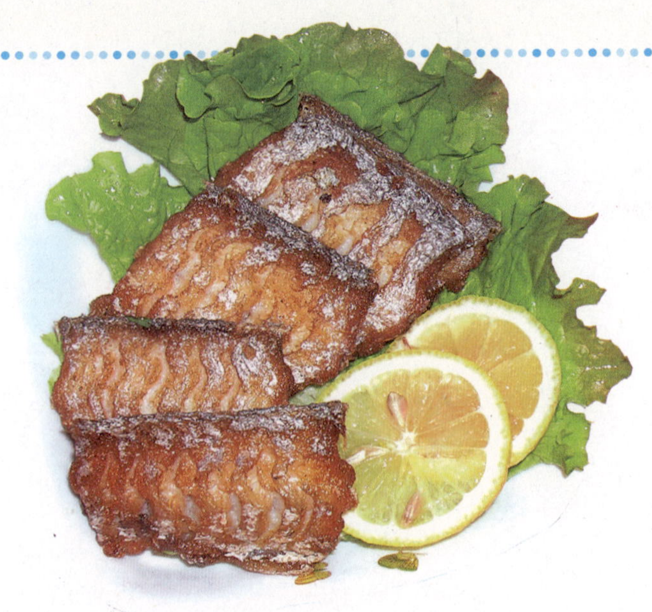

营养成分

海鱼的营养非常丰富，其含有大量的蛋白质、脂肪、碳水化合物、胆固醇、钾、磷、钠、硒、钙、镁、铁、锌、铜等矿物质，丰富的维生素A、维生素B_1、维生素B_2、维生素B_{16}、维生素E。海鱼中特有的DHA和大量的牛磺酸是不可多得的营养素，对提高智力很有帮助。

功效

与淡水鱼相比，海鱼的营养价值更高。海鱼中的高吸收消化蛋白质，是人体必须的营养素。海鱼的体油和肝油含有高度不饱和脂肪酸，这是陆地上生物所不具备的，其中的DHA的成分，是大脑必需的营养物质，对胎儿脑部生长发育和记忆力的提高非常有好处。此外，海鱼中的牛磺酸、Ω3脂肪酸可以增强心脏功能，使神经系统更灵敏，是保护大脑和心脏的绝佳食品。海鱼中的脂肪多为高分子多聚不饱和脂肪酸，不仅能降低胆固醇，还能降低血压、促进血液循环、预防心血管疾病、防止动脉硬化。

对孕妇有哪些益处

海鱼可促进胎儿脑部生长发育，提高智力和记忆力；能有效降低血脂、增强肝脏和神经系统的功能，还可增强胎儿的眼睛发育，提高暗适应能力；能够减轻孕妇脑血管痉挛、恶性偏头痛等症状；可以提高孕妇机体免疫力，部分阻止乳腺癌肿瘤细胞的生长。

特别提示

虽然海鱼的营养丰富，但孕妇应适量摄取，而不能一次吃得太多或过频。孕妇应选择一些深海鱼类，如金枪鱼、鲨鱼，而深海的鲅鱼、鲳鱼和带鱼也是对人体有益的海鱼。受污染比较严重的近海鱼类，如大黄鱼、小黄鱼、乌贼等应该少吃，否则会因摄入过量的重金属而引发疾病。

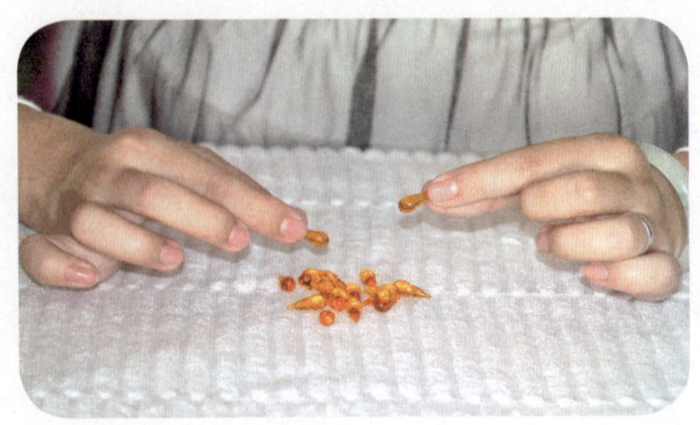

鱿鱼

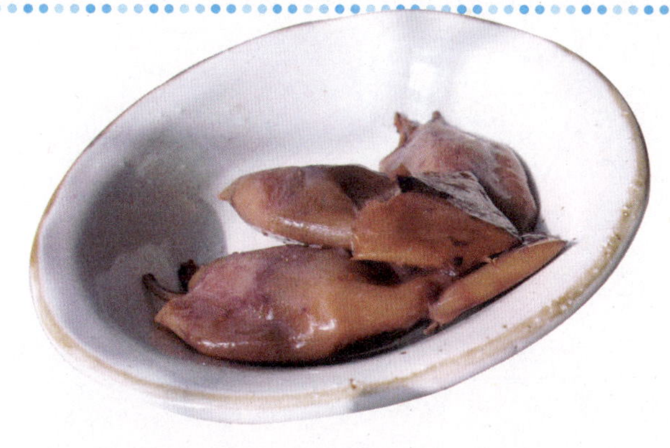

营养成分

鱿鱼又名柔鱼、枪乌贼，含有大量的蛋白质、氨基酸、黄酸、钙、磷、铁、硒、碘、锰、DHA、EPA等。

功效

鱿鱼具有高蛋白、低脂肪、低热量的特点，能够明显降低血液中的胆固醇含量，提高视力，缓解疲劳，增强肝脏能力，促进骨骼发育和人体造血功能，从而有效治疗贫血。此外，它还可以防止病毒干扰和射线辐射等。

更值得注意的是，鱿鱼中的胆固醇以高密度为主，对人体是有利而无害的。这是因为鱿鱼体内的脂肪与畜禽脂肪的结构不同，它体内的胆固醇多分布在内脏，其他可以食用的部分中胆固醇的含量并不高。

对孕妇有哪些益处

鱿鱼中的蛋白质极易被人体吸收，是孕妇补充营养的必备之选。对肥胖、高血压孕妇来说，鱿鱼是很好的降血压、降低或消融胆固醇、预防心脑血管疾病的食物。经常在电脑前工作的孕妇，可以多吃些鱿鱼来防辐射。对胎儿来说，鱿鱼中的DHA、EPA可以促进脑部发育，增长智力，是孕早期和孕晚期的必备食品。

特别提示

肝病、湿疹、荨麻疹患者，以及脾胃虚寒者，应忌食。

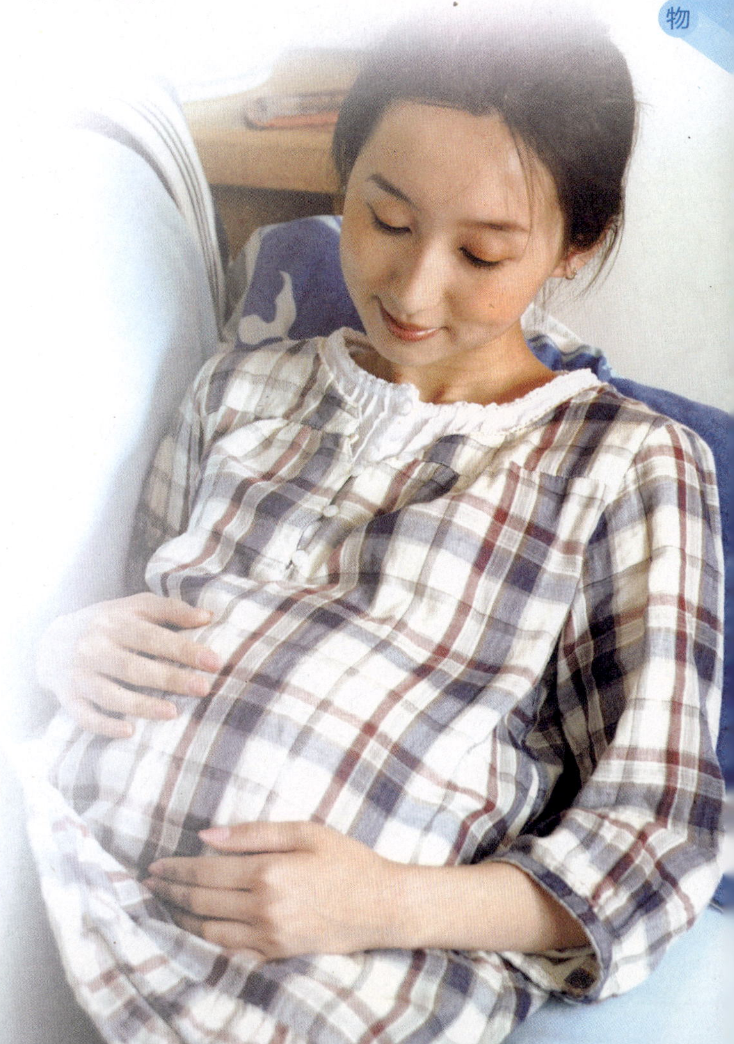

虾

营养成分

虾中的磷、钾、钠、钙等矿物质，以及蛋白质、维生素和叶酸的含量很高。

功效

矿物质和维生素使虾肉松软，易于咀嚼。由于虾具有健胃作用，能提高食欲。虾中的镁元素可以调节心脏，降低胆固醇，从而清洁血管环境、扩大冠状动脉，以便防治动脉硬化、冠心病和高血压。虾皮可以治疗神经衰弱、神经功能紊乱，具有预防骨质疏松，促进食欲的作用。

对孕妇有哪些益处

虾中含有丰富的镁元素，患有心脑血管疾病或高血压疾病的孕妇应该经常食用。虾具有很好的健胃效果，胃口不好的孕妇适当吃虾、虾皮，可以刺激食欲，减轻食欲不振。身体比较虚弱的孕妇，或患有维生素A、维生素D缺乏症的孕妇，也应该把虾当做食疗的重要材料。另外，虾中的钙、磷、钾、钠含量丰富，对胎儿的大脑、骨骼发育很有帮助，是整个孕期不可缺少的营养来源。

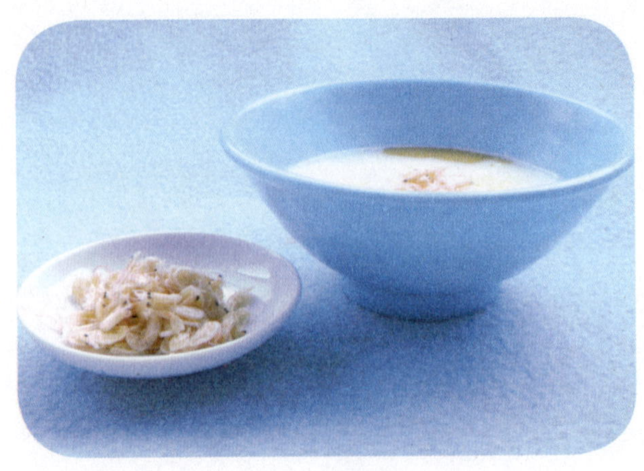

特别提示

虾不宜与含有鞣酸的水果，如石榴、葡萄、山楂、柿子等一起吃，否则会影响蛋白质的吸收，刺激肠胃，出现恶心、头晕、腹痛、腹泻等现象。正上火或怕感染的人，应该禁食虾。有鼻炎、支气管炎等过敏性病史的人，也不能吃虾。

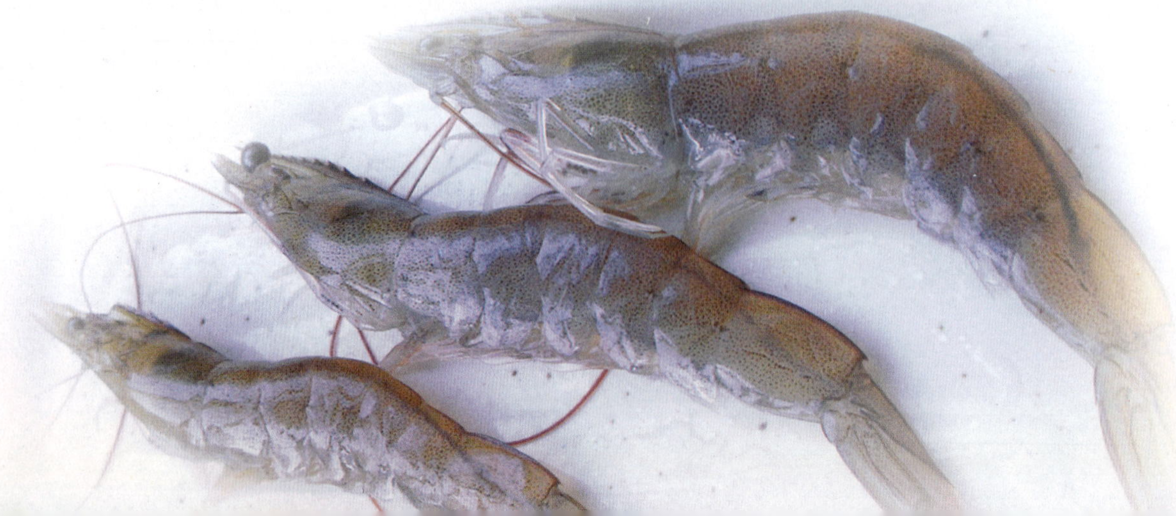

海带

营养成分

海带含有热量、蛋白质、脂肪、碳水化合物、膳食纤维、矿物质和多种维生素。

功效

海带可以降低女性雌性激素的分泌，调整内分泌失调，让卵巢功能更完善；可以清洁体内环境，降低放射性疾病的概率，让人体更健康；可以降低胆固醇，清洁肠胃，降低血压。

对孕妇有哪些益处

海带中的碘可以预防甲状腺疾病，适当吃海带可以促进胎儿甲状腺及头发的发育。对经常便秘的孕妇来说，海带中的膳食纤维能有效缓解便秘症状。内分泌失调的孕妇，适量吃海带可以调节内分泌系统，完善卵巢功能。患有高血压等心脑血管疾病的孕妇，适当进食海带可有效降血压，净化血管环境。可见，海带是孕早期及孕后期的理想食物。

特别提示

孕妇和哺乳期女性不能吃太多海带，否则会使胎儿或婴儿患甲状腺功能障碍。

由于海洋水质污染严重，海带中的砷是一种有毒物质，会因烹调不善而危害人体。在烹调海带前，应先将其在水中浸泡3个小时，并换3次水。与吃其他海产品一样，吃完海带也要过2小时再吃水果。

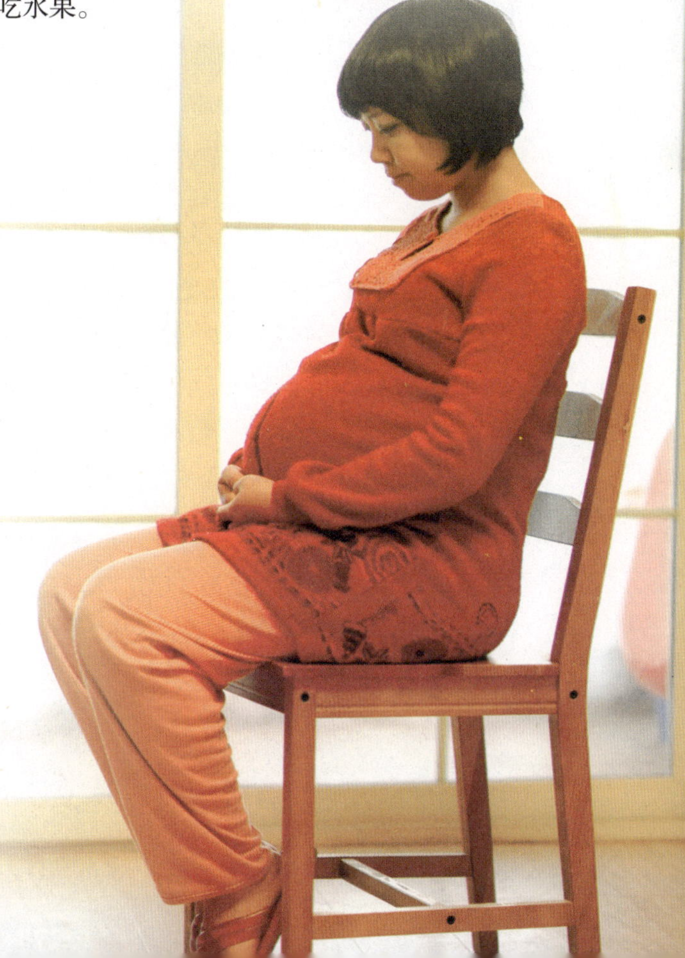

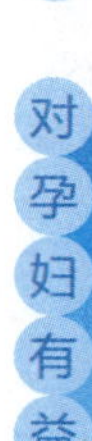

第四章 水果

猕猴桃

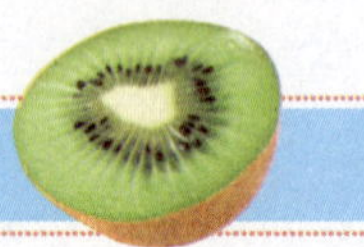

营养成分

猕猴桃又叫藤梨、毛桃，含有热量、蛋白质、脂肪、碳水化合物、膳食纤维、钾、磷、钙等矿物质和丰富多样的维生素等。

功效

猕猴桃可以有效抑制癌症基因突变，阻断致癌物质的合成；可以扩张心血管，改善血液循环，防止动脉血栓形成；可以预防高血压、心脏病和心肌梗塞；可以调节糖代谢，改善神经传导速度；可以抑制胆固醇氧化；防止铅、汞中毒和放射性损伤。

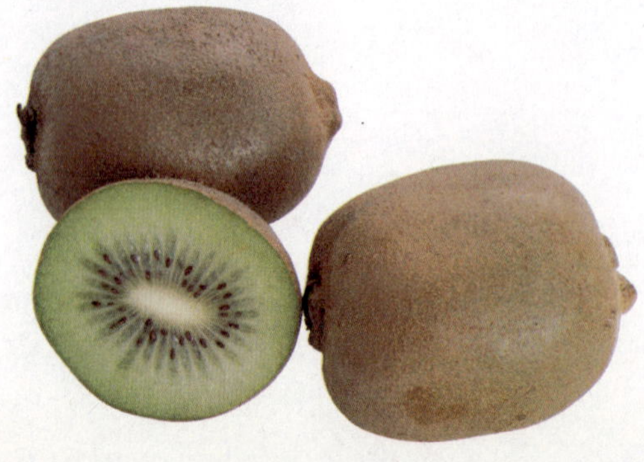

对孕妇有哪些益处

由于猕猴桃果实和汁液中含有大量的抗氧化物质，可有效降低胆固醇，因而是高血压、高血脂孕妇的理想食品。猕猴桃可以缓解情绪，调节神经系统，具有抑郁症倾向的孕妇应该多吃。高原地区的孕妇、患有维生素缺乏症的孕妇，应该多吃猕猴桃以补充营养。

特别提示

由于猕猴桃性寒，因而脾胃虚弱的人应该少吃，以免腹泻。吃完猕猴桃不可马上喝牛奶，以防维生素C与奶蛋白结合产生凝块，导致腹泻、腹胀。

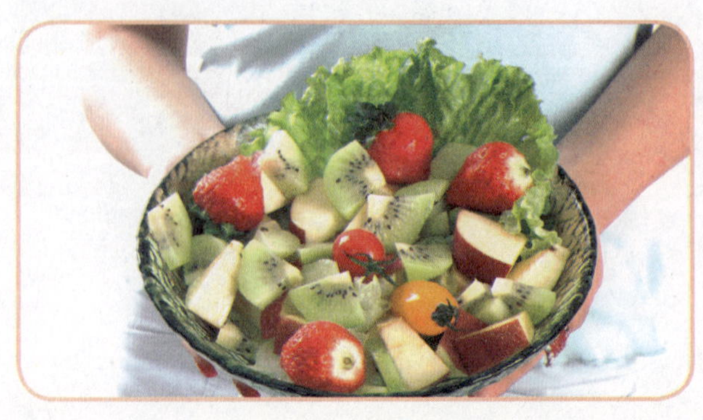

香蕉

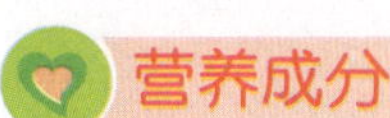

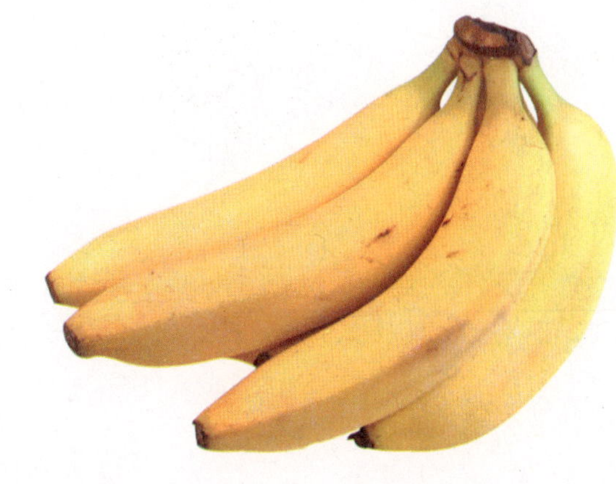

营养成分

香蕉含有热量、蛋白质、脂肪、碳水化合物、膳食纤维、钾、镁、钙、铁、锌等营养素。其中维生素A、维生素B_1、维生素B_2、叶酸、胡萝卜素的含量也很丰富，不含胆固醇。

功效

香蕉可以降低血压，增强血管功能，能有效预防中风和高血压；可以缓解紧张情绪，舒缓心情；能有效对抗真菌或细菌感染，解决皮肤皲裂问题，让皮肤更健康。同时，香蕉热量低，膳食纤维丰富，维生素和矿物质种类齐全，是理想的减肥食品。

对孕妇有哪些益处

经常吃香蕉可以促进胎儿脑部发育，提高智力水平，因而孕妇应在孕中期和后期多吃香蕉。香蕉的镇定作用对情绪紧张、压力过大的孕妇很有帮助，是理想的缓解情绪的水果。对患有高血压、心脑血管疾病和习惯性便秘的孕妇来说，多吃香蕉可有效降血压，排毒素。

特别提示

胃痛、消化不良、腹泻的人，应该少吃香蕉，以免加重病情。发黑的香蕉易生细菌，不能再吃，存放香蕉温度不宜过低。

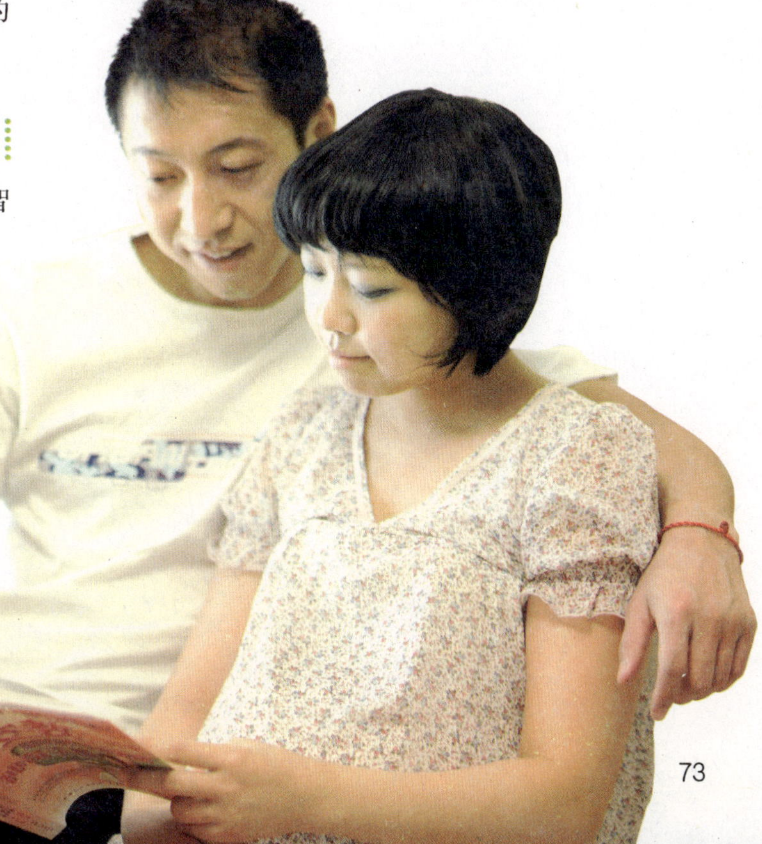

苹果

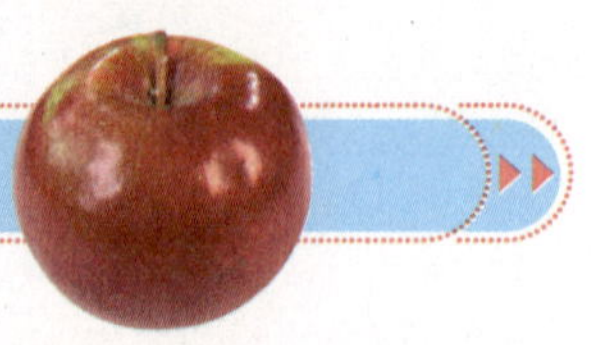

营养成分

苹果含有热量、蛋白质、脂肪、碳水化合物、膳食纤维、钾、钙、镁、磷等矿物质和维生素等。

功效

苹果可以有效预防高血压、心脏病等心脑血管疾病；可提高免疫力，防治感冒，改善呼吸系统和肺部功能。

对孕妇有哪些益处

苹果有生津止渴作用，可以刺激孕妇分泌胃液，引发食欲，对缓解孕期呕吐、食欲不振非常有效。经常便秘的孕妇，可以多吃些苹果，以便增强膳食纤维的摄取量，改善便秘症状。经常咳嗽、吐痰、感冒的孕妇可以利用苹果的功用，提高免疫力。

特别提示

苹果含糖量高，糖尿病孕妇不能多吃。

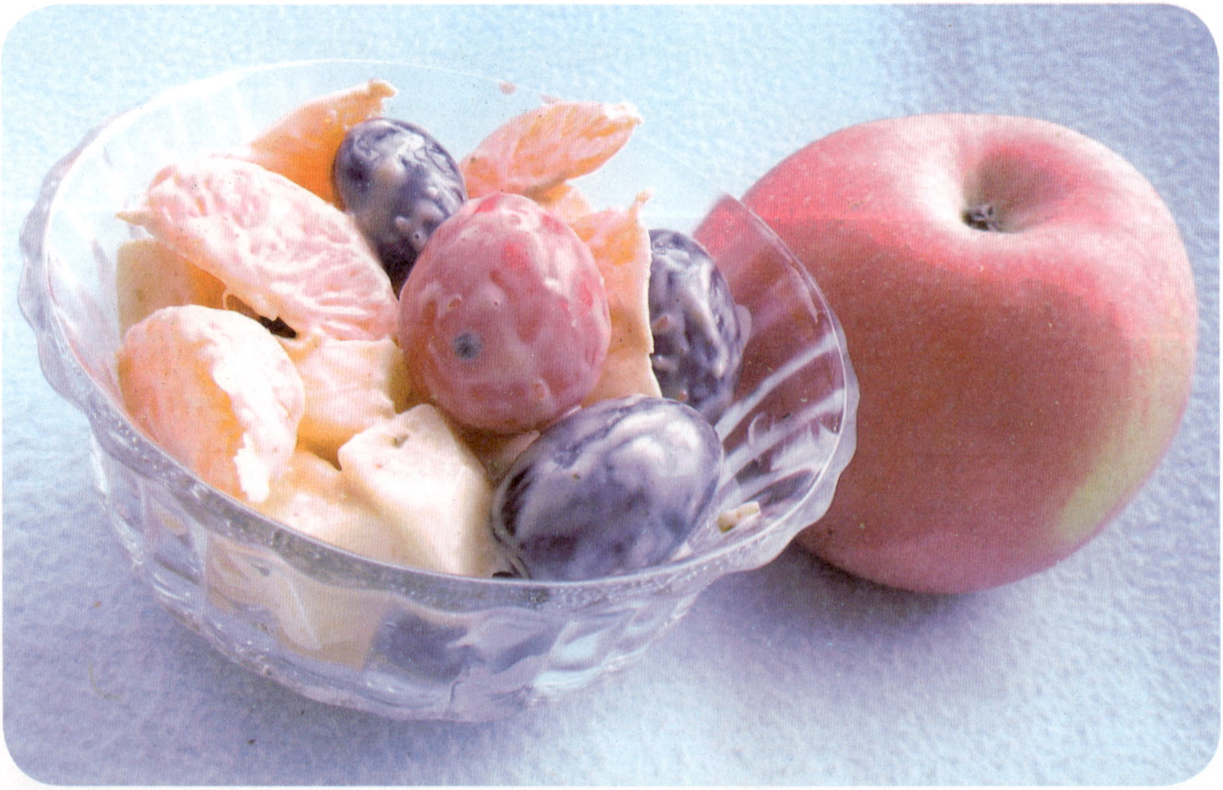

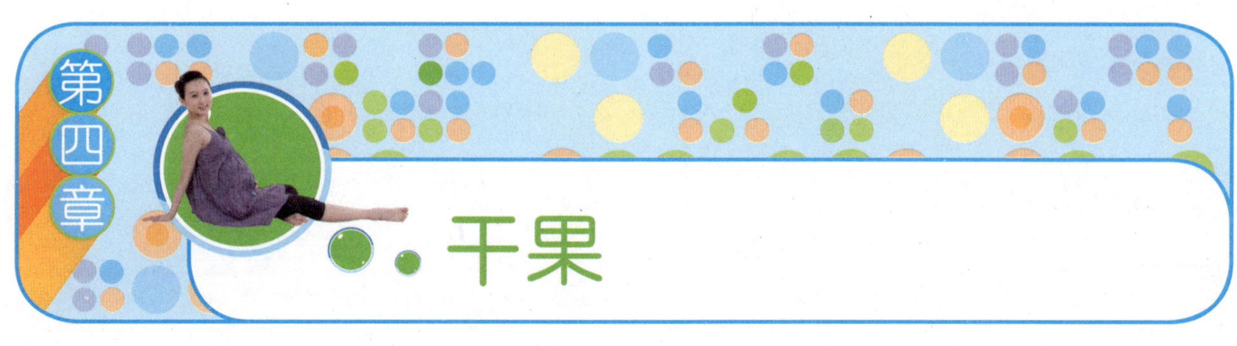

干果

核桃

营养成分

核桃含有热量、蛋白质、脂肪、碳水化合物、膳食纤维、钾、镁、钙、锌、磷等矿物质和维生素等。

功效

核桃可以促进胆固醇代谢，保护心血管健康；可以提高智力，维持骨骼、脑细胞和人体代谢以及造血功能；可以辅助治疗哮喘病和慢性气管炎；能够完善心脏功能，治疗肺气肿、神经衰弱、高血压、冠心病、胃痛等疾病。

对孕妇有哪些益处

核桃可治疗孕妇尿频、胃痛、肺气肿和腹泻；核桃能够健脑，提高记忆力，对胎儿的脑部发育具有一定食疗功效。另外，核桃中的脂肪可以润肠通便，是便秘孕妇的理想食物。

特别提示

由于核桃中的脂肪含量较多，因而一次不应吃得太多。核桃仁表面的包衣很有营养，应一起食用。

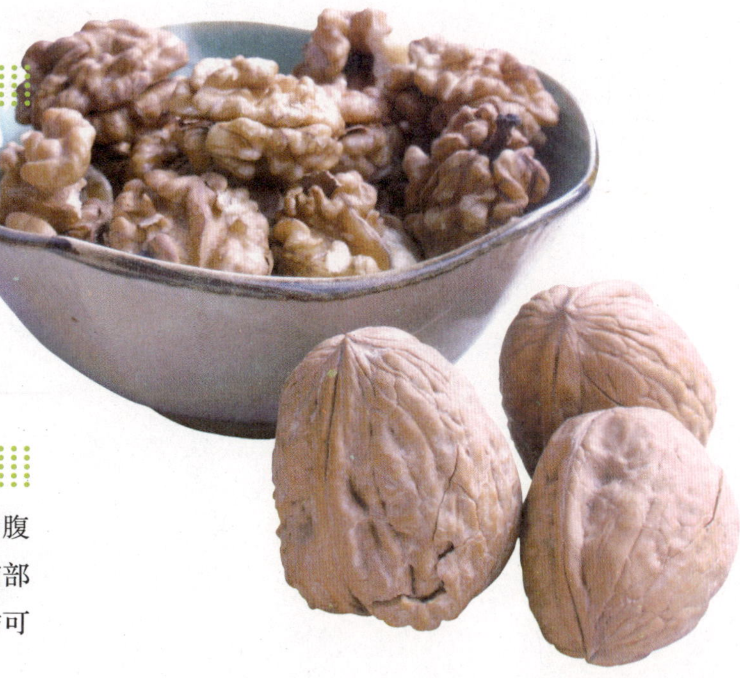

花生

营养成分

花生中含有热量、蛋白质、脂肪、碳水化合物、钾、磷、镁、钙、钠、铁、锌、硒等矿物质和多种维生素等。

功效

花生可以止血生乳、润肺化痰、补虚益气、健脾益胃、利水消肿，是治疗出血性疾病的理想食品；可滋润皮肤，增强记忆力，延缓脑功能衰退，抵御老化；可以降低胆固醇，对防治高血压、冠心病和动脉硬化具有很好的功效。此外，花生中的矿物质硒和天然多酚类物质白藜芦醇结合，对防治肿瘤疾病非常有效，也可以减少血小板凝聚，其提取物可以防治心脑血管疾病和动脉粥样硬化。

对孕妇有哪些益处

花生中的不饱和脂肪酸和维生素可有效抑制体内胆固醇的吸收，防治冠心病、高血压等心脑血管疾病，对缓解妊娠期高血压疾病非常有效。花生可以补益血气，使身体虚弱的孕妇恢复健康，特别是患有出血性疾病的孕妇，更应该适量多吃花生，以增强身体的止血功能。花生可以健脾生津，是食欲不振孕妇的食疗佳品。

特别提示

花生中的脂肪含量大，消化时需要多消耗胆汁，所以胆病患者不宜食用。花生能促进凝血和血栓的形成，所以血液黏度高或患有脑血栓的人不宜食用。

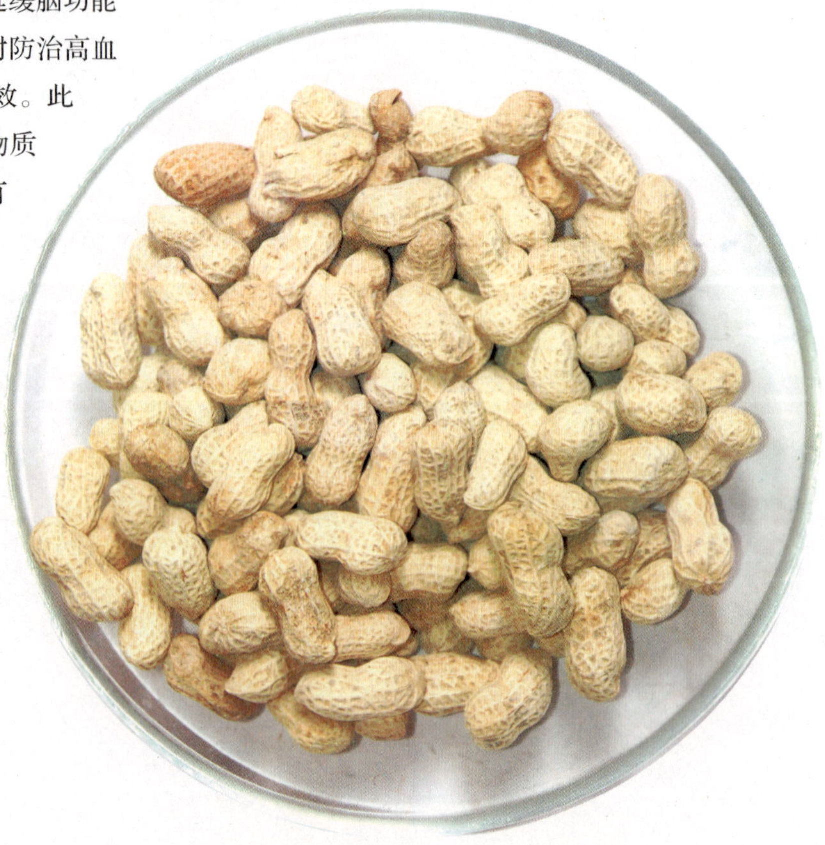

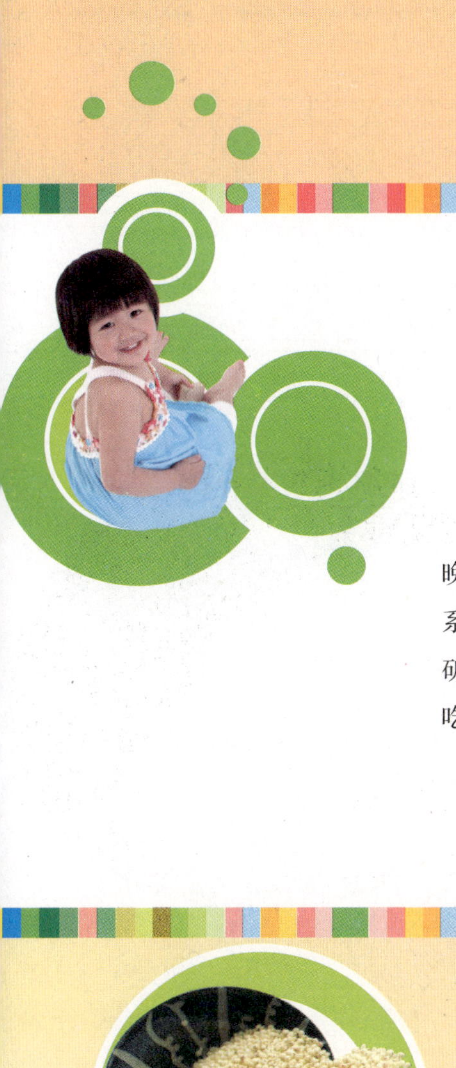

第五章　孕早期营养与妈妈宝宝变化（1~3个月）

孕早期胎儿发育比较缓慢，对各种营养素的需求远远低于孕中期和孕晚期。由于孕早期是胎儿从受精卵发育成人形的阶段，是胎儿脑部和神经系统发育的阶段，因此应注重补充蛋白质、维生素和矿物质。再加上这一阶段孕妇有早孕反应，应该少吃油腻，多吃清淡，注意消化，少食多餐。

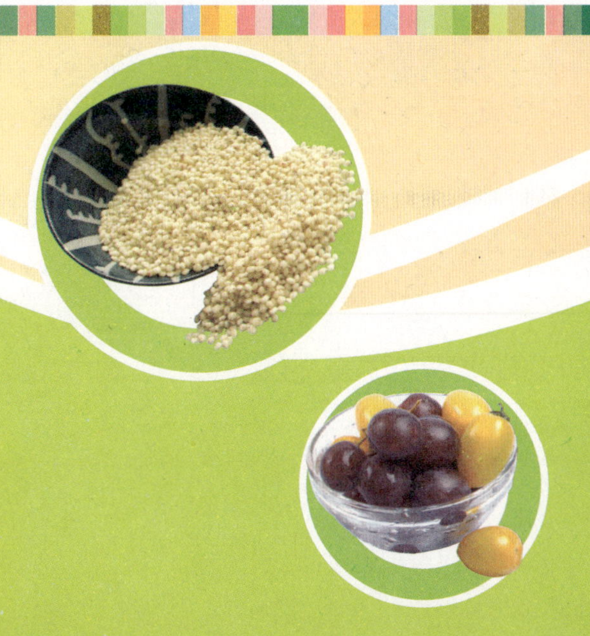

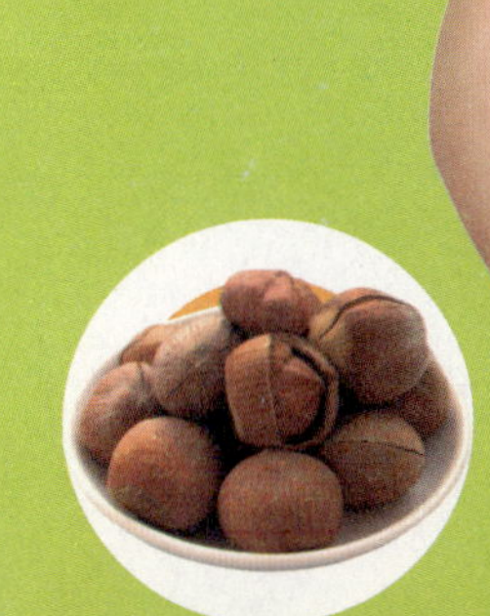

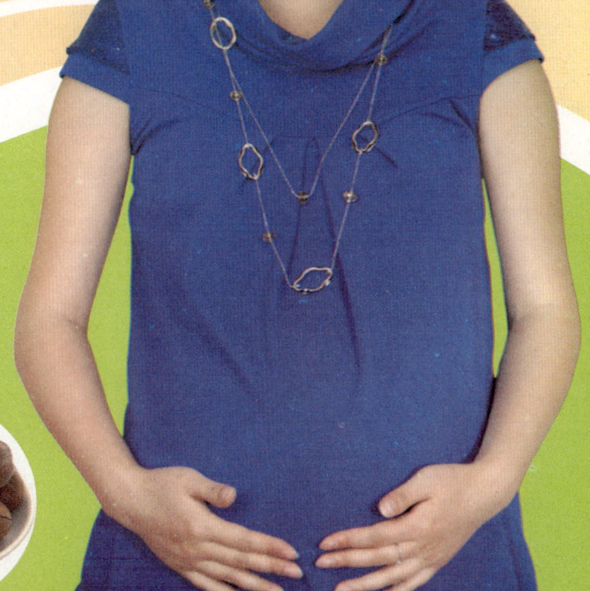

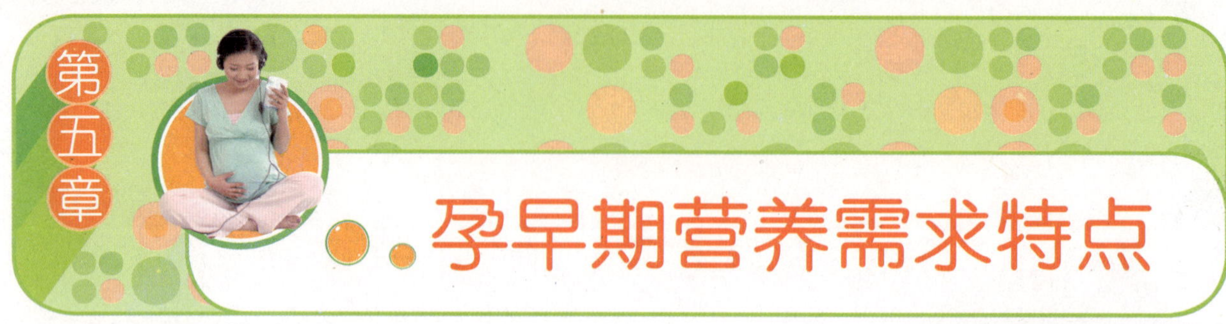

第五章 孕早期营养需求特点

保证全面合理的营养

孕早期胚胎发育的特点要求孕妇尽量全面摄入蛋白质、碳水化合物、脂肪、水、维生素和矿物质。孕妇的营养需求应注意全面而合理，避免偏食、挑食。

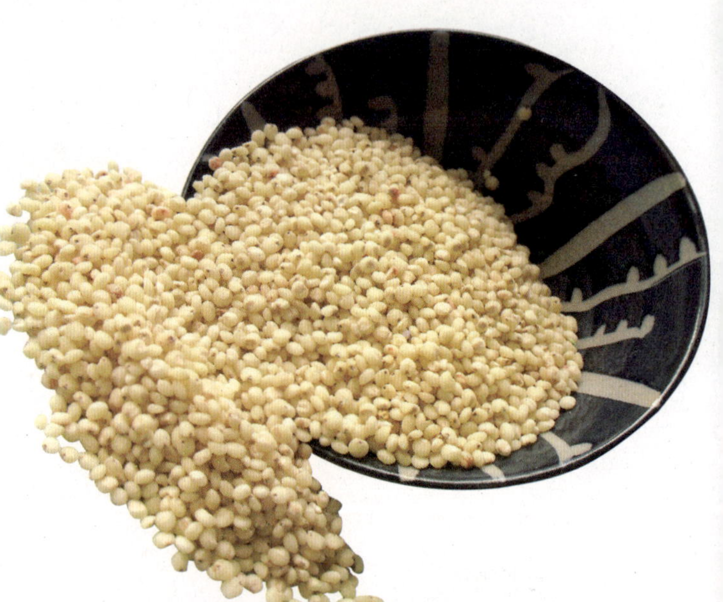

适当增加热量

孕早期的代谢增加不明显，胚胎发育较慢，孕妇的身体组织变化不大，但需要的热量比孕前增多。这是因为胎盘中储存的糖将以葡萄糖的方式运送给胎儿，通过血液循环加以利用。因而应增加大米、小米、玉米、面粉、糖类、红薯等碳水化合物的摄入量。

保证优质蛋白质的供给

孕早期是胚胎生长发育的关键时期，胚胎和胎盘的生长使孕妇的乳房、子宫和血容量变大，因而需要增加蛋白质。酶是胚胎营养不可或缺的，其由氨基酸转化而成，人体不能合成，需要母体供给。如果缺乏这些营养素，很有可能导致胎儿发育缓慢、身材矮小，甚至畸形。所以，孕早期应从肉、鱼、奶、蛋等食物中补充优质蛋白质。

确保无机盐的供给

无机盐类食品主要指含锌、钙、铜、铁类的食品，它们对孕早期胎儿的脑部发育、骨骼和

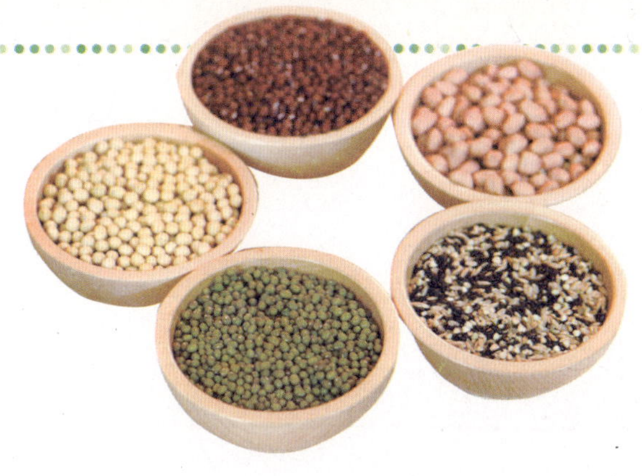

内脏器官的形成非常重要。一旦缺乏将使胎儿发育迟缓、智力低下、骨骼和内脏发育不良，甚至畸形。因此，这一阶段，孕妇应适当吃禽畜肉、内脏、豆类、奶、海带、木耳、牡蛎、花生、核桃、杏仁、芝麻等含铁量较高的食品。

确保维生素的供给

孕早期，由于孕妇肾小球滤过率的增加，尿液中的B族维生素也会增加，所以需要补充富含B族维生素的食品，如米、面、玉米、黄豆等。

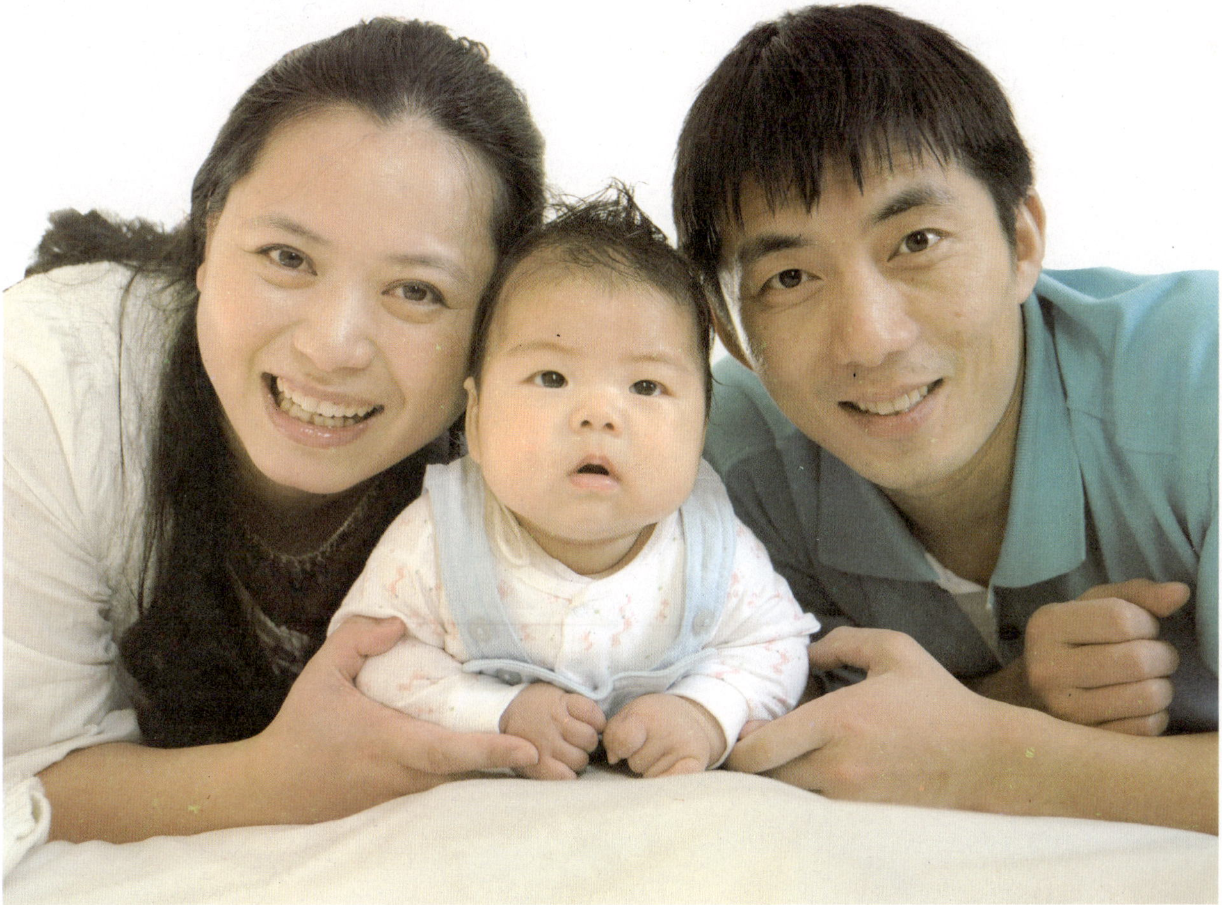

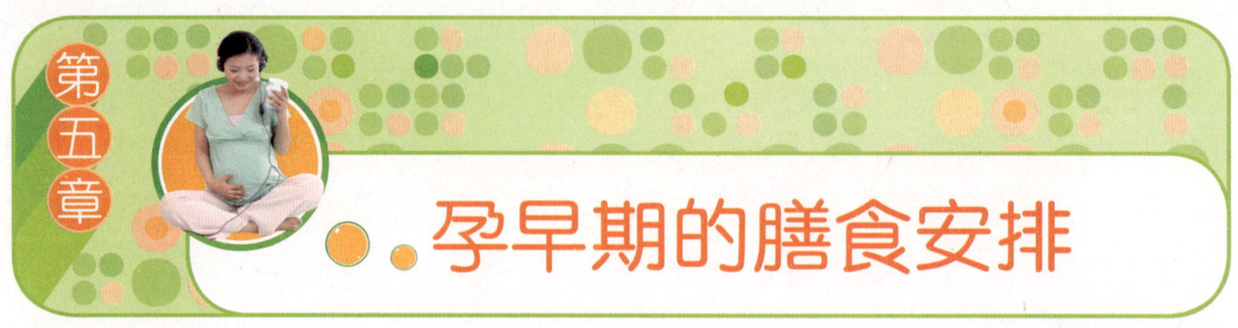

第五章 孕早期的膳食安排

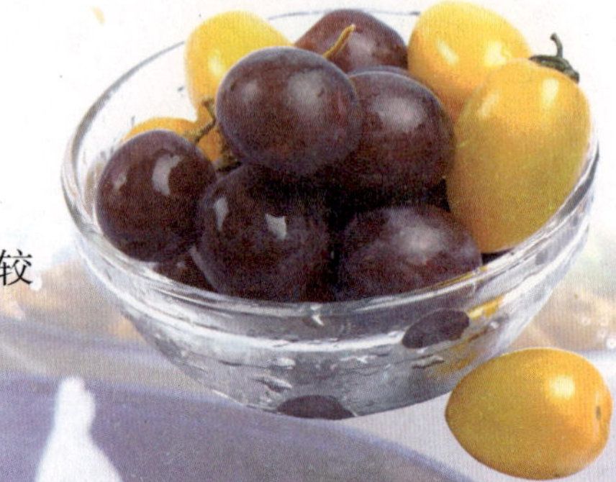

多吃易消化的大米、小米稀饭和面包等

要坚持少食多餐、细嚼慢咽的原则，多吃含蛋白质和碳水化合物较多的食品，不吃精细加工的糖和刺激性强的食品。

多吃肉类、蛋类、豆类、水果

这些食物不仅可以为孕妇提供必要的能量，还会增加钙、铁、磷等元素的供给量，满足胎儿的大脑、骨骼的生长发育，避免胎儿生长缓慢、发育迟缓或畸形，减轻孕妇便秘和孕吐症状，促进食欲。

适当吃些零食

孕早期孕妇的激素分泌受到影响，导致食欲下降，胃口不好，吃些零食能够增加食欲，并且全面地补充营养。比如孕妇吃些坚果类的食品，如榛子、核桃、开心果、葡萄干等是有好处的。另外，多吃些富含维生素与纤维素的水果也很有好处。吃零食的时候，应合理控制摄入量，不要吃太多，以免影响正餐。

不要喝酒精饮料

白酒、啤酒、黄酒、果酒等蒸馏酒和发酵酒对胎儿的发育都会造成一定程度的影响，因而孕妇最好不饮酒。一些口味较好的软饮料，如橙汁、酸梅汤可适当饮用。

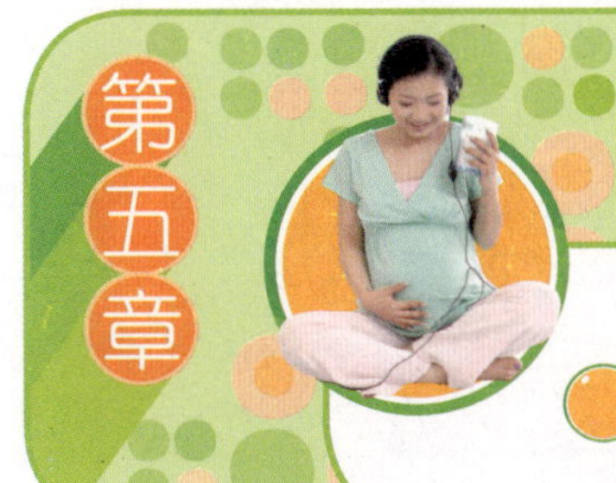

第五章 怀孕第一个月

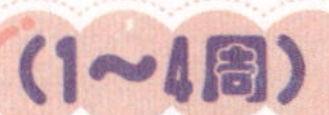

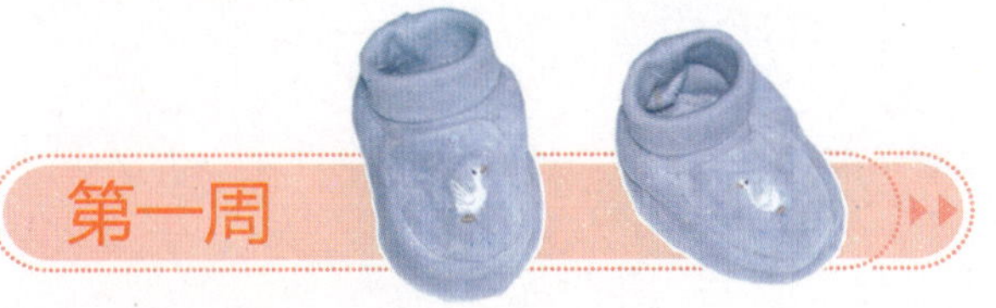

胎儿和孕妇的变化

胎儿的发育状况

实际上，受精后7~10日，受精卵便在子宫内膜着床，并从母体中吸收养分，开始发育。但是，在前8周，还不能称作胎儿，只能称为胚胎。

孕妇的身体变化

实际上，受精卵形成的1周之内还不能称为怀孕。孕妇开始呈现怀孕迹象通常是在2周以后，因此这时期尚未有任何现象。但有些孕妇会感觉身体发冷、发寒、慵懒困倦且难以入睡。这一时期比较明显的表现是停经，但多数女性通常在下次月经没来的时候，才意识到自己怀孕了。这时

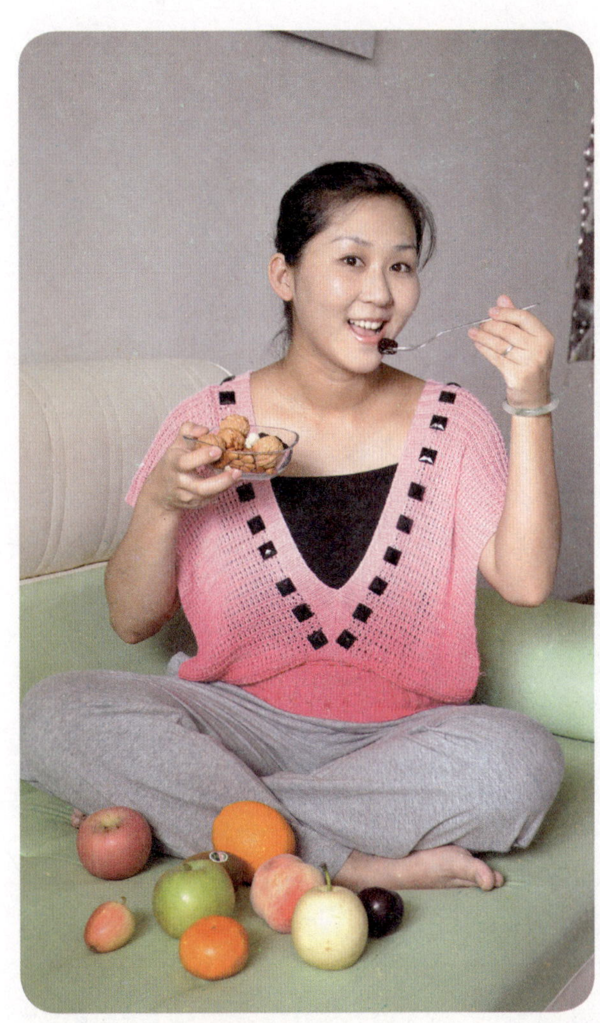

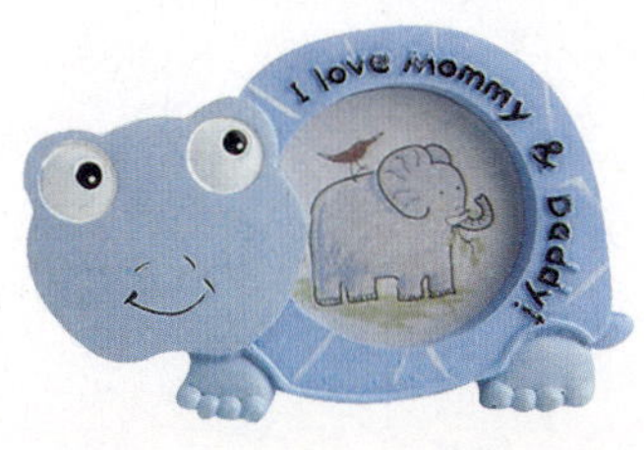

子宫的大小和未怀孕时相同，没有增大的现象。

需要的营养

营养生理特点

这一阶段胚胎发育开始进行，但胚胎与孕妇的变化并不明显。在营养素的需求上，并没有特殊规定，大致与孕前相仿。

需要的营养素

孕早期孕妇需要全面均衡地摄入各种营养素，以确保胚胎的正常发育，预防宝宝生长发育迟缓、机体过小、发育不健全或畸形等。如果缺乏必要的营养素，会造成难以弥补的损失。

注意补充蛋白质

优质的蛋白质配合脂肪、钙、维生素A、维生素B_1，具有很高的营养价值，可以说是孕期理想的食物。对这些食物的摄取量大致是，每天2瓶牛奶加1个鸡蛋，不喝牛奶的孕妇，要用脱脂奶粉代替。也可以把牛奶掺在其他菜中，如做成奶汤菜等。

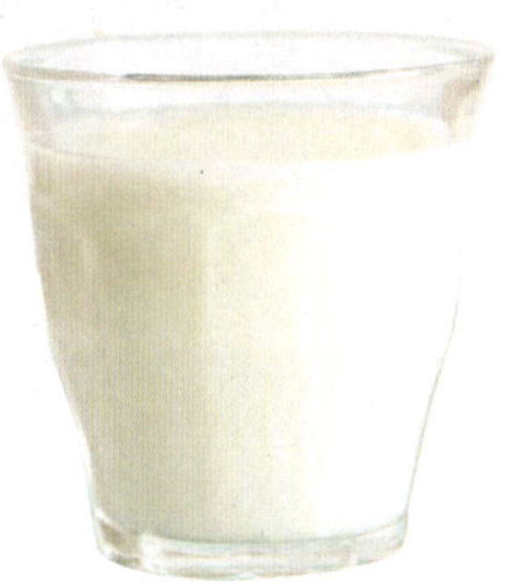

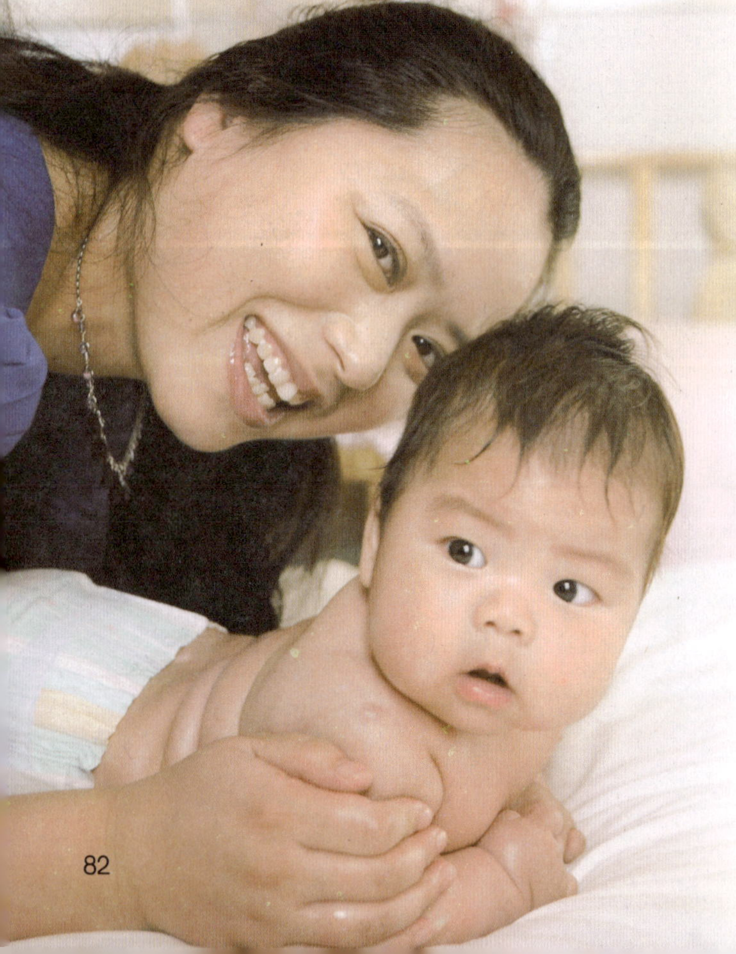

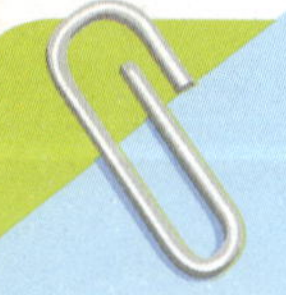

专家提醒

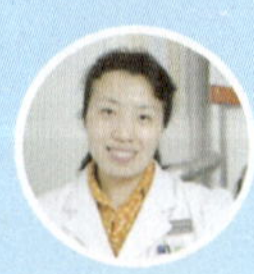

女性怀孕之后，由于胎儿新组织的生成致使母体基础代谢比以往升高，需要母体大量贮存脂肪。加之孕妇的活动耗能也高于以往，所以热量需要量比以往相应增加。一般认为，孕妇在整个孕期总计需增加热量8万千卡。世界粮农组织早就根据孕妇不同孕期提出不同的热量增加标准：孕早期每日需增加150千卡热量，孕后期每日增加300千卡热量。

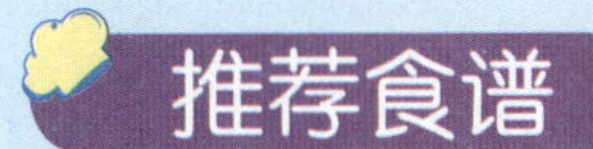

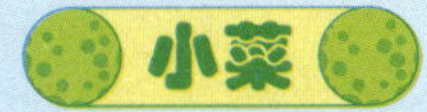

醋白菜

【原料】

主料：白菜心250克，胡萝卜50克。

辅料：花生油、白糖、食醋、精盐各适量。

【做法】

1. 先将白菜心切成筷子粗细的长条，再切成小段，放在盆里，撒上精盐腌20分钟左右，用手轻轻挤去水分，放在深盘内。

2. 将胡萝卜洗净，切成细丝，用开水烫一下，捞出控净水，放在盛白菜的盘内，掺拌均匀，使之红白相间。

3. 将锅置于火上，加入花生油烧热，放入食醋，再加入白糖，用小火熬制片刻，待略有黏性时，倒出晾凉，浇在白菜和胡萝卜上即可。

【特点】

酸甜清脆适口，含有丰富的维生素C、维生素A、膳食纤维、矿物质、碳水化合物及水分，有利于胎儿发育和孕妇健康。

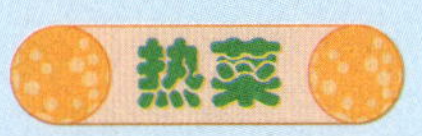

豆芽炒韭菜

【原料】

主料：绿豆芽300克，韭菜100克。

辅料：花生油、葱、姜、精盐、味精各适量。

【做法】

1. 将绿豆芽掐去根，用水淘洗干净，控去水。

2. 将韭菜择好洗净，沥去水，切成3厘米长的段。

3. 将葱、姜洗净，切成细丝。

4. 锅置火上，烧热后放入花生油，加入精盐，油热冒烟时，用葱丝、姜丝炝锅，随后倒入绿豆芽，翻炒几下，再倒入韭菜，翻两次，加一点开水，放入味精，翻匀后盛入盘中即可。

【特点】

嫩脆利口，可以为胎儿成长补充丰富的维生素C、胡萝卜素和膳食纤维，以及钙、铁、钾等无机盐及挥发油。

葱花饼

【原料】

主料：面粉300克，鸡蛋2个。

辅料：花生油、大葱、精盐各适量。

【做法】

1. 将鸡蛋磕入碗内，加一点水，搅成蛋糊。

2. 将面粉放入盆内，倒入蛋糊，加温水和成软面团。

3. 将大葱洗净，切成葱花。

4. 案板撒上面粉，将和好的面揉匀，然后擀成薄圆饼，先抹上一层花生油，再把精盐、葱花撒匀，卷成卷立起来，用手按一下，再擀成薄圆饼。

5. 将饼放在鏊子上，用小火烙制两面呈金黄色，取出。

6. 将烙好的饼放在案板上，用刀切成块，即可上桌。

【特点】

外焦里软，鲜香可口。含有提供热能的碳水化合物，还含有蛋白质、多种维生素及矿物质。

专家解答你最关心的营养问题

孕妇为什么要慎喝咖啡

咖啡有提神醒脑、减轻疲劳的功效，但是，长期过量饮用咖啡会使孕妇得失眠症，心跳节律加快，血压升高，并易患冠心病。因为咖啡中的咖啡碱能破坏维生素，导致孕妇体内维生素B缺乏。轻者表现烦躁、易疲劳、记忆力减退、食欲下降及便秘等症；重者可表现多发性神经炎、心脏扩大、心跳减慢、肌肉组织萎缩或浮肿等。孕妇过多饮用咖啡，其自然流产、早产及围产儿死亡率会增加。

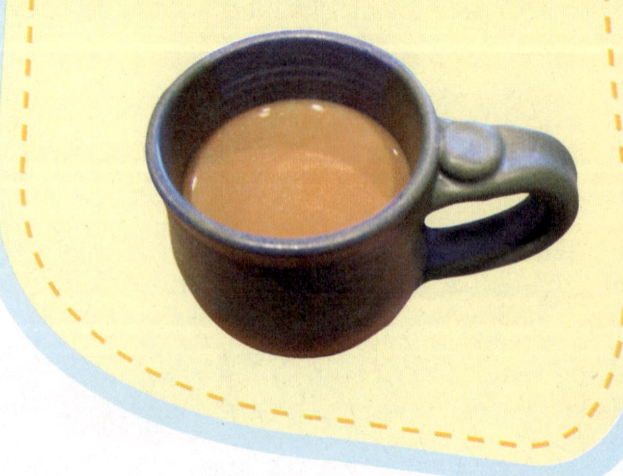

第二周

胎儿和孕妇的变化

胎儿的发育状况

本周胚胎变化不明显，和上周没有太大差别，但是在这一周，孕妇的子宫已经为胚胎发育做好了准备。此时的胎盘刚刚形成，还没有清晰的变化。

孕妇的身体变化

刚刚怀孕的孕妇此时的体形没有明显变化，子宫的外表和形状也没有突出变化。子宫的大小基本和没怀孕时一样，只是稍微软了一点。由于胚胎很小，孕妇体内的激素水平较低，大多不会出现不舒服的感觉。但有的孕妇爱犯困，有时会出现像感冒一样的身体疲乏、畏冷或发热的状况。有些孕妇的乳头会变得敏感，甚至疼痛，也有腹部坠胀的感觉。

需要的营养

营养生理特点

这一阶段也是胚胎发育期，虽然很短暂，但如果孕妇营养缺乏或不均衡，同样会导胎儿发育不良、反应迟钝或畸形。

需要的营养素

大量的优质蛋白质、碳水化合物、维生素、膳食纤维和多种矿物质是孕妇需要加强的营养。对孕妇来说，营养素的补充可以通过改善饮食，抛除不好的饮食习惯来达到。

孕妇要适当补锌

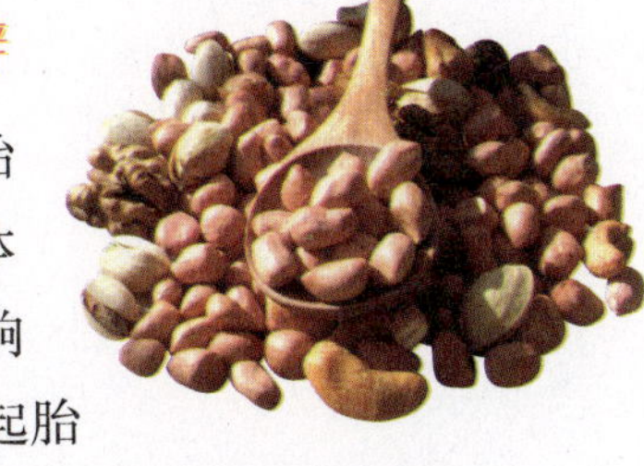

这一周正是胚胎发育时期，如果母体内锌含量不足，会影响胚胎发育和形成，引起胎儿畸形并容易引起妊娠并发症。当孕妇缺锌时，会出现味觉减退、食之无味、食欲不振等症状，影响各种营养物质的摄入，引起营养不良。孕期适当补锌应以食补为主。孕妇应多吃牛肉、猪

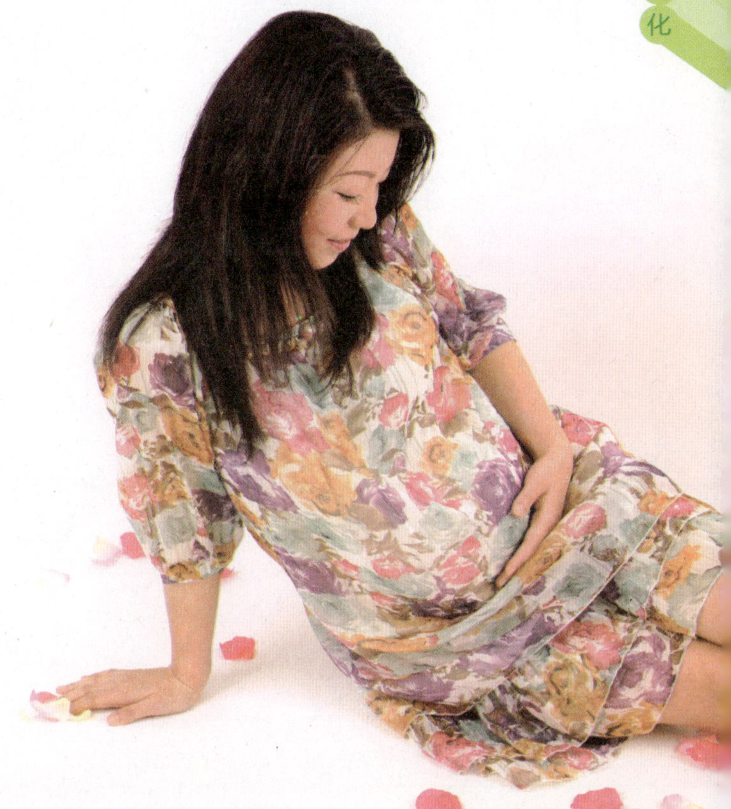

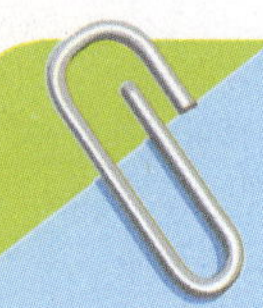
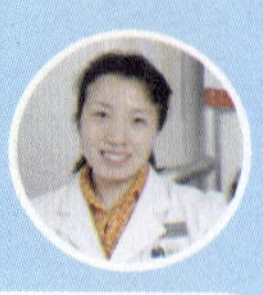

专家提醒

桂圆是滋补的良品，但对孕妇来说却是禁果，因为桂圆性温、味甘，极易助火。孕妇吃后不仅增添胎热，易导致气血失调，引起胃气上逆、呕吐，日久则伤阴出现热象，引起腹痛、见红等先兆性症状，甚至引起流产或早产。

肉、羊肉、鱼肉等动物食品及各种海产品，以及荞麦、小麦、玉米、花生米、核桃仁等，只要保持膳食平衡就可以，没必要恶补。

适当补充维生素

孕妇如不增加维生素的摄入量，不仅影响自身的健康，还会影响胎儿的生长发育。维生素不仅有促进胎儿皮肤、骨骼、脑部和神经系统发育的作用，还可以提高孕妇的免疫力，缓解压力，从而为胎儿的成长提供更优越的环境，为分娩和产后恢复打好基础。

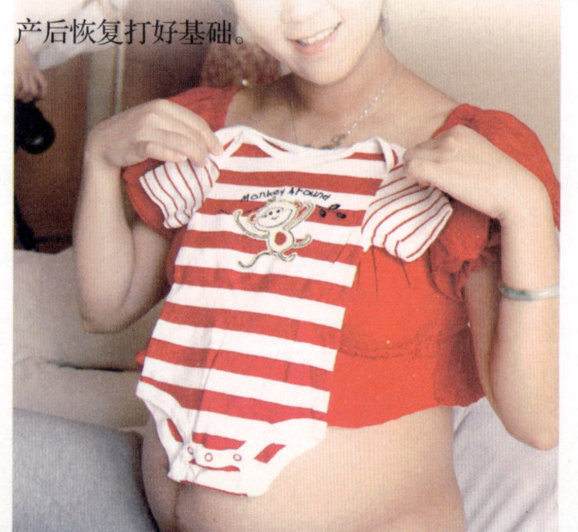

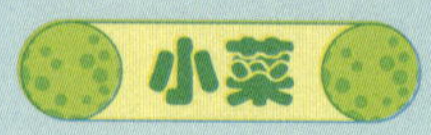

推荐食谱

小菜

猪肝拌菠菜

【原料】

主料：熟猪肝100克，菠菜200克。

辅料：海米5克，香菜1棵，精盐、味精、酱油、食醋、蒜泥、麻油各适量。

【做法】

1. 将猪肝切成小薄片，海米用温水浸泡好。

2. 将菠菜择好洗净，切成3厘米长的段，放入沸水中氽一下捞出，再放入凉开水中投凉，控净水。

3. 洗净香菜，切成2厘米长的段。

4. 将菠菜放在盘内，上面放上猪肝片、香菜段、海米。再将精盐、味精、酱油、食醋、麻油、蒜泥放在一碗内，对成调味汁，浇在菜上即成。

【特点】

清淡鲜香，含有多种营养素，尤其含有丰富的动物性优质蛋白质、维生素A、维生素B、维生素D、叶酸及钙、锌、碘、铁等矿物质，对胎儿和孕妇非常有利。

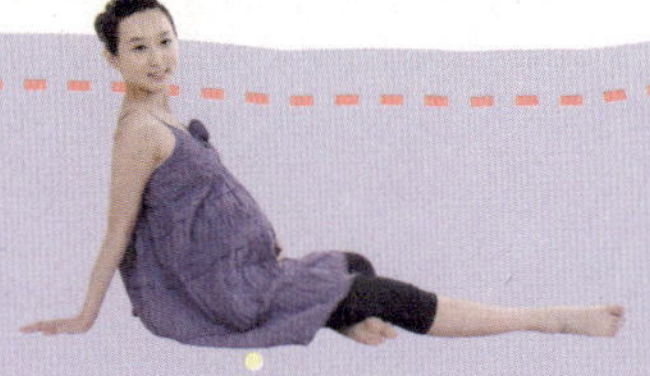

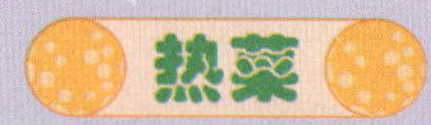

萝卜炖羊肉

【原料】

主料：羊肉500克，萝卜300克。

辅料：生姜、香菜、食盐、胡椒、醋各适量。

【做法】

1. 将羊肉洗净，切成2厘米见方的小块；萝卜洗净，切成3厘米见方的小块。

2. 香菜洗净，切断。

3. 将羊肉、生姜、食盐放入锅内，加适量的水，置大火烧开后，改用小火煎熬1小时，再放入萝卜块煮熟。

4. 放入香菜、胡椒。食用时，加入少许食醋，味道更佳。

【特点】

味道鲜美，可增加孕妇食欲，且有助于消化。

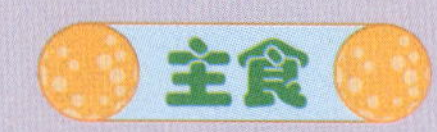

豆腐馅饼

【原料】

主料：豆腐250克，面粉250克。

辅料：白菜1000克，肉末100克，虾米25克，麻油25克，笋、姜、葱、味精、精盐适量。

【做法】

1. 豆腐抓碎，白菜切碎，挤出水分，加入用肉末、虾米、笋、姜、葱、味精、精盐调成馅。

2. 面粉250克，加水10克，和成面团。分成10等份，每1份擀成小汤碗大的皮子。菜分成5份，两张面皮中间放一团馅。

3. 再用小汤碗一扣，去掉边沿，即成一个很圆的豆腐馅饼，共做5个。

4. 将炒锅烧热下麻油25克，将馅饼煎成金黄即可。

【特点】

软滑鲜嫩，清淡爽口，滋味甚美，能有效缓解孕吐，补充营养。

专家解答你最关心的营养问题

孕妇为什么不宜喝浓茶

茶叶中含有2％～5％的咖啡因，每1000毫升浓红茶中约含咖啡因0.12毫克，其含量高达12％。咖啡因具有兴奋作用，孕妇饮茶过浓、过多，不但会刺激胎动，影响胎儿的生长发育，还会造成婴儿指及趾畸形、腭裂和其他畸形的可能。同时高浓度的咖啡因会加快孕妇心率，促进排尿，增加孕妇的心、肾负担，极易诱发妊娠期高血压疾病。

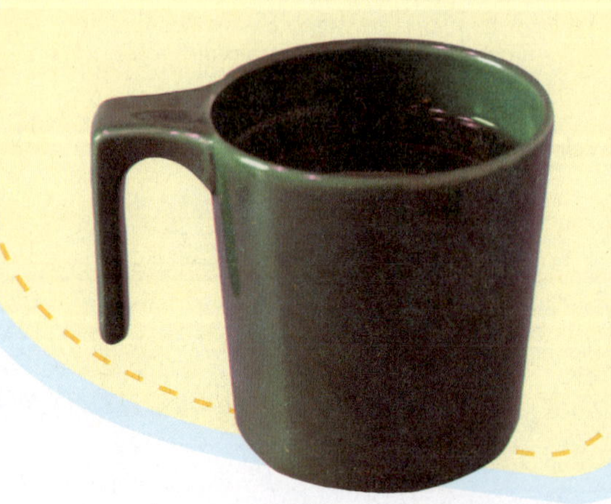

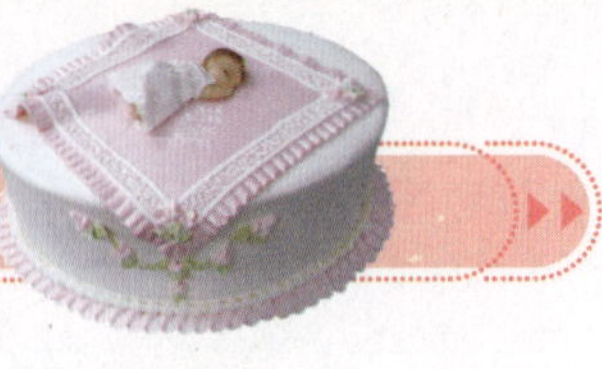

第三周

胎儿和孕妇的变化

胎儿的发育状况

胚胎在第3周长0.5～1厘米，体重不及1克，就像一条透明的小鱼，但肉眼已经能够看出外形。外表上，胚胎尚无法明显地区分头部和身体，并且长有鳃弓和尾巴，和其他动物的胚胎发育并没有不同。此时的原始胎盘开始形成，胎膜（亦称绒毛膜）亦于此时形成。

孕妇的身体变化

进入第3周，孕妇开始出现疲劳、困倦和尿频症状，经常在清晨和傍晚呕吐。乳房也开始有轻度胀痛、乳晕变大、乳头周围出现结节。同时，孕妇的阴道分泌物增多，会时常伴有轻微的疼痛。

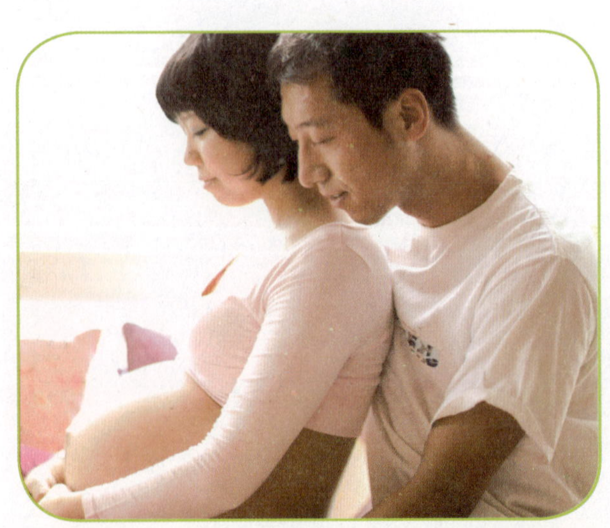

需要的营养

营养生理特点

进入第3周，胚胎的发育和孕妇的身体变化不明显，其营养生理特点仍与孕前没有太大差别。

需要的营养素

这段时间要注重摄入全面而合理的营养，尤其是优质蛋白质、能量，还要确保维生素和无机盐的平衡。更为重要的是，要重视补钙，以便胎儿脑部更好地发育，重视补充铁，以防缺铁性贫血的发生。

孕妇不可忽视补钙

孕妇缺钙会引起腰病、腿病、骨头痛、手足抽搐及牙齿脱落等，严重时甚至会造成骨软化症、骨盆变形，进而难产。

孕妇应适当吃奶制品和海鲜，在烹饪食物时讲究一些技巧，也可以提高食物中钙的吸收率，比如炖排骨时在汤内放些醋可以使排骨汤中的钙质增多。若感到饮食补充仍不足，可以在医生指导下，根据需要口服乳酸钙、葡萄糖酸钙等。

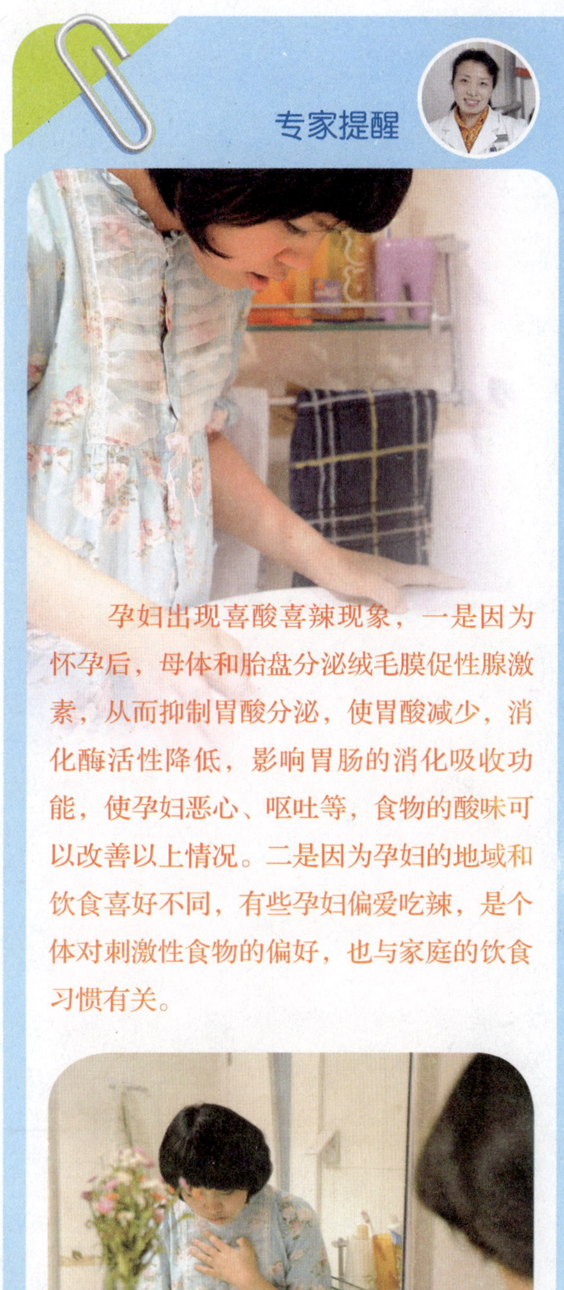

专家提醒

孕妇出现喜酸喜辣现象，一是因为怀孕后，母体和胎盘分泌绒毛膜促性腺激素，从而抑制胃酸分泌，使胃酸减少，消化酶活性降低，影响胃肠的消化吸收功能，使孕妇恶心、呕吐等，食物的酸味可以改善以上情况。二是因为孕妇的地域和饮食喜好不同，有些孕妇偏爱吃辣，是个体对刺激性食物的偏好，也与家庭的饮食习惯有关。

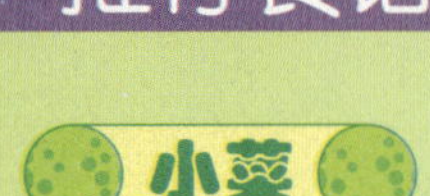

推荐食谱

小菜

蜜汁鲜桃

【原料】

主料：鲜桃750克。

辅料：白糖100克，蜂蜜50克。

【做法】

1. 将鲜桃一切两半，取出桃核，放在盘内，放笼蒸，取出去掉外皮，再切成小块，放在盘内晾凉。

2. 锅置火上，加少量水，放入白糖、蜂蜜烧开，用小火慢慢熬制，待到水分大部分蒸发，汤汁浓稠时，倒出晾凉，浇在桃上即成。若将桃放入冰箱内稍冰，其味更佳。

【特点】

清鲜、凉甜、可口。碳水化合物含量丰富，能为孕妇提供较多的热能、多种维生素、蛋白质和矿物质。

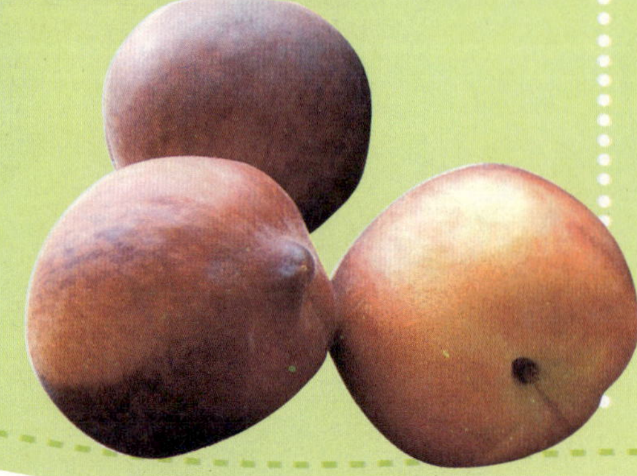

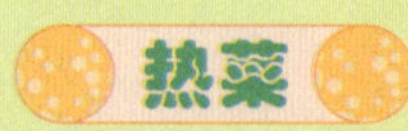

热菜

海米炝芹菜

【原料】

主料：嫩芹菜250克，海米25克。

辅料：精盐、料酒、味精、花生油、花椒、生姜各适量。

【做法】

1. 将芹菜去掉根叶洗净。把粗的一劈为二，切成3厘米长的段。

2. 将海米用温水泡好。把生姜去皮，切成细丝。

3. 将花生油倒入锅内烧热，放入花椒，炸出香味，捞出花椒即成花椒油。

4. 将芹菜放入沸水中烫一下（视芹菜的老嫩程度掌握时间，一般约2分钟），捞出趁热撒上海米、姜丝，放入精盐、料酒、味精、花椒油，调拌几下，用盘子扣好，稍闷片刻即成。

【特点】

制作简便，鲜香味美。钙、磷、铁、锌等矿物盐含量尤为丰富，还可以为孕妇提供蛋白质、膳食纤维、维生素等营养素。

绿豆糕

【原料】

主料： 绿豆面1000克。

辅料： 白糖350克，山楂肉（去核）50克，桂花50克，青梅75克，核桃仁50克，面粉75克，麻油5克。

【做法】

1. 将山楂肉洗净，放在开水里煮熟，捞出，剥去外皮，放大碗内，捣烂，掺入白糖150克，搅匀。把青梅切成细丝，压碎核桃仁，与桂花、麻油、面粉一并放入大碗内，加清水少许，搅拌均匀，即成山楂馅。

2. 将绿豆面放盆内，掺入白糖200克，用清水少许，和成面团。

3. 用绿豆面团20克，放入模子内铺匀，加15克山楂馅，馅上面再覆盖20克面团，用手压实，扣出即成生坯。

4. 锅置火上，倒入开水，放好笼屉，将制好的生坯放在笼屉上，盖好锅盖，蒸10分钟即可。

【特点】

香甜爽口。含有丰富的蛋白质、碳水化合物、钙、磷、铁等无机盐。可以为孕妇清热解毒，祛火降压。

专家解答你最关心的营养问题

孕妇为什么要少吃山楂

山楂有极丰富的营养价值，并有消食开胃的功效。山楂酸甜可口，很多人爱吃，尤其是妇女怀孕后，常有恶心、呕吐、食欲不振等妊娠反应，爱吃山楂之类的酸甜零食。但是孕妇不宜多吃山楂及其制品。有资料表明，山楂对子宫有兴奋作用，可促进子宫收缩，可能会导致流产，故要少吃。

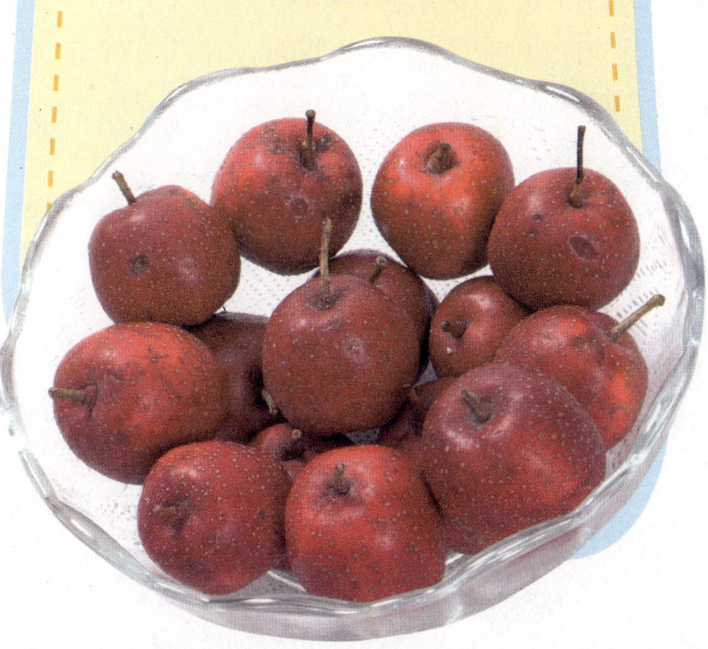

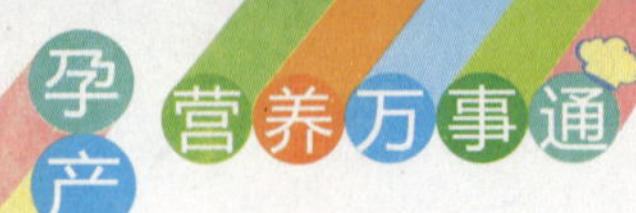

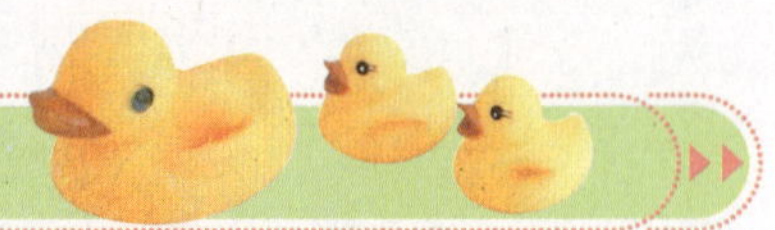

第四周

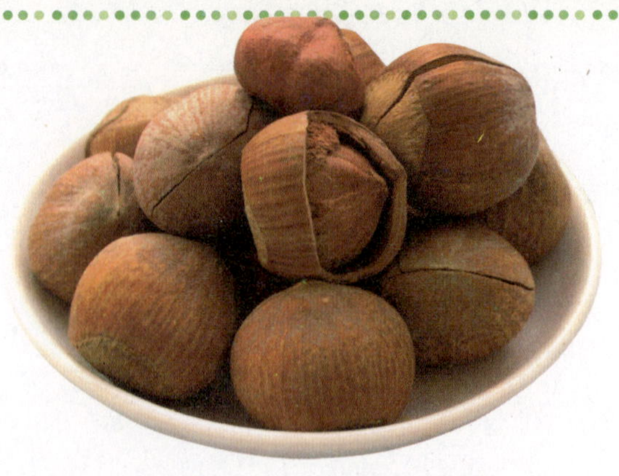

胎儿和孕妇的变化

胎儿的发育状况

第4周受精卵分裂为胎盘和胎儿两部分，胎盘已经开始成形。胎盘由无数的绒毛组成，是胚胎与孕妇进行物质交换的场所。通过B超检查可以观察到，宝宝的大脑和神经系统已经开始发育。

孕妇的身体变化

这一周孕妇的月经已经停止，身体疲惫、慵懒的状态更加明显。有些孕妇将类似感冒的怀孕症状看做普通感冒，未到医院检查就胡乱吃药，这样做很容易伤害胎儿。因此，有怀孕计划的女性遇到身体不适时应该到医院做检查，以确定是否怀孕。

需要的营养

营养生理特点

在第5周，胚胎发育已开始成形，胎儿的神经系统和大脑开始发育，胎儿需要摄取大脑发育所需的各种营养。

需要的营养素

在营养素的需求上，要根据胎儿脑部和神经系统的发育而定，多补充富含脂肪、钙、糖类等有利于脑部神经发育的食物，如鱼、肉、动物肝脏、虾皮、菠菜、苋菜、榛子、核桃等。

多吃全麦食品

胎儿神经系统和大脑的发育急需多种营养素，全麦面包、麦片粥等含有丰富的膳食纤维、碳水化合物，以及铁、锌等营养素，对缓解孕吐症状很有帮助。麦片提供的营养素可以维持孕妇的体能，降低胆固醇含量。在熬麦片粥的过程中，添加一些花生米、蜂蜜、葡萄干和南瓜等会更健康。

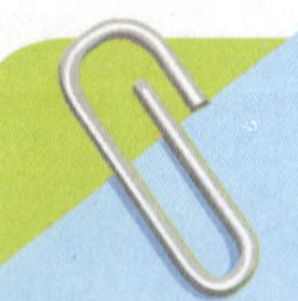

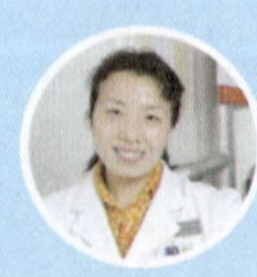

专家提醒

并不是越贵的食品越有营养，平衡膳食才是“金”。同时，新鲜蔬菜应急火快炒，不要时间过长，避免营养素丢失。其他肉类、鱼虾、禽蛋类食品可采取清蒸、清炒、炖、熬、汆、滑熘等方法烹制。

推荐食谱

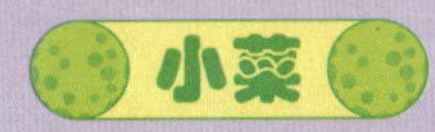

鲜果银耳

【原料】

主料：银耳10克，鲜果（梨、苹果、香蕉、橘子均可）200克，桂花少许，白糖、湿淀粉各适量。

【做法】

1. 银耳用湿水发1小时，清干净后放入碗内，加水300克，上屉用中火蒸2小时。

2. 蒸好后，把原汁滤入锅内，加入白糖和适量清水，用小火略煮，使之溶解，撇去浮沫。

3. 鲜果切成指甲大小的块，放入锅内煮沸，用湿淀粉调稀勾芡，倒入碗内。

4. 吃时，碗上铺一层银耳撒上桂花。

【特点】

色鲜味美，爽滑适口，可增加孕妇食欲。

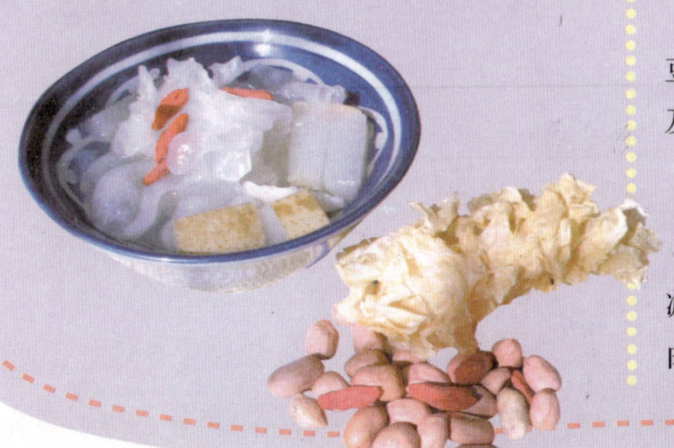

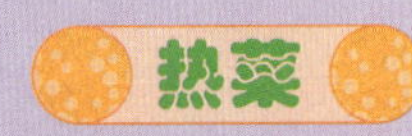

杂锦鸡

【原料】

主料：鸡肉300克，榄仁100克，青豆150克，红萝卜小半个。

辅料：蒜茸1/2茶匙，盐1/4茶匙，蛋白1汤匙，淀粉3/4茶匙，姜汁、酒各1茶匙，油1汤匙。

芡汁料：生抽1茶匙，盐、糖3/4茶匙，淀粉半茶匙，麻油、胡椒粉各少许，清水2汤匙。

【做法】

1. 榄仁焯水晾干，用温油炸至微黄色盛起。

2. 青豆洗净，冲冻水。红萝卜去皮切粒。

3. 鸡肉洗净切粗粒，加入盐、蛋白、淀粉、姜汁拌匀，腌20分钟，泡嫩油待用。

4. 烧热锅，下油两汤匙爆香蒜茸，加入青豆、红萝卜略炒，鸡肉回锅，加酒，下茨汁料及榄仁，兜匀上碟即成。

【特点】

豆类和瘦的肉类含有丰富的维生素B_1，能减轻怀孕初期的呕吐，并可减轻精神疲劳、肌肉痉挛、妊娠毒血等症状。

双色蒸卷

【原料】

主料： 面粉1000克。

辅料： 鲜酵母50克，豆沙馅150克，桂花白糖馅150克，花生油适量。

【做法】

1. 将面粉放入盆内，加鲜酵母与水，和成面团，发酵。

2. 案板撒上面粉，将发酵好的面团揉匀，分5块，搓成长形，按扁，用面棍擀成30厘米长、25厘米宽的面片，一半抹上花生油，均匀地铺上豆沙馅，卷到中间，将面片翻身，另一半抹上花生油，均匀地铺上桂花白糖馅，再卷到中间，即成为正反双卷的卷筒。

3. 蒸锅内倒入沸水，铺好屉布，将面卷摆入，盖严锅盖，蒸20分钟出锅，切成小段，竖着摆在盘内即可。

【特点】

形态美观，色泽和谐，松软香甜。可以帮孕妇摄入丰富的碳水化合物、蛋白质、膳食纤维、矿物质及多种维生素。

专家解答你最关心的营养问题

为什么要慎补人参和补品

停经是这一时期最明显的现象，此时的孕妇身体阴血偏虚。人参会导致孕妇阴气耗损，阳气上升，从而推动胎儿，难以安胎。很多补品对胎儿和孕妇都有不同程度的影响，会通过新陈代谢加重双方肝脏的负担，比如洋参、蜂王浆等。有些孕妇因为摄入过多补品而导致流产，因而，在怀孕期间，应该慎补人参和补品。

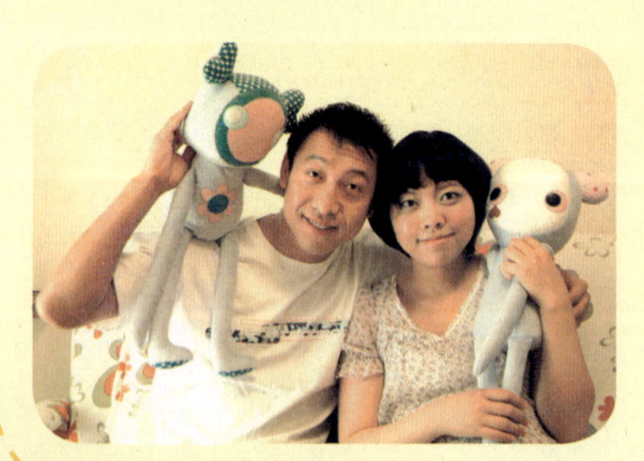

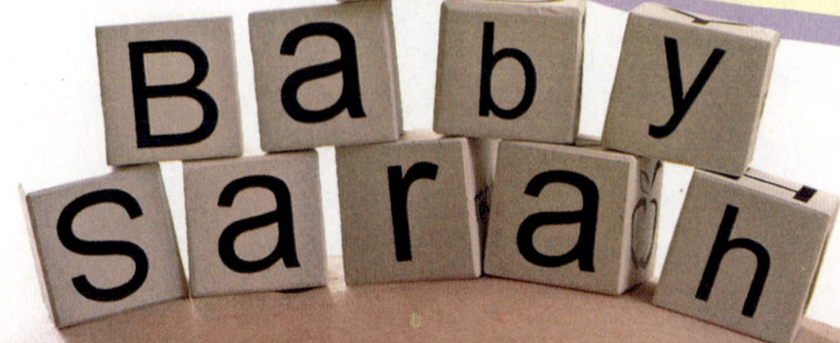

第五章 怀孕第二个月（5～8周）

第五周

胎儿和孕妇的变化

胎儿的发育状况

怀孕4周时胎儿的手脚还蜷曲在一起，但到第5周胎儿就像植物发芽一样伸展开来，这时可以分辨出胎儿的身躯和头部。胎儿背部颜色较深的部分，将发育成为脊髓。神经管两侧突起的体节，将会发育成为脊椎、肋骨和肌肉。胎儿的心脏尽管还没有成形，但已经有了由两个血管结合而成的心室。

孕妇的身体变化

此时孕妇开始出现早孕反应，乳房胀痛，乳晕颜色变暗，甚至会出现头晕、鼻出血、心跳加快，腹部和腰部酸胀、阴道分泌物增加等症状。另外还会出现尿频现象，这是由于随着胎儿的不断长大，逐渐变大的子宫开始挤压膀胱所致，属于正常现象。如果排尿时有痛感或出现排尿不畅的症状时，孕妇就要提高警惕，应及时到医院确诊是否患有膀胱炎。

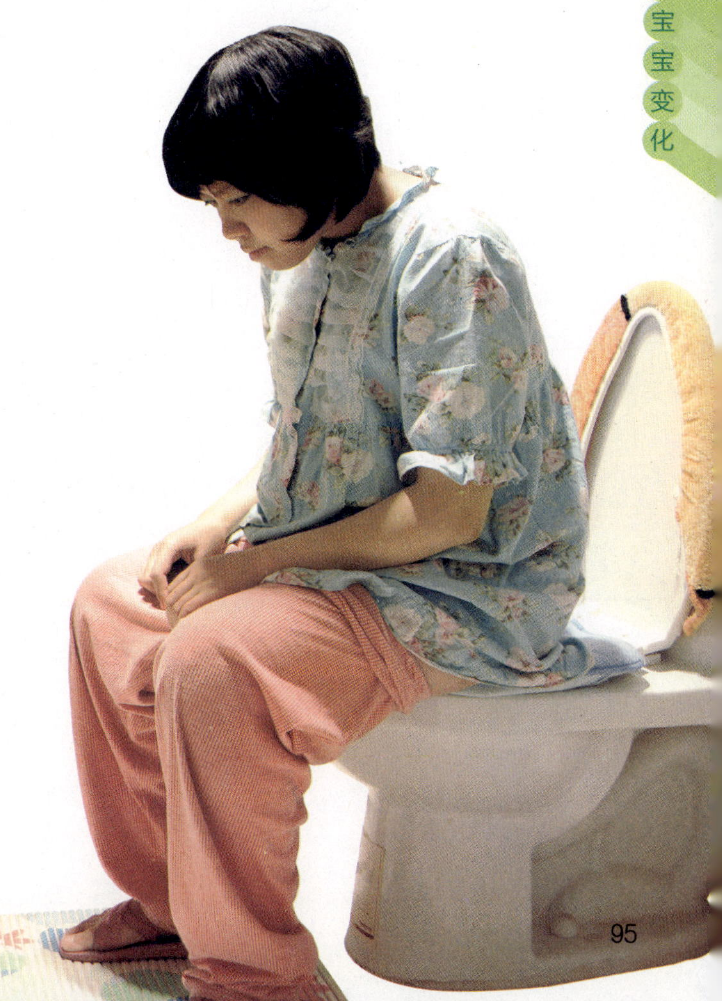

需要的营养

营养生理特点

怀孕第5周，胎儿的生长发育速度缓慢，胎儿和孕妇的增长变化不明显。胎儿和孕妇对各种营养素的需要量比孕中期、孕晚期相对要少，大体和怀孕之前相同。

需要的营养素

孕早期，胎儿各器官的形成发育需要的营养素包括：蛋白质、脂肪、碳水化合物、矿物质、维生素和水。孕妇的饮食应满足胎儿对各种营养素的需要，考虑到孕吐对孕妇胃口的影响，在口味方面要清淡。

保证优质蛋白质的供给

孕妇怀孕初期最需要的营养就是蛋白质。因为这时孕妇所摄取的蛋白质，50%要供给胎儿，15%要用于胎盘等胎儿附属物的形成。同时孕妇自己也由于子宫和乳房变大，血液量增加而需要大量的蛋白质。

除了吃各种肉类、鱼类食物外，孕妇还要多吃杂粮，比如米类、面类、豆类等，不要只吃单一食物。

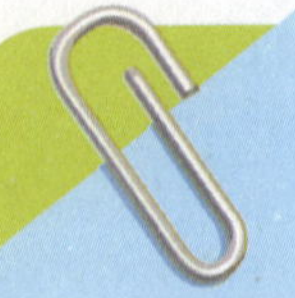
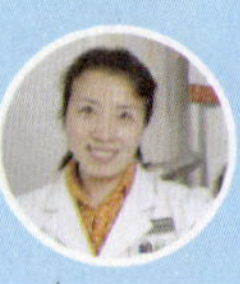

专家提醒

如果蛋白质长期缺乏，就会影响母体的新陈代谢，由此，将会引发一系列问题，比如出现浮肿、血压升高等症状，极有可能患上妊娠期高血压疾病，进而造成分娩困难，分娩后体力恢复也会延长，最终影响母乳分泌。所以蛋白质摄取非常重要。但还要掌握一个“量”的问题，如果蛋白质摄取过量，就会导致体重迅速增加。

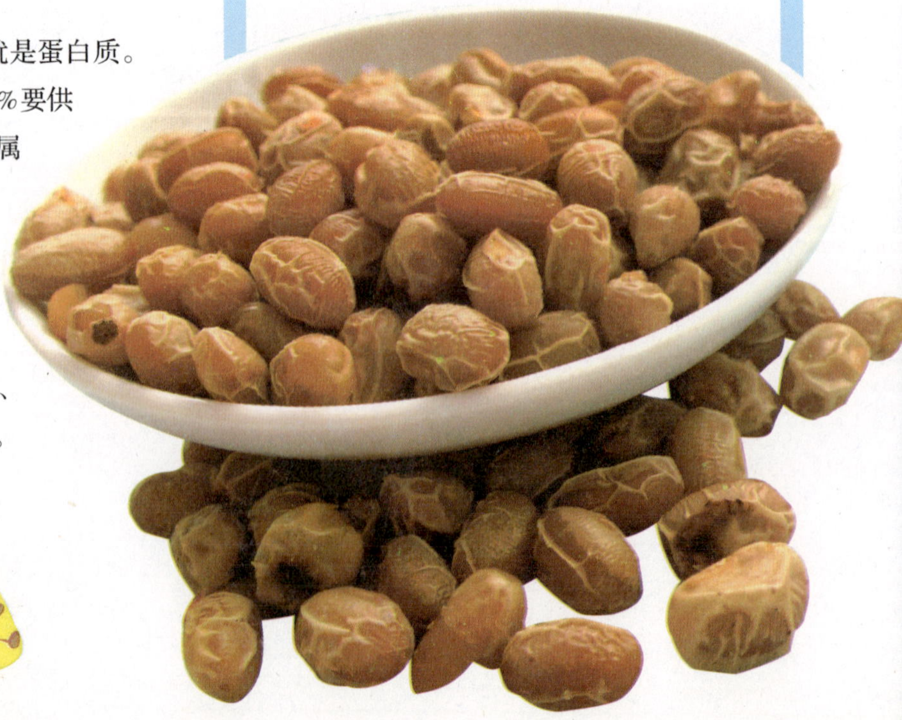

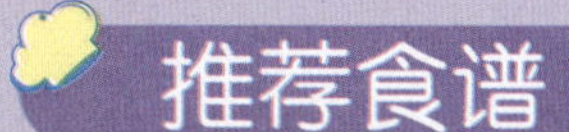

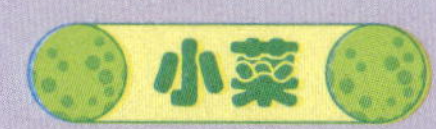

什锦合菜

【原料】

主料：菠菜150克，胡萝卜100克，白菜心50克，清蒜苗15克，香菜1棵。

辅料：精盐、酱油、食醋、味精、麻油各少许。

【做法】

1. 将菠菜择洗干净，用沸水焯一下，捞出放入凉开水中投凉，控干水，切成3厘米长的段，放在大盘内。

2. 将胡萝卜洗净，切成细丝。用沸水汆过，捞出放入凉开水中投凉，控干水，放在菠菜上。白菜心切成细丝，放在胡萝卜上。

3. 将青蒜苗、香菜均择好洗净，切成3厘米长的段撒在白菜丝上，用辅料调制即可。

【特点】

色泽艳丽，营养丰富。含有孕妇必需的蛋白质、脂肪、碳水化合物、维生素、矿物盐、纤维素等营养物质。

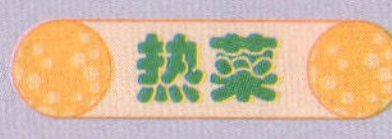

奶油牛舌

【原料】

主料：牛舌400克，马铃薯400克，红萝卜200克。

辅料：海带1片，大蒜1头，豌豆或豆荚100克，味精适量，香油1大匙，水4杯，盐、奶油各少量。

【做法】

1. 牛舌(或猪舌)用刷帚洗净，放入足量的热水中煮，外皮呈白色后就取出，用菜刀把白色外皮削切干净，切成25厘米的丁。

2. 马铃薯、红萝卜切成较大块的丁，配合牛舌。大蒜切成薄片。

3. 平底锅下香油加热，按顺序放牛舌、马铃薯和红萝卜下锅炒，炒完取出置于容器。

4. 锅内放少量的水、味精、奶油煮化后，加海带、牛舌、马铃薯、红萝卜，用小火煮2小时，有时要搅拌一下。

5. 完成前加豌豆或豆荚，下盐调味。

【特点】

强腰补肾，含有丰富的优质蛋白质、脂肪。

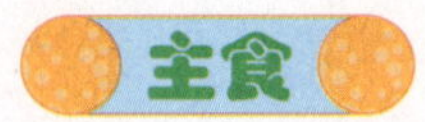

主食

什锦甜粥

【原料】

主料： 小米200克，大米100克。

辅料： 绿豆50克，花生米50克，红枣50克，核桃仁50克，葡萄干50克，红糖适量。

【做法】

1. 将小米、大米、绿豆、花生米、红枣、核桃仁、葡萄干均用水淘洗干净。

2. 先将绿豆放入锅里，加少量水，用火煮至七成熟时，向锅内加入开水，将小米、大米、花生米、红枣、核桃仁、葡萄干放入，再加红糖，用勺搅匀，盖上锅盖。开锅后改用小火，煮熟烂即可。

【特点】

香甜利口，营养丰富。碳水化合物、蛋白质、维生素B_2、钙、铁尤为丰富，能提供孕妇必需的营养。

专家解答你最关心的营养问题

可能导致流产的食物有哪些

甲鱼虽然有滋阴补肾的功效，但其性寒，有很强的通血散淤作用，有可能会引起流产，其中鳖甲的堕胎功效比鳖肉更强。

薏米。 薏米是一种药食同源的食物，其质滑利，对子宫的平滑肌有兴奋作用，能促使子宫收缩，诱发流产。

螃蟹。 螃蟹味道鲜美，是很多人都爱吃的食物，但其性寒，有活血化淤的功效，对孕妇很不利，尤其是蟹爪，堕胎功效明显。

马齿苋。 马齿苋既是菜，又可入药，其药性寒凉、滑利，对子宫有明显的兴奋作用。孕妇食用马齿苋后，会使子宫收缩，有可能引发流产。

第六周

胎儿和孕妇的变化

胎儿的发育状况

从怀孕第6周开始，尽管胎儿后面还拖着一条小尾巴，但已初显身形。胳膊比腿长，两只手就像动物的蹼。此时脸部也有了眼睛、嘴巴、鼻子、耳朵的雏形。

胎儿眼部长出眼睑和晶状体，出现四肢的芽体，可以区分臀部；肝、肺和心脏开始形成，血液循环开始运作，神经管开始连接大脑和脊髓，原肠开始发育。具体来说，此时的胚胎正在迅速成长，胎儿的心脏开始划分心室，并开始供血和进行规律跳动。胚胎的长度为0.6厘米，细胞分裂加快。

孕妇的身体变化

进入第6周，孕妇更加慵懒，浑身乏力，乳房和胃口发胀，孕吐、疲劳和尿频更加明显；心率增加，新陈代谢加快，有些孕妇会出现便秘症状。由于每个人的体质有差别，有些孕妇此时的反应并不明显。

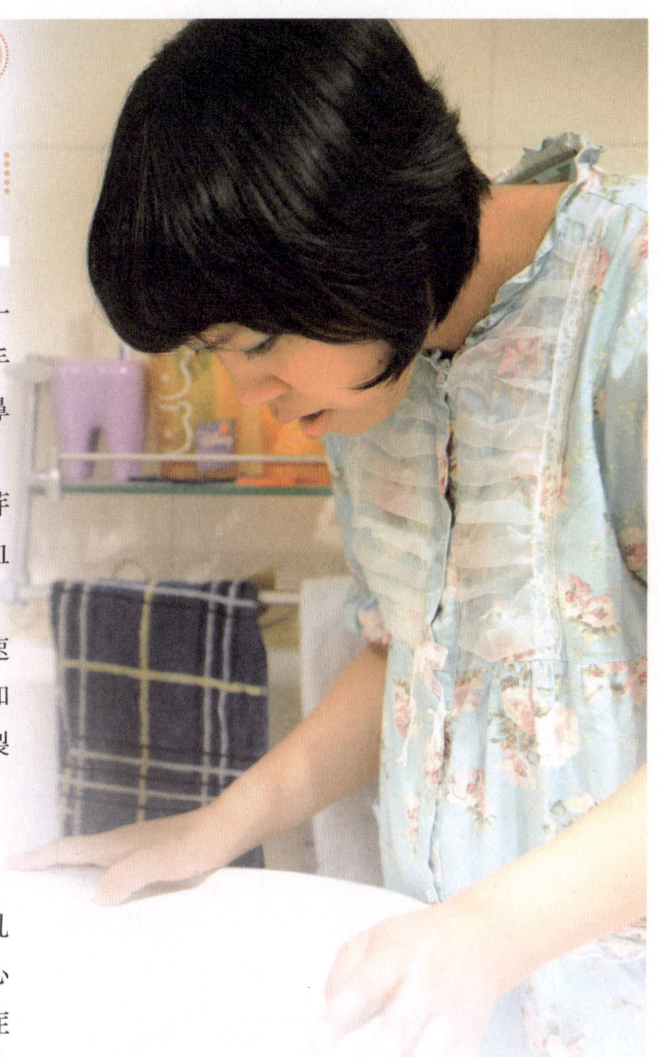

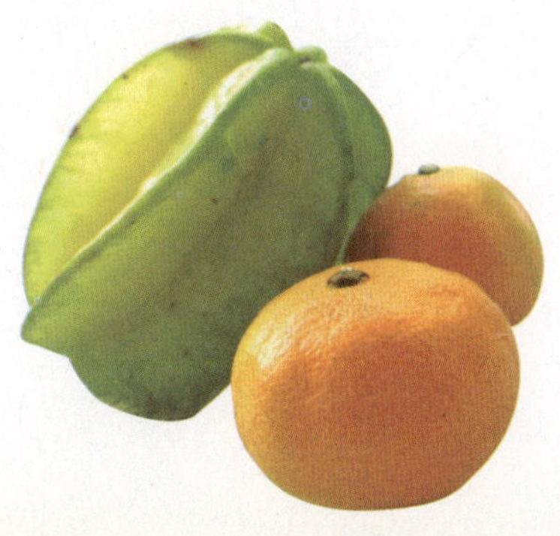

需要的营养

营养生理特点

第6周是胎儿的神经系统、大脑的继续发育时期，而且各个主要器官如肝、心脏等也开始发育。因而，需要孕妇克服偏食，合理摄入各种营养物质。

需要的营养素

孕妇需要摄取足够而丰富的营养素，只有这样才能满足自己和胎儿的营养需求。这些元素包括蛋白质、铁、钙等多种营养素、各类亚油酸和不饱和脂肪酸等。

多吃含蛋白质丰富的食物

众所周知，宝宝的聪明与否取决于大脑发育是否良好，而大部分脑细胞都是由蛋白质构成的。因此，要想生个聪明、健康的宝宝，孕妇一定要摄取足够的蛋白质。

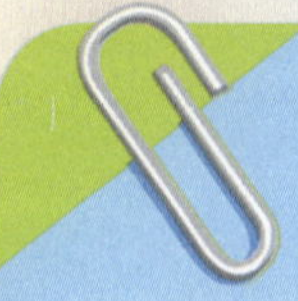

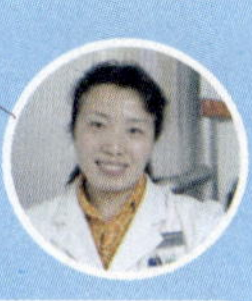

专家提醒

由于呕吐会造成营养和水分丢失，因此，有孕吐症状的孕妇应在饭前、饭后1小时左右喝些大麦茶、燕麦片、牛奶、果汁等。水果是每天必须要吃的，另外，也要吃些坚果类食品，如核桃、杏仁、南瓜子、葵花子、开心果、松子、芝麻等。因为这些食品中所含的亚油酸等不饱和脂肪酸和蛋白质，对胎儿的生长发育极为有利。

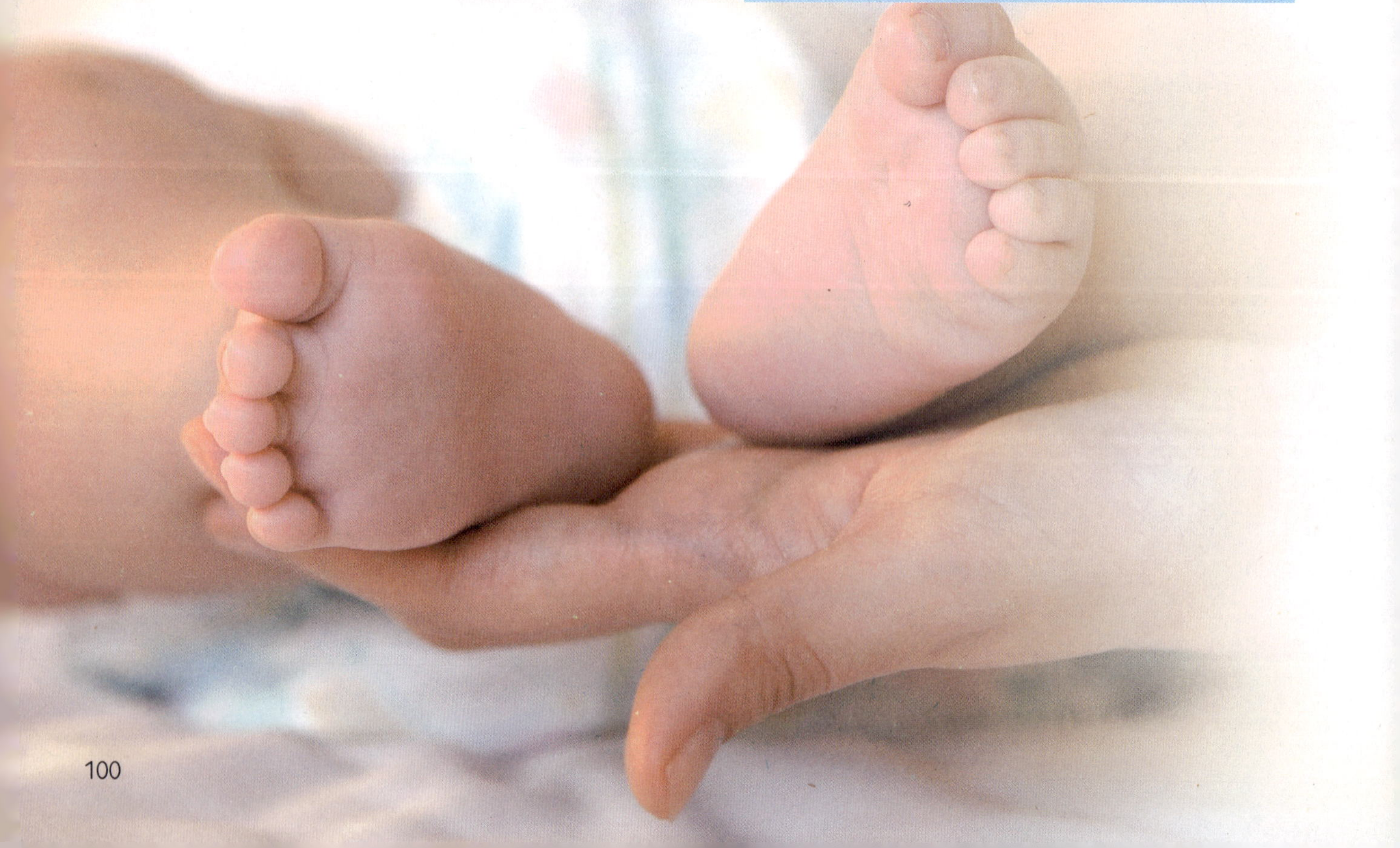

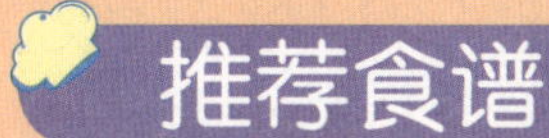

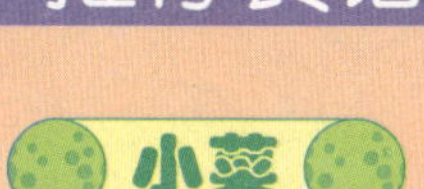

凉拌茄泥

【原料】

主料：茄子250克。

辅料：精盐、食醋、麻油、味精、大蒜、芝麻酱各适量。

【做法】

1. 将茄子洗净去蒂，每只顺切成4瓣，放入锅中蒸烂，取出凉透后，轻轻用手撕成粗条，放在盘内。

2. 将大蒜去皮，放入臼中加精盐捣成蒜泥，与芝麻酱、食醋、味精、麻油一同调和成糊，倒在茄子上即可。

【特点】

软烂适口，有茄子的特殊清香。含有孕妇必需的蛋白质、碳水化合物、脂肪、维生素、矿物质等多种营养素。

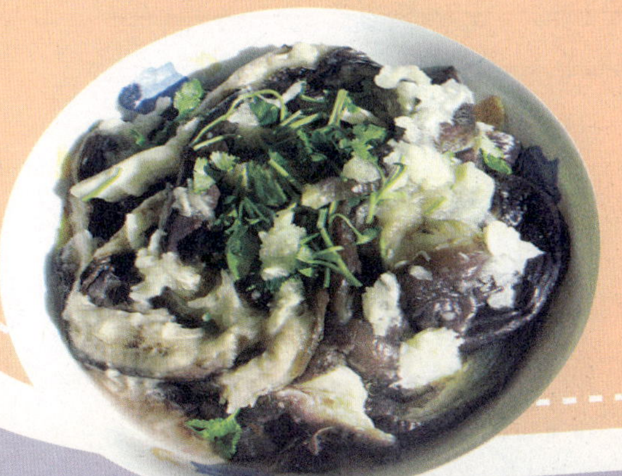

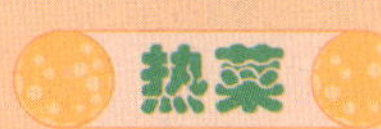

豆芽炒猪肝

【原料】

主料：豆芽400克，猪肝100克。

辅料：淀粉10克，花生油、精盐、酱油、醋、料酒、味精各适量。

【做法】

1. 将豆芽择去须、根，淘洗干净，放入沸水中烫一下，捞出，控净水。

2. 将猪肝洗净，切成薄片。

3. 将淀粉放入大碗内，加适量水调成稠糊状，再将切好的肝片放入，搅拌均匀。

4. 锅置火上，烧热后放入花生油，加入精盐，再将豆芽倒入，翻炒几下，滴入几滴醋，炒匀，盛入盘中。

5. 锅置火上，放入花生油，待油热冒烟时，倒入肝片，迅速炒散，然后加入酱油、料酒，翻炒几下，再将炒过的豆芽倒入锅内，加味精，翻炒均匀，装盘即可。

【特点】

豆芽脆，猪肝嫩，味美爽口。含有孕妇必需的优质蛋白质及易被人体吸收利用的铁、锌等矿物质，并含有丰富的维生素A、维生素B_{12}、维生素C、维生素D及叶酸，可以预防孕妇贫血。

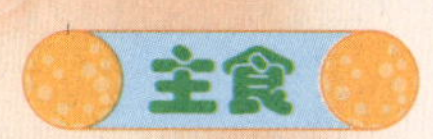

粟米丸子

【原料】

主料：粟米粉200克。

辅料：精盐少许。

【做法】

1. 将粟米磨粉拌匀，渗水淋湿，揉成滋润的粉团，再用手搓成长条状，分成梧桐子大小的小丸子，放入一个洗净的盘中，待用。

2. 把煮锅刷洗干净，置于火上，加入清水适量，锅加盖用旺火煮沸，将丸子下入锅内，文火煮至丸子逐个浮在水面后3～4分钟，即成。

服法：做一次，分2～3次食用，酌加少量精盐调味，食之。

【特点】

滋阴养胃，清热止呕。适用于胃阴亏虚所致的呕吐或干呕、口燥咽干、胃中不适等症。

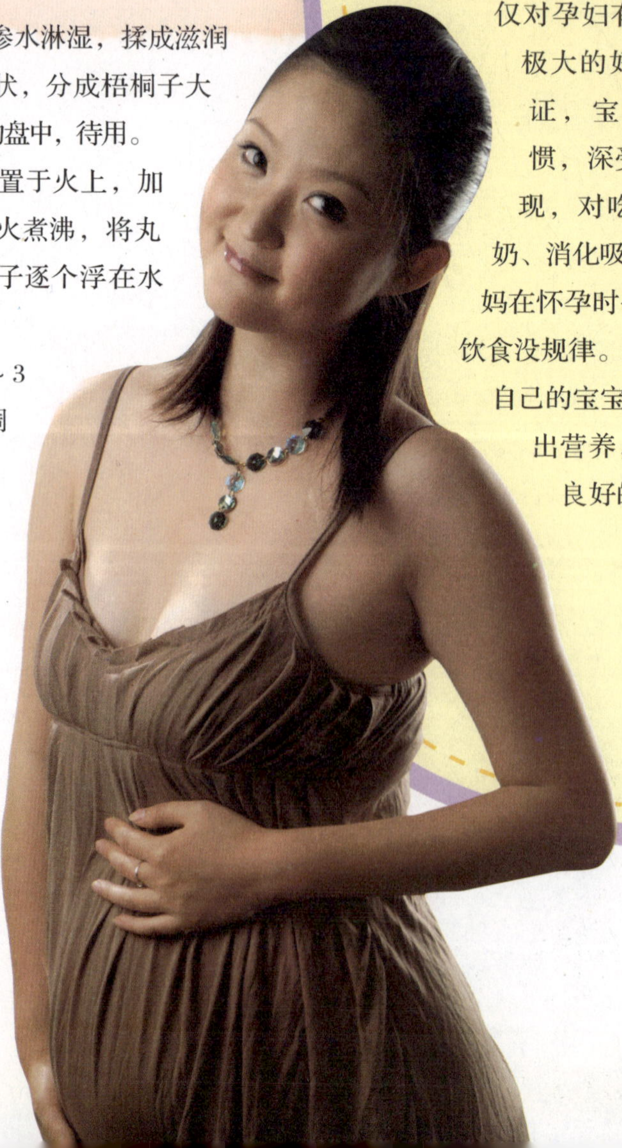

专家解答你最关心的营养问题

孕妇的饮食习惯影响出生后的宝宝吗

怀孕期间，良好的饮食习惯不仅对孕妇有好处，对胎儿也有极大的好处。据有关人士验证，宝宝出生后的饮食习惯，深受胎教影响。他们发现，对吃不太感兴趣，常吐奶、消化吸收不良的宝宝，其妈妈在怀孕时也往往偏食、挑食、饮食没规律。所以，如果孕妇希望自己的宝宝出生后吃出健康，吃出营养，从现在起就要养成良好的饮食习惯。

第七周

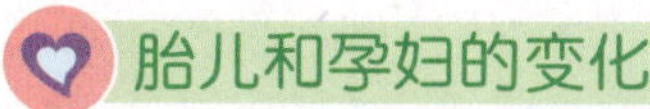

胎儿和孕妇的变化

胎儿的发育状况

怀孕第7周时，胎儿身长约2.3厘米，重量约为4克。心脏变得饱满，已经分化为左心室、右心室，心脏内部器官快速生长，心脏以每分钟150次的速度跳动。胎儿长长的尾巴逐渐缩短，头和躯体的区别也比较清楚，肚子明显突起，这是肝脏的雏形。肺部形成支气管，盲肠、胰脏、胃和肠初显雏形，骨骼还处于软骨状态，大脑半球逐渐成型，眼珠开始发育并长出一个黑点。

孕妇的身体变化

孕妇子宫的体积渐渐扩大，体重也有所增加，但从外表上还看不出怀孕。乳腺越来越发达，孕妇会感到自己的胸部变得丰满。此外，下腹部、肋部和腿部不时出现疼痛的感觉。如果发生坐骨神经痛的症状，换一个地方侧躺下去就会有很明显的改善。

孕妇的情绪会变得极度不稳，多疑、敏感，一些鸡毛蒜皮的小事也可能让她大发雷霆。什么事都懒得去做，有时从早晨起来就昏昏欲睡，觉得总也睡不够。

需要的营养

营养生理特点

本周胎儿的发育非常全面，心脏、肝脏、肺部、脑部、骨骼和胃肠都在发育。如果缺乏必要的营养就会导致发育缺陷，严重影响宝宝出生后的健康状态。孕妇应该多摄取营养素，满足宝宝的生长发育需求。

需要的营养素

本周胎儿需要全面均衡的营养素，包括继续适量补充蛋白质、脂肪、碳水化合物、铁、锌、钙和叶酸等。另外，为了预防妊娠期高血压疾病的发生和克服孕吐，孕妇应该补充适量的硒元素。同时还应该储备营养素，以使胎儿更健康地成长。

孕妇补硒很重要

孕期女性体内的含硒量低于未怀孕的女性，随着孕期的继续发展，这种缺硒的状况还会加剧。硒可以改善血管环境，消除水肿状态，防治妊娠期高血压疾病，预防胎儿畸形。当孕妇体内缺硒时，会出现流产、早产，甚至死产的情况。我国建议从膳食中补充硒，每日的最大摄取量为400微克。每100克食物中含硒量比较高的为鸭蛋30.8微克、鸡蛋23.4微克、花生13.7微克、猪肉10.7微克。

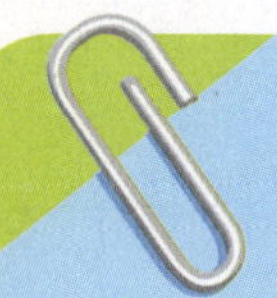

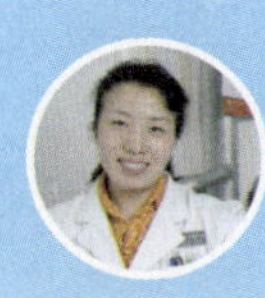

专家提醒

叶酸是胎儿中枢神经系统发育所必需的，尤其是在妊娠最初数周内更为需要。叶酸最好食补，大量服叶酸补充剂有副作用，应在医生指导下合理服用。

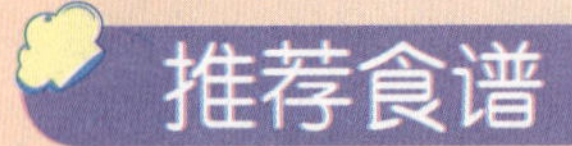

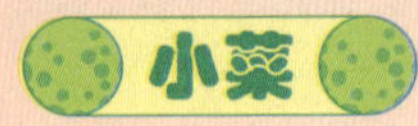

白菜奶汁汤

【原料】

主料：白菜心500克，牛奶50克。

辅料：精盐5克，味精0.5克，鸡汤（肉汤亦可）150克，淀粉、食油、鸡油各少许。

【做法】

1. 白菜去筋洗净，切成4.5厘米长，1.5厘米宽白条，放入水中煮熟捞出，控去水分。

2. 锅置火上，放入食油烧热，烹入鸡汤，再加入味精、精盐、白菜，烧一两分钟，放入牛奶，开锅后，勾入淀粉，淋上鸡油，盛入盘中即可。

【特点】

色泽乳白，奶味浓郁，使孕妇食欲顿开。

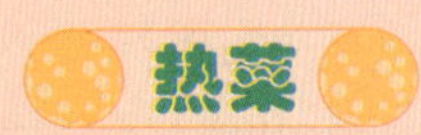

瓜皮肉丝

【原料】

主料：西瓜皮300克，瘦猪肉100克。

辅料：红辣椒1个，淀粉5克，花生油、葱、姜、精盐、料酒、白糖、味精各适量。

【做法】

1. 将西瓜皮的绿色外皮和靠近瓤的白色软层削去，清洗干净，先片成薄片，再切成细丝，放入小盆内，撒上少许精盐拌匀，腌10分钟后，将瓜皮丝挤去水分。

2. 将瘦猪肉洗净，切成细丝。把淀粉放入碗内，加水调成糊状，放入切好的肉丝拌匀。

3. 将红辣椒去蒂和籽，洗净切成细丝。

4. 将葱、姜洗净，切成细丝。

5. 锅置火上，烧热后放入花生油，油热冒烟时，放入肉丝，迅速炒散，见肉丝变色后，放入葱丝、姜丝，加入料酒，炒匀后盛入碗内。

6. 锅中再倒入花生油，油热后，放入红辣椒丝煸炒，炒出辣味，放瓜皮丝、精盐、白糖，煸炒几下，再倒入炒好的肉丝翻炒均匀，加入味精，炒匀盛入盘中即可。

【特点】

色美味鲜，脆嫩爽口，含有动物性优质蛋白质及多种矿物质。西瓜皮性味甘凉，有清热解毒、利尿消肿之功效，对孕妇和胎儿很有帮助。

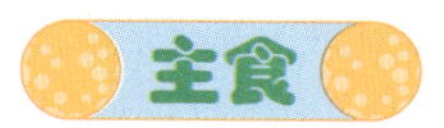

鸡蛋夹沙糕

【原料】

主料：鸡蛋750克，面粉600克。

辅料：白糖100克，豆沙100克，青红丝、瓜子仁、核桃仁、葡萄干、花生油各适量。

【做法】

1. 将面粉放在笼上蒸熟，晾凉擀碎，过箩。

2. 把鸡蛋磕入盆内，加进白糖，用筷子打至起泡发白，呈泡沫状（插入一根筷子不倒即为打好）。再对入蒸好的熟面，用筷子轻轻拌匀。

3. 取木制的方盘一个，底部铺一层刷过花生油的纸，把打成的糊一半倒入方盘中，上笼用小火蒸15分钟后，将笼盖揭开，把豆沙摊在方盘内的蛋糕上，摊匀后再将余下的蛋糊倒入，盖上笼盖，蒸3分钟，揭开笼盖，在蛋糕上撒上青红丝、瓜子仁、核桃仁、葡萄干。把笼盖盖好，20分钟后取出晾凉，切成小块，装盘即可。

【特点】

软甜适口，含有孕妇必需的碳水化合物、蛋白质、多种矿物质及B族维生素。

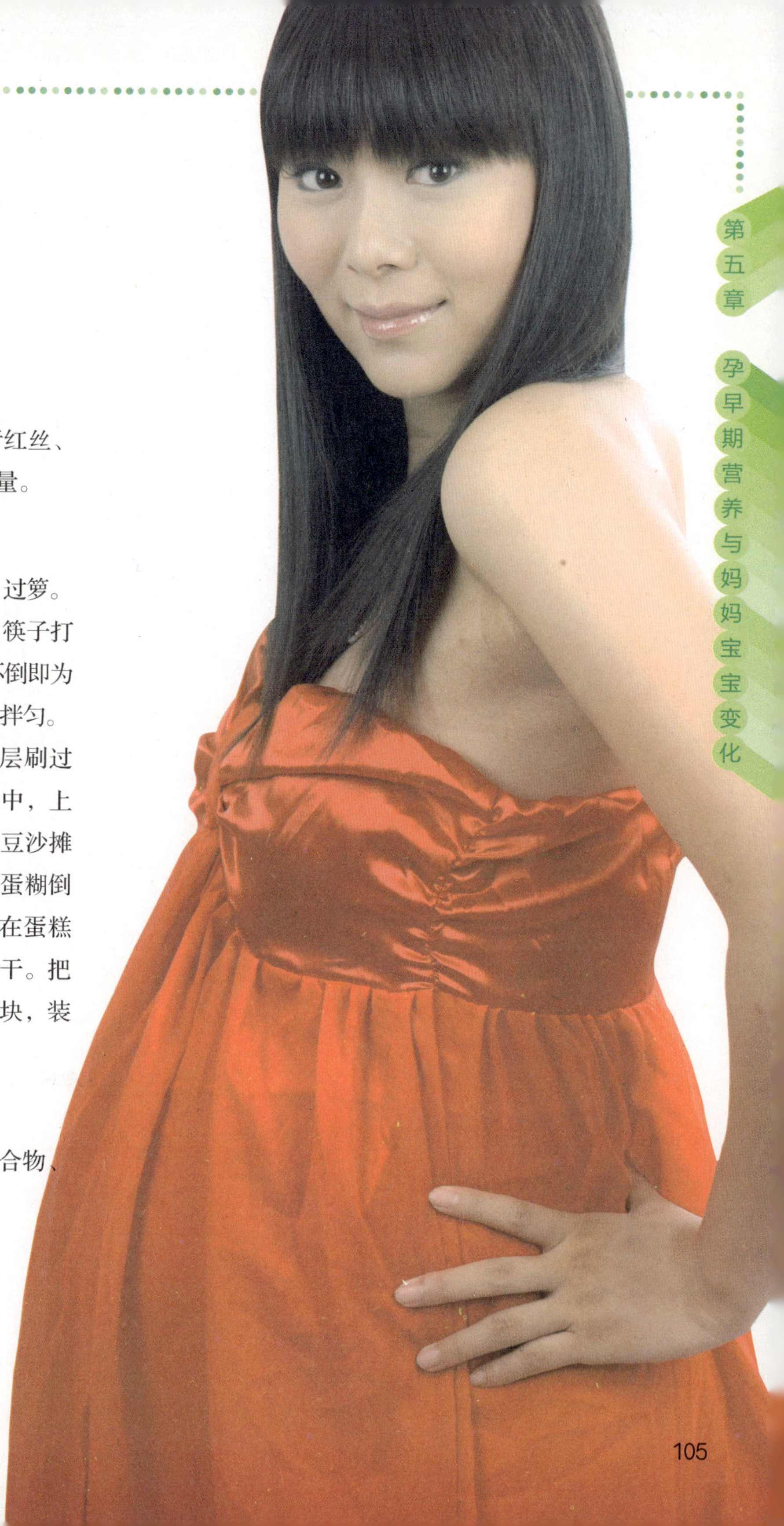

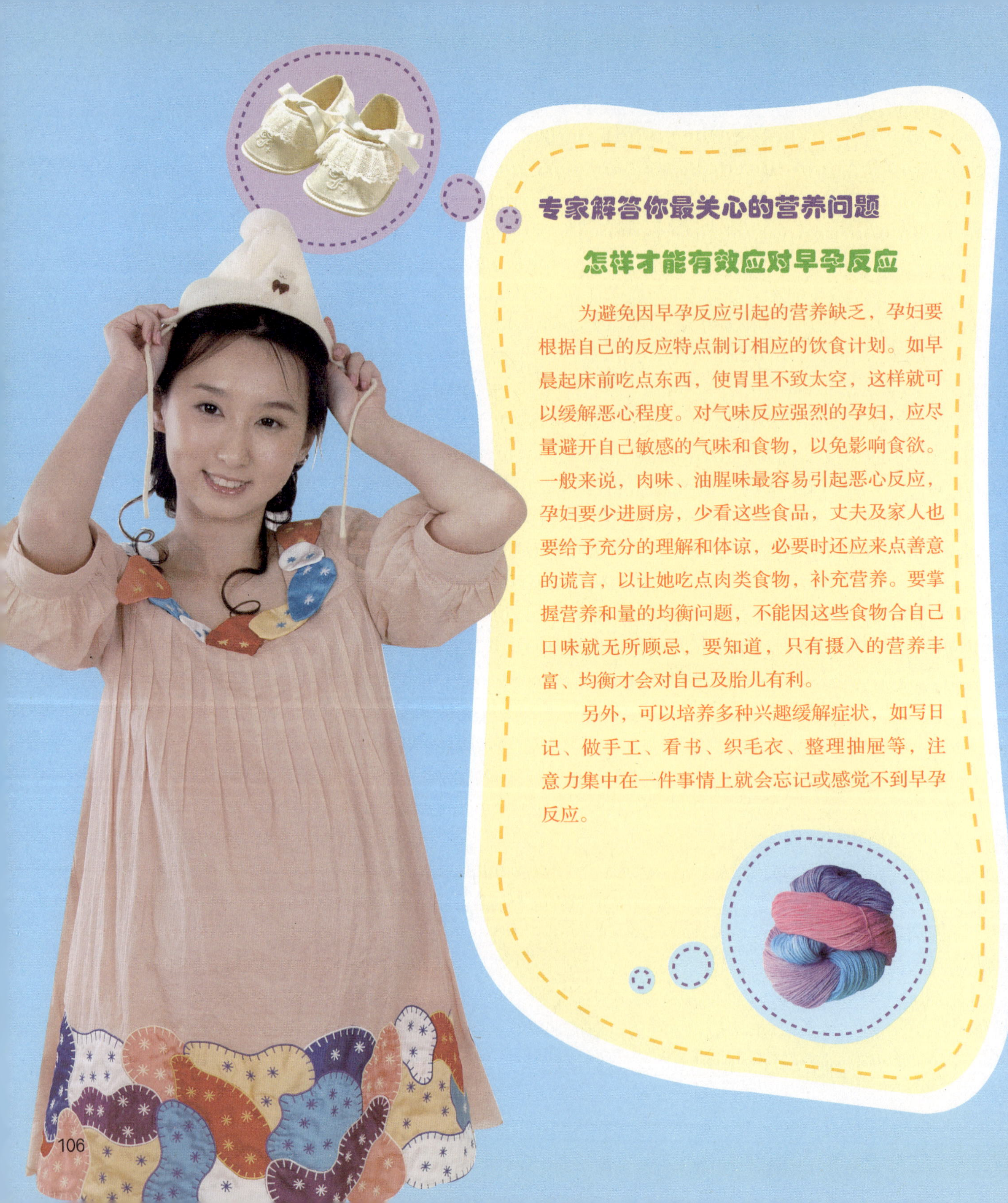

专家解答你最关心的营养问题

怎样才能有效应对早孕反应

为避免因早孕反应引起的营养缺乏，孕妇要根据自己的反应特点制订相应的饮食计划。如早晨起床前吃点东西，使胃里不致太空，这样就可以缓解恶心程度。对气味反应强烈的孕妇，应尽量避开自己敏感的气味和食物，以免影响食欲。一般来说，肉味、油腥味最容易引起恶心反应，孕妇要少进厨房，少看这些食品，丈夫及家人也要给予充分的理解和体谅，必要时还应来点善意的谎言，以让她吃点肉类食物，补充营养。要掌握营养和量的均衡问题，不能因这些食物合自己口味就无所顾忌，要知道，只有摄入的营养丰富、均衡才会对自己及胎儿有利。

另外，可以培养多种兴趣缓解症状，如写日记、做手工、看书、织毛衣、整理抽屉等，注意力集中在一件事情上就会忘记或感觉不到早孕反应。

第八周

胎儿和孕妇的变化

胎儿的发育状况

胎儿满8周时已初具人形，脖子的最上端形成耳朵的外耳，脸上长出眼睑，鼻子和上嘴唇开始显露出来，胃、肠、心、肝等内脏及脑部器官开始分化。

胎儿的卵巢或睾丸开始形成，可以直立身体和抬头，身体显得较长，皮肤薄而透明，血管清晰可见。多数情况下，胎儿膝盖向下弯曲，双手放在腹部，就像在游泳。胎儿有了嗅觉，眼球里色素含量增高。颈部开始发育，上下肢的芽体开始分化。

孕妇的身体变化

孕妇的子宫壁变软，子宫颈部的黏膜变厚，这是为了保护子宫。在整个怀孕期间，宫颈黏膜严严实实地包围着子宫。孕8周孕妇的子宫如鹅蛋一般大小，虽然比未怀孕时要稍大一点，但腹部还没有增大的痕迹，体形基本没有变化。但从这一时期开始孕妇的体重有所增加，穿衣服时会有紧绷感。同时，下腹部变硬，感觉有些肿胀。

需要的营养

营养生理特点

第8周胎儿的发育继续表现在脑部、心脏、肝脏、肺部和肠胃上，同时，胎儿已经出现了脐带、卵巢或睾丸，所以孕妇应储备充足而全面的营养素，满足胎儿的多项发育需求。

需要的营养素

孕妇除了应注意补充钙、铁、锌、硒、钾等矿物质和优质蛋白质、脂肪之外，还应该适量补充B族维生素，防止因B族维生素缺乏而导致胎儿的生殖系统发育有缺陷。

适量补充B族维生素

B族维生素的种类很多，维生素B_1可以为孕妇提供能量，促进新陈代谢。维生素B_2能够影响胎儿的生殖系统、骨骼和眼睛的发育，严重缺乏者将导致生殖系统缺陷、畸形和眼疾。含维生素B_1较多的食物是全谷物、豆类、牛奶、绿花椰菜。含维生素B_2较多的食物有奶制品、蛋类、动物肝脏、新鲜蔬菜等。但补充维生素不可过量，通过合理的饮食调节一般可以达到需求，没必要大量补充各种维生素制剂，否则会损害胎儿的脑部、骨骼等发育。

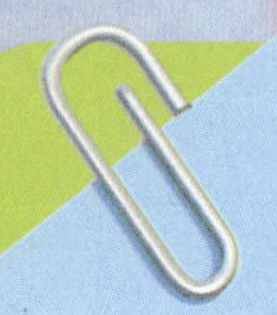

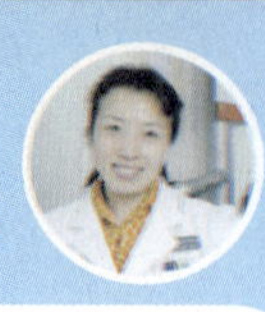

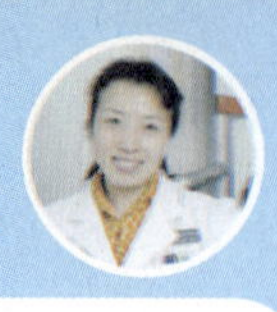

专家提醒

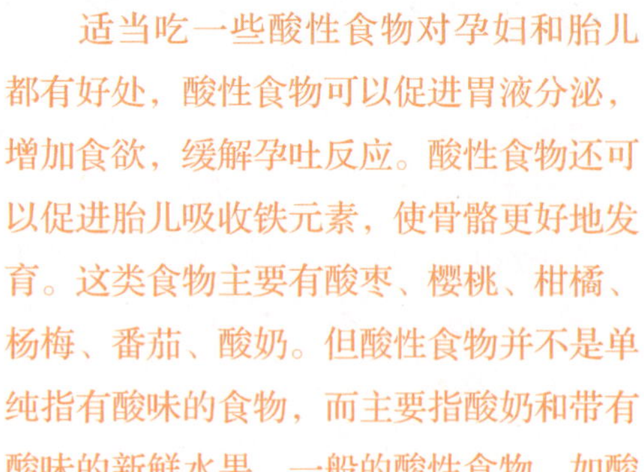

适当吃一些酸性食物对孕妇和胎儿都有好处，酸性食物可以促进胃液分泌，增加食欲，缓解孕吐反应。酸性食物还可以促进胎儿吸收铁元素，使骨骼更好地发育。这类食物主要有酸枣、樱桃、柑橘、杨梅、番茄、酸奶。但酸性食物并不是单纯指有酸味的食物，而主要指酸奶和带有酸味的新鲜水果。一般的酸性食物，如酸菜、泡菜，含有大量的亚硝酸盐等致癌物质，不宜食用。

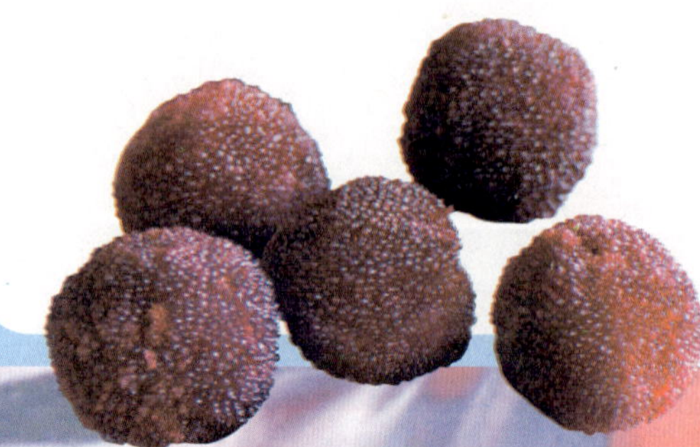

推荐食谱

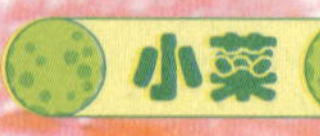

小菜

水晶西红柿

【原料】

主料：西红柿300克。

辅料：白糖50克。

【做法】

1. 将西红柿洗净，切去蒂，用开水烫一下，剥去薄皮，然后切成块，放在盘内。

2. 把白糖均匀地撒在西红柿上即可。

【特点】

酸甜可口，碳水化合物、维生素C、胡萝卜素及水分含量较高，具有祛火开胃之功能。

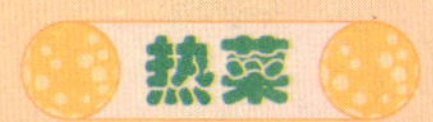

糖醋黄鱼

【原料】

主料：鲜黄鱼2条，胡萝卜、鲜笋、青豆、葱各50克。

辅料：色拉油、糖、醋、酱油、料酒、淀粉各适量。

【做法】

1. 将黄鱼去内脏洗净，在鱼背上划几刀，抹上酱油、料酒腌制半小时。

2. 将胡萝卜和鲜笋切成丁，与青豆入水焯一下，捞出。

3. 将葱切末，锅内放油加热至八成热，放入腌制好的黄鱼炸至金黄，捞出控油，盛入盘中。用锅内的底油炒香葱末，倒入开水煮沸，放入适量糖、醋、笋丁、胡萝卜丁、青豆，用淀粉勾芡，淋在黄鱼上即成。

【特点】

酸甜可口，色泽鲜亮，增进食欲，含有孕妇必需的钙、磷、铁、碘、蛋白质、脂肪、维生素B_1和维生素B_2等。

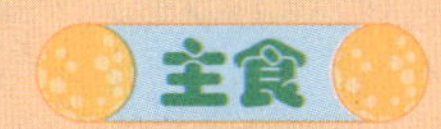

打卤面

【原料】

主料：五香豆腐干2块、水发香菇5朵，慈姑4个，猪肉250克，面条250克。

辅料：豆瓣、葱、姜、蒜、鸡精、白糖、醋、酱油、湿淀粉、高汤、色拉油各适量。

【做法】

1. 将五香豆腐干、水发香菇、慈姑、葱、姜、蒜、猪肉切碎。再将湿淀粉、白糖、酱油勾芡。

2. 锅内放油，依次放入豆瓣、葱、姜、蒜、肉、香菇、慈姑和豆腐干，炒出香味。在锅内加入高汤，用中火烧沸后放入芡汁和鸡精，调成卤，盛出。

3. 将面条煮熟后浇上卤汁，即成。

【特点】

口味独特、香浓，卤汁含有丰富的蛋白质和脂肪，可促进胎儿脑部发育。

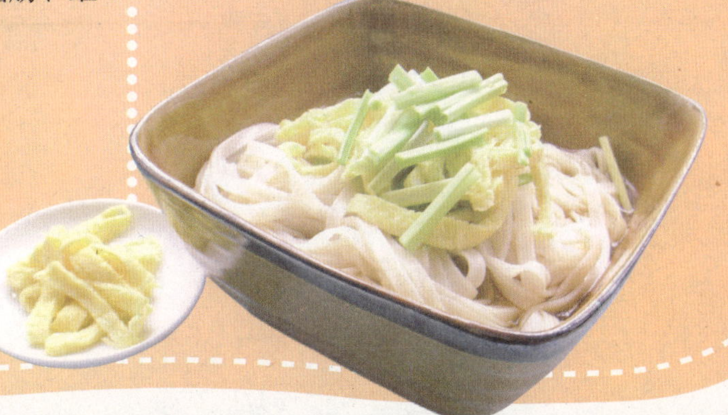

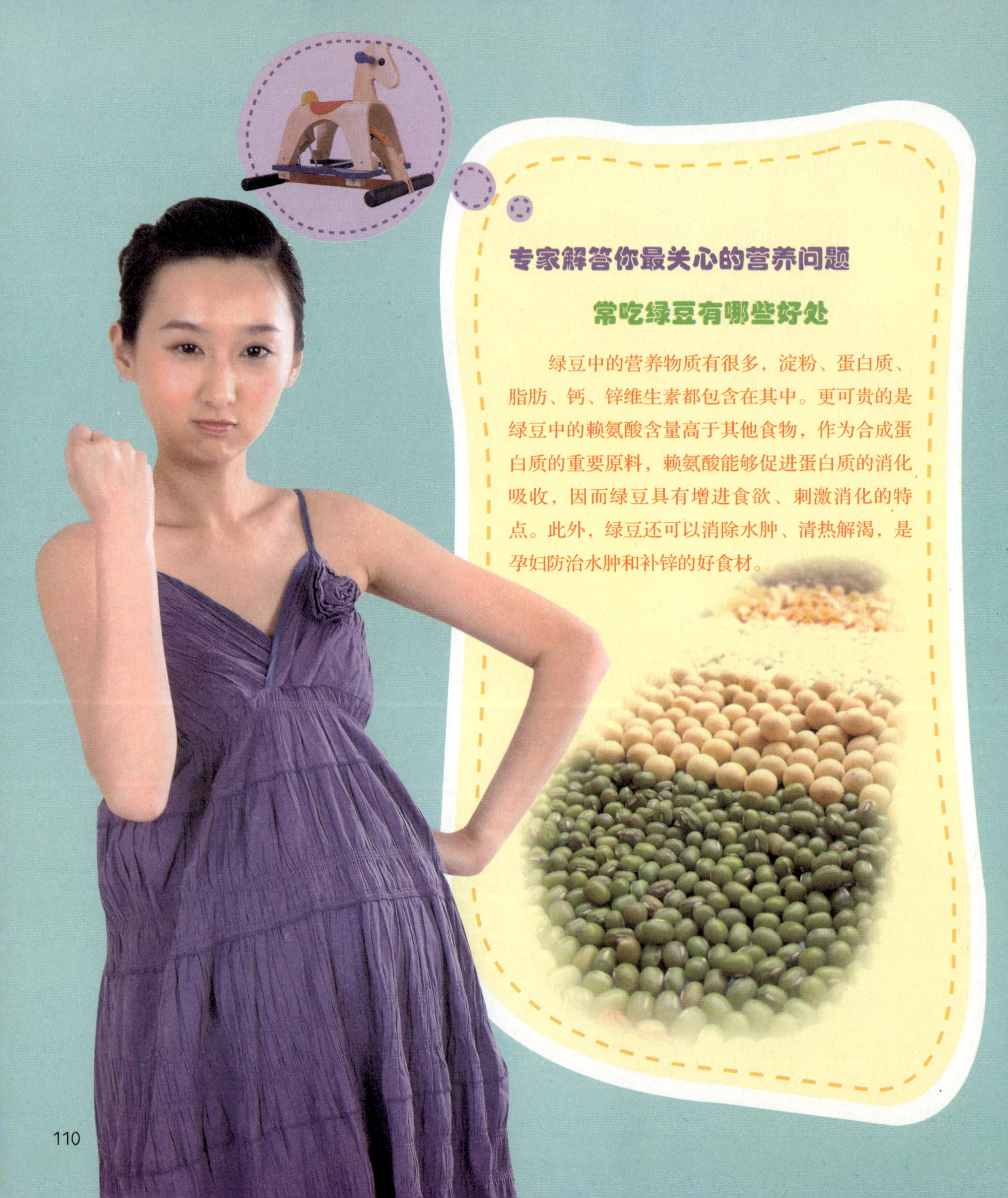

专家解答你最关心的营养问题

常吃绿豆有哪些好处

绿豆中的营养物质有很多，淀粉、蛋白质、脂肪、钙、锌维生素都包含在其中。更可贵的是绿豆中的赖氨酸含量高于其他食物，作为合成蛋白质的重要原料，赖氨酸能够促进蛋白质的消化吸收，因而绿豆具有增进食欲、刺激消化的特点。此外，绿豆还可以消除水肿、清热解渴，是孕妇防治水肿和补锌的好食材。

第五章 怀孕第三个月

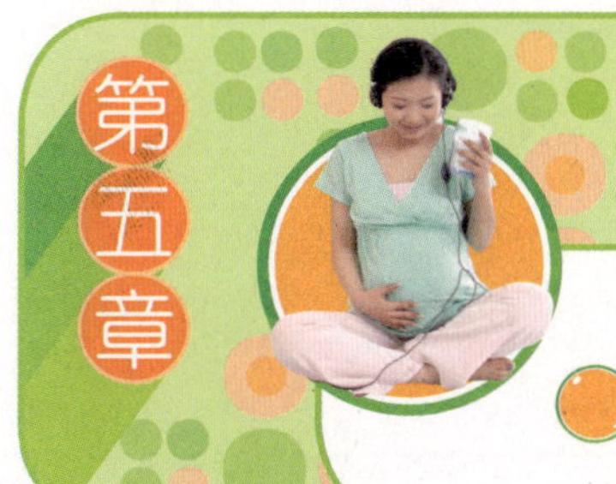

第九周

胎儿和孕妇的变化

胎儿的发育状况

怀孕第9周时，胎儿胳膊和腿逐渐变长，手指和脚趾开始形成并能够弯曲，小尾巴逐渐消失。面部越来越清晰，面部肌肉逐渐发达，长出眼睑，并渐渐覆盖眼睛。外耳的轮廓清晰可见。嘴巴已不再是条小缝，开始长出上嘴唇，由于颈部越来越清晰，所以整个身体看起来较为分明。

孕妇的身体变化

大部分孕妇的腰部开始变粗，皮肤变得粗糙、没有光泽，严重的用手轻轻一挠就往下掉皮屑。但也有怀孕后皮肤反倒更加细腻了的，这要因人而异。另外，孕妇乳房会增大许多，摸起来发硬、发疼，同时还能摸到一些肿块，乳晕与乳头颜色加深。

需要的营养

营养生理特点

进入第9周，胎儿的生长发育逐渐加快，手指和脚趾已经形成并具有简单的弯曲能力，面部肌肉和五官的发育进入关键期。对孕妇来说，随着子宫的增大，直肠受到挤压，加上体内水分不

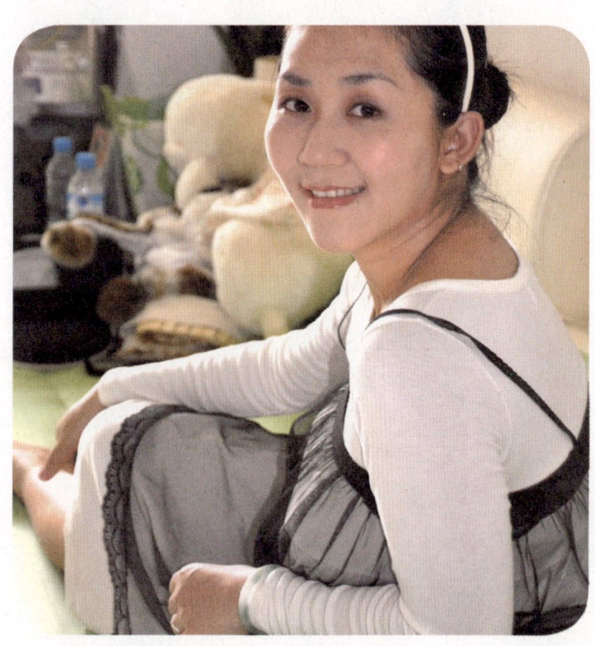

足，导致大便干燥、秘结、不规律，对身体的毒害很大。要想保持大便通畅，就要养成良好的饮食习惯。

需要的营养素

少食多餐，少吃油腻辛辣的食物，多吃含纤维素、维生素的食物，只有这样才能防治便秘。这些含纤维和维生素的食物对胎儿的生长发育也极为有利，可以防止孕妇因摄入过多脂肪而造成胎儿过于肥胖。

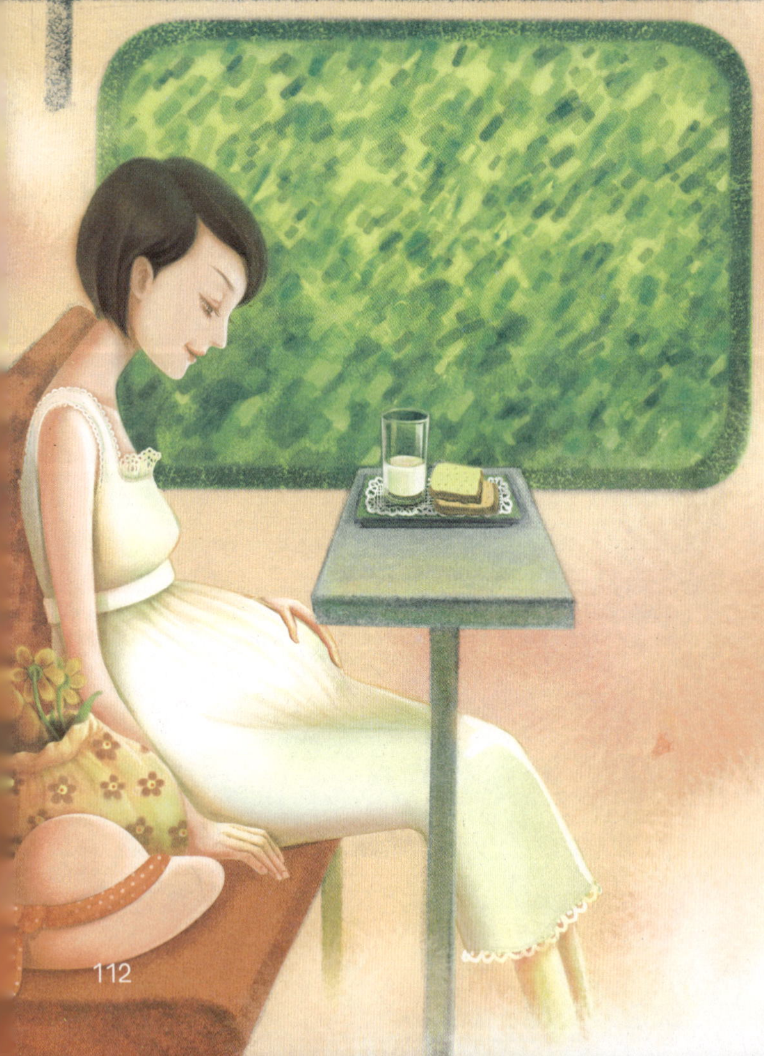

重视膳食纤维的营养价值

膳食纤维对人体是不可或缺的，现代医学和营养学经研究确认了膳食纤维可与传统的六大营养素并列称为“第七营养素”。膳食纤维的作用主要体现在以下几方面。

第一，吸收毒素。人体摄入膳食纤维后，纤维素在胃肠道中遇水会形成致密的网络，吸附有机物、无机物和水分，维持胃肠道的正常菌群结构。纤维素会吸附肠内容物中的毒素，使肠黏膜与毒素接触的机会减少，从而有效地保护胃肠道不被有毒物质侵害。

第二，防治便秘。膳食纤维能够刺激口腔活动，使唾液和胃液的分泌更加旺盛，更好地帮助消化。而且膳食纤维体积大，比较疏松，使胃肠有充满的感觉，既能抑制热量的摄取，又增加排便量，还可有效刺激肠的蠕动，使废弃物及时排出体外。

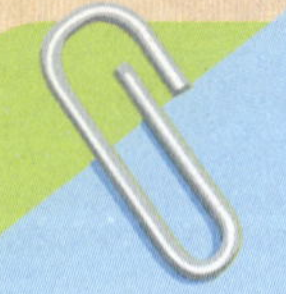

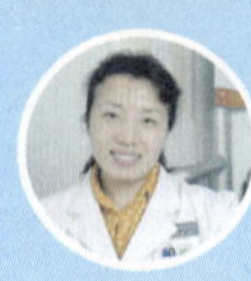

专家提醒

如果膳食纤维摄取量不足，会加重便秘，排便时将更加疼痛，甚至出血。然而，如果膳食纤维摄取量过多，就会减少对钙和铁的吸收利用，对身体健康极为不利。缓解便秘的饮食原则是：减少脂肪的摄入量，适当增加蔬菜和水果的比例，保持营养均衡。

推荐食谱

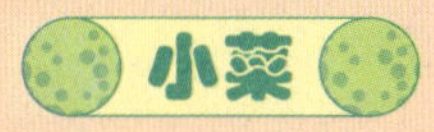

什锦沙拉

【原料】

主料： 土豆、胡萝卜各50克，小黄瓜、鸡蛋、火腿各一个。

辅料： 白糖、盐、沙拉酱和胡椒粉各适量。

【做法】

1. 土豆去皮，煮熟后捣成泥。胡萝卜、火腿和煮熟的蛋白切粒，将蛋黄压碎备用。小黄瓜切粒，用少量盐腌制。

2. 用土豆泥拌胡萝卜、火腿和蛋白粒，放入少量白糖、胡椒粉，再加沙拉酱拌均匀，最后撒上碎蛋黄即成。

【特点】

色泽鲜亮，酸甜味美。富含蛋白质、维生素和矿物质。口味清淡，易于孕妇消化吸收。

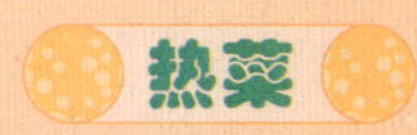

苋菜炒肉丝

【原料】

主料： 苋菜500克，瘦肉200克。

辅料： 生姜1片，生抽1茶匙、糖1/4茶匙、淀粉2/3茶匙、酒1/2茶匙、水2汤匙、油1汤匙、盐适量。

【做法】

1. 苋菜洗净，摘取嫩的部分。

2. 瘦肉洗净切成细丝，加入生抽、淀粉、糖、酒、盐，腌20分钟左右。

3. 生姜切丝待用。

4. 将2汤匙水倒入锅中煮沸，加入盐，再放苋菜，略煮后捞起；再浸入冷水中过几分钟再捞起，沥去水分。

5. 起油锅，放入姜丝略爆炒后，再放入肉丝同炒，炒熟肉丝即放入苋菜，猛火快炒即成。

【特点】

苋菜含大量铁元素，比菠菜还要丰富，又含大量维生素A、维生素B、维生素C，除为孕妇补血补肝外，更有滑肠通便的功效。

玉米面蒸饺

【原料】

主料：玉米面1000克，韭菜500克。

辅料：虾皮50克，泡好的粉丝400克，清水750克，花生油、麻油、精盐、面酱、花椒面、味精各适量。

【做法】

1. 将韭菜择洗干净，切成碎末。虾皮用清水洗净，控去水。泡好的粉丝用刀剁碎。

2. 将粉丝、虾皮放在小盆中，加入精盐、面酱、花椒面、味精，拌匀。再加入韭菜，浇上花生油、麻油，调拌均匀。

3. 锅置火上，加入清水750克，烧开，把玉米面向水中徐徐撒入，用筷子搅拌均匀，然后倒在案板上稍晾，用手揣和好，搓成长条，下40个剂子，按扁，做成皮子，包入馅心，呈大饺子状，入笼用旺火蒸15分钟即可。吃时可蘸醋、酱油等佐料。

【特点】

外皮筋道，馅散味美。不仅含有孕妇必需的蛋白质、碳水化合物，还含有多种矿物质、维生素及纤维素。

专家解答你最关心的营养问题

补充饮水有哪些重要性

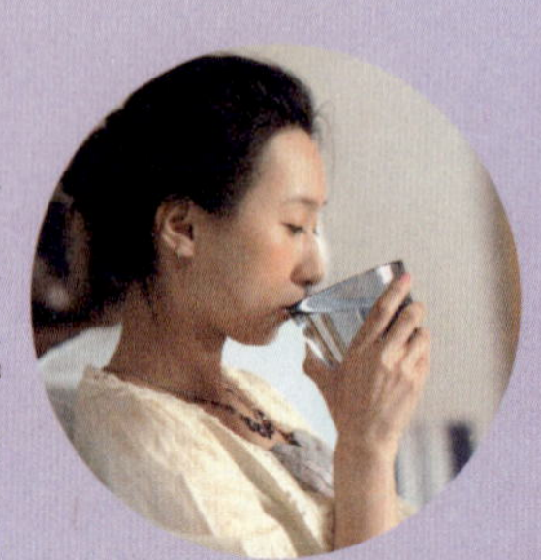

水是人体赖以生存的物质，是人体的七大营养素之一，是人体的组成部分，约占体重的2/3。水能够运送和吸收体内的营养素，排除代谢物，调节体温和血液循环。孕期每日用水量可增加至4000毫升，孕妇可根据自己的劳动强度、体温及环境气温来适当补充水。患有肾功能不全等疾病的孕妇，应该在医生指导下饮水。饮料因口感甜美、凉爽宜人而倍受人们的青睐，但孕妇却不宜喝。因为饮料和各种果汁都含有大量的糖分、防腐剂、色素、香精等，这些物质对孕妇和胎儿会产生不利的影响。

第十周

胎儿和孕妇的变化

胎儿的发育状况

怀孕第10周，才可以说胎儿期真正开始了。这时胎儿的生殖器官开始形成，胎儿的氧气和营养通过脐带与胎盘由母体供给。胳膊和腿越来越长，手腕已经能够熟练弯曲和伸展，脚腕已经形成，脚趾清晰可见。双眼移动到脸部中央，肠胃到达最终位置。女胎长出阴蒂，体内卵巢开始发育。

孕妇的身体变化

第10周是孕吐最严重的时期，除恶心外，胃部情况也不佳，同时，胸部会出现闷热等症状。腹部仍然不算太大，但由于子宫已如拳头般大小，会直接压迫膀胱，造成尿频现象，而腰部也会感到疼痛，腿、足浮肿。此外，分泌物增加，容易便秘等。与此同时，大多数子宫后倾的人开始转为前倾。乳房更加胀大，乳晕与乳头颜色更暗，开始为哺乳做准备。

需要的营养

营养生理特点

这一时期，胎儿的发育主要表现在生殖器官和四肢上。如果胎儿的营养需求得不到满足，就会出现大脑发育迟缓，生殖器官和四肢发育不健全。孕妇为了给宝宝提供充足的营养应全面补充营养素，不能因害怕发胖而节食，更不可忽视便秘问题。

需要的营养素

这一阶段所需要的营养素有钙、锌、磷等矿物质，维生素，纤维素以及胎儿生长发育所需的脂肪酸、碳水化合物等。

保持体内水、电解质平衡

有些孕妇由于孕期反应较重，呕吐频繁、剧烈，有的不仅将胃内食物吐出，而且还将胆汁等内容物吐出，引起体内水、钠、钾等营养素丢失，电解质紊乱，如不及时纠正和治疗，就会造成体内营养环境失衡，导致酮症酸中毒。为了保持水、电解质平衡，孕妇的饮食要尽量做到以下几点：

第一，多喝水，多吃蔬菜和水果。

第二，不偏食、不挑食，食物品种丰富、营养均衡。

第三，少吃多餐，多食易消化的食物，如蛋白类、蔬菜、水果类等。身边放一些平时喜爱的小吃，如饼干、瓜子、话梅，感到饥饿或恶心时吃一点儿。

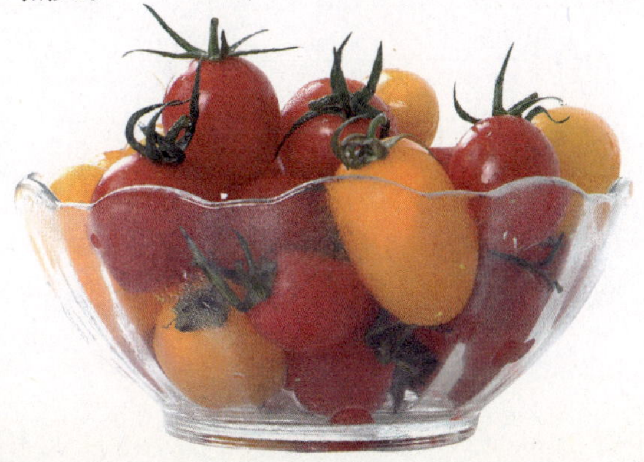

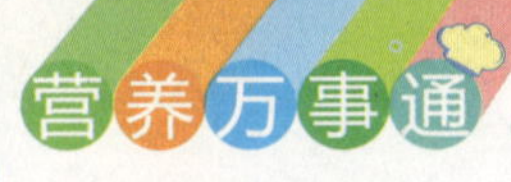

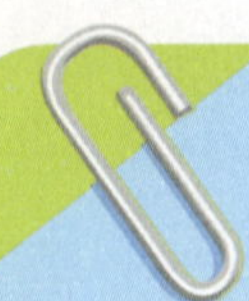

专家提醒

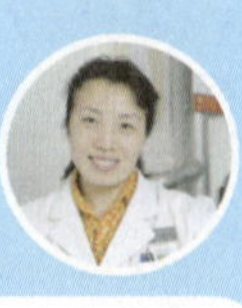

生吃蔬菜和水果前，必须洗净，不要吃不新鲜的蔬菜、水果。火腿、香肠等肉类包装加工食品，开封后应立即食用。尽量不食用剩菜剩饭，尤其是做熟的隔夜蔬菜。

冰箱里的食品，必须置于干净密封的容器内保存；应定期清洁冰箱；生食、熟食要分开放；及时废弃过了有效期的食品；没有安全保障的食品，必须禁食。

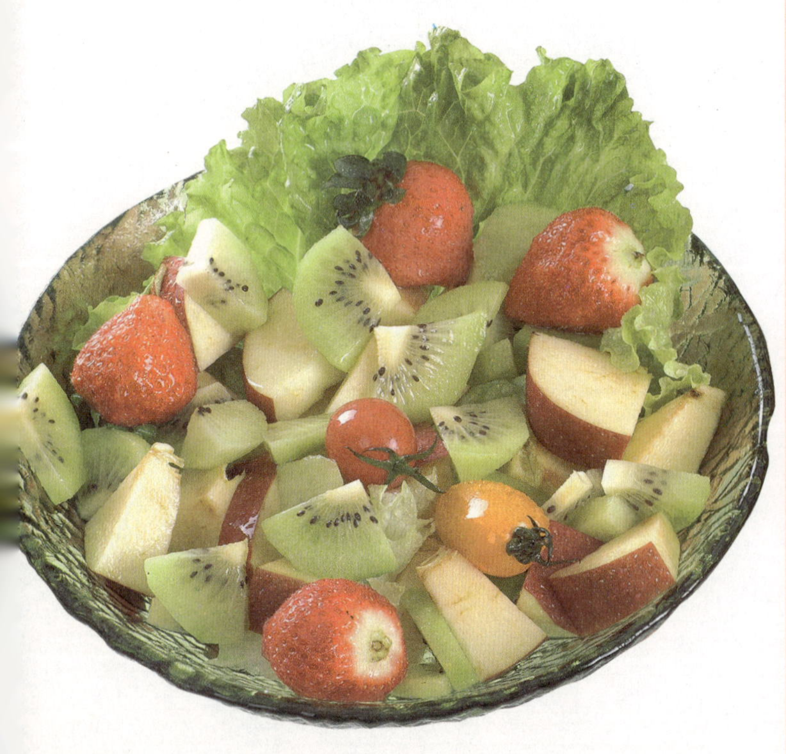

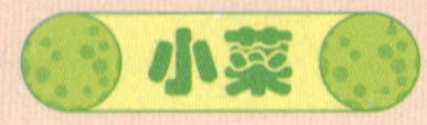

推荐食谱

小菜

瑶柱鲜芦笋

【原料】

主料：瑶柱4粒，芦笋500克。

辅料：红萝卜数片，上汤1杯半，姜1片。

蒸瑶柱料：玫瑰露酒、油各1茶匙，浸瑶柱水2汤匙。

芡汁料：蚝油1茶匙，生抽、糖各1/2茶匙，淀粉3／4茶匙，麻油、胡椒粉各少许，蒸瑶柱水3汤匙。

【做法】

1. 瑶柱洗净，放入清水中浸两小时取出，放入锅中加入3汤匙浸瑶柱水及蒸料隔水蒸一小时，取出晾凉撕成细丝。

2. 芦笋刨去节皮，洗净，切长条，沥干。

3. 煮滚上汤，放入芦笋煮烂，将芦笋捞出排放于碟上。

4. 烧热锅，下油1汤匙，爆香姜片，弃去，放入红萝卜和芡汁料煮滚，放入瑶柱拌匀，淋在芦笋上即成。

【特点】

怀孕期间，由于孕妇激素分泌产生变化，很容易引致便秘，应多吃蔬菜和水果。芦笋含丰富的纤维素，能促进孕妇新陈代谢，帮助消化。

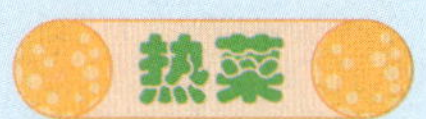

热菜

松子爆鸡丁

【原料】

主料：鸡胸肉200克，松仁20克，核桃仁20克。

辅料：料酒、湿淀粉、鸡汤、鸡蛋、葱末、姜末、蒜末、盐、酱油、白糖适量。

【做法】

1. 将鸡肉切丁，与料酒、湿淀粉、盐、酱油、蛋清调匀，入味。

2. 将清水与湿淀粉、盐、酱油、白糖调匀，做成料汁，备用。

3. 锅内放油，加热，放入松仁、核桃仁，翻炒片刻，捞出。用底油炒香葱、姜、蒜，放入鸡肉翻炒，再倒入料汁翻炒。

4. 将炒好的松仁和核桃仁倒入锅内，炒匀即可。

【特点】

富含孕期所需的不饱和脂肪酸、蛋白质、铁、钙等营养素，对孕妇和胎儿很有好处。

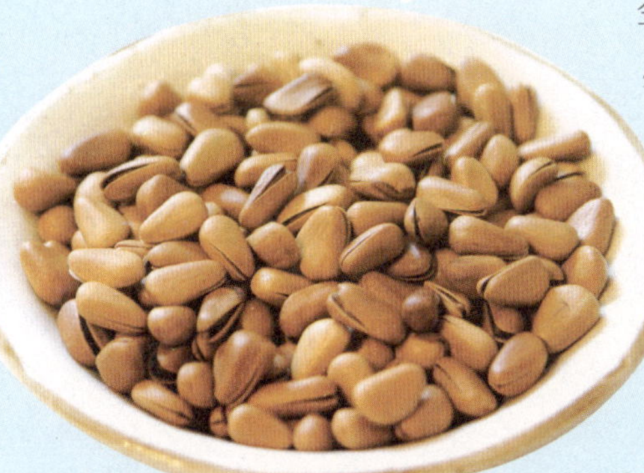

主食

香椿饼

【原料】

主料：面粉500克，肉200克。

辅料：腌香椿芽150克，花生油少许。

【做法】

1. 将肉切成黄豆粒大小的丁。再将腌香椿芽用水浸泡清洗干净，切成碎末，与肉丁一起放在盆内，加入花生油，拌匀成馅心。

2. 将面粉加入清水250克和成面团，揉匀揉透后，搓成长条，揪成每个重45克的面剂，擀成直径约15厘米的圆面皮，包入馅心一份，收口捏紧，轻轻按成圆饼，即成生饼坯。

3. 将平锅置于炉火上烧热，放入饼坯干烙，烙好一面再烙另一面，待两面烙至金黄色，即可出锅食用。

【特点】

金黄酥脆，清香鲜美。含有孕妇必需的动物性和植物性蛋白质，碳水化合物，多种维生素，矿物质。

专家解答你最关心的营养问题

缺乏能量会导致胎儿智力低下吗

能量的摄入在这一阶段也是非常重要的，如果孕妇为了保持体型而控制脂肪的摄入量，不保证全面均衡的饮食习惯，则会使胎儿的智力发育迟缓、脑部发育不完善。为保障胎儿的健康发育，孕妇应适当摄入含糖类的食物，如蔗糖、大米、面粉、山药、红薯等。糖类食品的摄入量以每日150克为标准。脂肪是人体能量的重要来源，主要来自于植物油和动物油，其中豆油、花生油和芝麻油是良好的供应源，可以满足胎儿发育所需的脂肪酸。

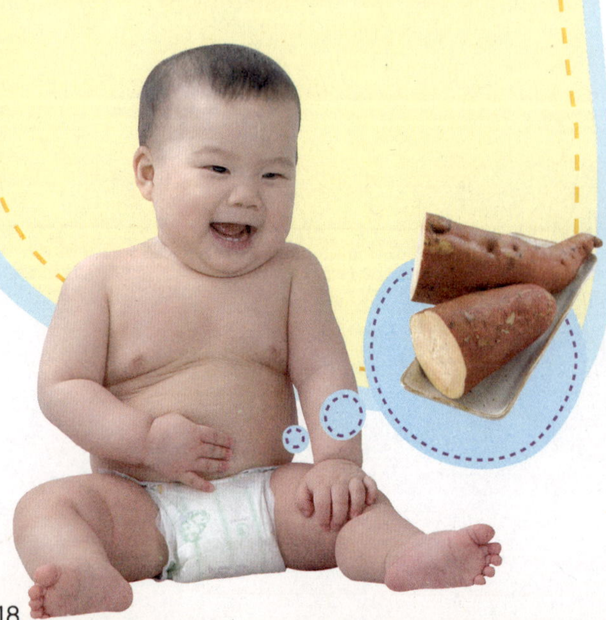

第十一周

胎儿和孕妇的变化

胎儿的发育状况

怀孕11周时，胎儿的生长发育速度非常快，其细胞以惊人的速度增长。脊神经从脊髓伸展开，并日渐发达，脊柱轮廓清晰可见。肝脏、肾、肠、肺、大脑等重要器官，在这一时期已完全形成并发挥功效。纵观胎儿身体轮廓，头部占身体全长的一半左右。外部生殖器明显，可辨认面部器官。额头突出，颈部拉长，下颚出现，已经可以看到头发等细微的部分。

孕妇的身体变化

子宫几乎占据整个骨盆，乳房附近的静脉呈青色，腹部出现一条竖线。从此开始，孕妇的妊娠反应开始缓和，食欲增加，体重开始回升。

这一时期孕妇的脸上，特别是鼻子周围的黄褐斑（也叫蝴蝶斑）开始明显，另外，眉毛似乎变淡了，眼皮也时有肿胀。

需要的营养

营养生理特点

进入第11周，胎儿的生长发育加快，骨骼和牙齿的发育突出，对钙元素的需求量增大。因而，孕妇应多吃些含钙丰富的食品。

需要的营养素

与胎儿的生长发育相适应，孕妇应补充钙、锌元素，优质蛋白质和维生素。

适当补充维生素

维生素A可以促进胎儿的肠胃和肺部发育，增进皮肤健康。由于胎儿在最初的3个月并不具备储备维生素的能力，因此必须从母体中吸收充足的维生素才能满足自身生长发育的需要。含维生素A较多的食物有菠菜、南瓜、红薯等。

怀孕期间必须避开的食物

女性怀孕后，身体的抵抗力和对食物的适应力都有所降低。一些平时常吃的食物，此时吃进去就有可能生病或感染病毒，其危害是相当大的，因此，孕妇对食物的选择和摄取要格外注意，对以下食物还是避开为好。

第一，生鱼片、半生肉类不能吃。这些没有经过高温加工的鱼、肉类，存在大量的细菌和有害物质，吃进去之后有可能感染病毒或生肠道寄生虫，因此，孕妇还是不吃为好。另外，冷冻肉制品必须经过解冻，并煮熟后才能吃。

第二，不新鲜的甲壳类、贝壳类食品。甲壳类和贝壳类食品存在着大量的细菌，加工过后如果不尽快吃完，细菌又会繁殖。

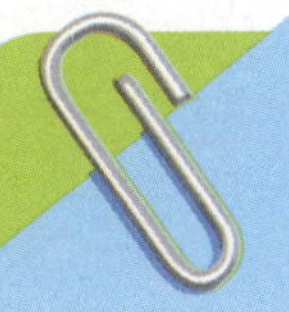

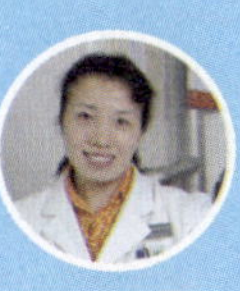

专家提醒

一些过期的或发霉的食物对人体健康的危害很大，特别是在怀孕的前3个月，胚胎细胞大量繁殖、分化的时期，更不能进食霉变的食物。否则会使毒素、霉菌侵入胚胎，使染色体畸形，从而导致胎儿患有先天性疾病或发育缺陷、畸形，甚至死胎、流产等。

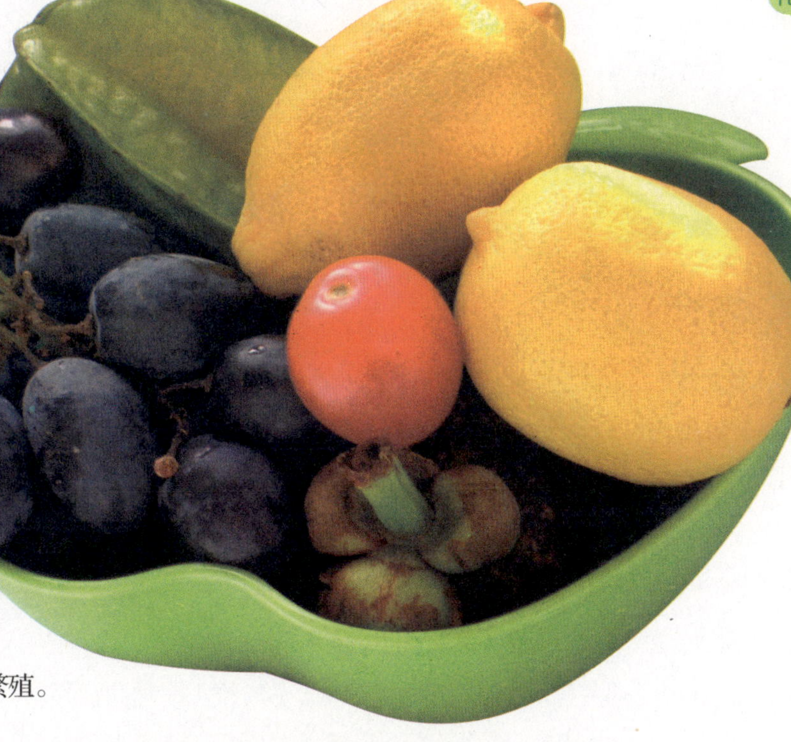

推荐食谱

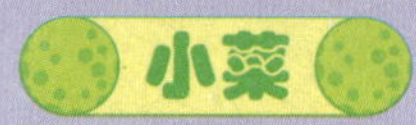

鱼香肝片

【原料】

主料：动物肝250克，泡辣椒20克。

辅料：葱25克，蒜15克，酱油15克，姜10克，盐2克，菜油150克，醋10克，料酒10克，水豆粉30克，汤25克，白糖10克，味精1克。

【做法】

1. 将动物肝切成长约4厘米、宽约3厘米、厚约0.3厘米的片，加盐和水豆粉（20克）码匀。姜、蒜去皮，切成米粒，葱切成葱花，泡辣椒剁成碎末。

2. 用1碗水豆粉（10克）、料酒、酱油、醋、白糖、味精及汤对成汁。

3. 炒锅置旺火上，下菜油，烧至七成热时，放进肝炒散后倒入泡辣椒、姜、蒜末。待肝炒伸展时，下葱花、烹滋汁，最后簸转起锅入盘。

【特点】

可以给孕妇补充维生素A等营养素，利于胎儿的视力发育。

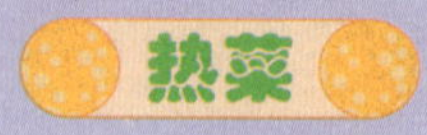

炸豆沙藕合

【原料】

主料：鲜藕500克。

辅料：豆沙馅200克，芝麻50克，面粉30克，淀粉30克，鸡蛋1个，白糖、花生油、水各适量。

【做法】

1. 拣去芝麻中的杂质，淘洗干净，炒熟，放入豆沙馅内，再加白糖，拌匀。

2. 将鸡蛋磕入碗内，加面粉、淀粉及少量的水，搅成蛋糊。

3. 将鲜藕去节，洗净，顶刀切成0.3厘米厚的两片相连的连刀片，抹入豆沙馅备用。

4. 锅置火上，倒入花生油，烧至六成热时，将抹好馅的藕片挂上蛋糊，入油锅中炸至金黄色，捞出，控净油，装盘，再撒上白糖即可。

【特点】

色泽金黄，脆香软甜，营养丰富。含有孕妇必需的混合蛋白质，碳水化合物，钙、铁等多种矿物质和脂肪酸。

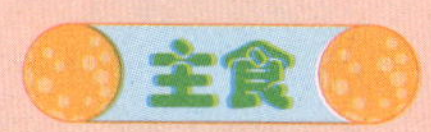

椒面羹

【原料】

主料：川椒10克，白面150克。

辅料：精盐、豉少许。

【做法】

1. 把川椒洗净，沥干，研成末，待用。

2. 将白面加少许水，揉和，展平，做成面条，待用。

3. 在锅里加清水适量，置于火上，旺火煮沸，下入面条，煮一会儿，放入精盐、豉少许做羹，再加入川椒末，与面条调匀即成。

【特点】

温胃散寒，镇痛止呕。主治孕期腹痛或因寒伤脾胃引起的心腹结痛，呕吐、食不能下等症。

专家解答你最关心的营养问题

怎样看待高钙食品

高钙食品，如钙片等，如果过量食用，会使胎儿患高钙血症，出生后颚骨宽并且突出、主动脉狭窄等。对胎儿的骨骼和心血管发育非常有害，严重损害宝宝出生后的机体状态。

实际上，孕妇在孕早期每日所需的钙为800毫克，孕中期为1000毫克，孕后期为1500毫克。只要合理膳食，从肉类、鱼类、蛋类食品中摄取就可以了，没必要频繁吃钙片。

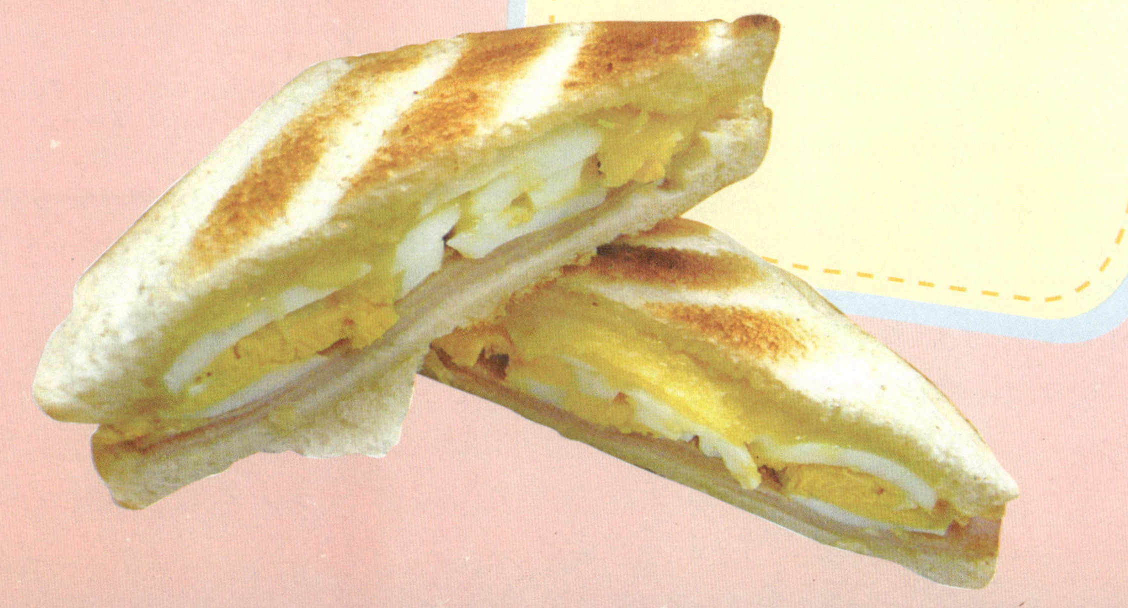

第十二周

胎儿和孕妇的变化

胎儿的发育状况

10～12周时，胎儿的身体以每天1厘米左右的速度增长，身长8～9厘米，体重约30克。与前两周相比，增大将近2倍。这个时期胎儿身体各处的毛囊开始生成，身体各个器官已经基本形成，借助多普勒仪甚至可以听到胎儿的心跳。

胎儿的肌肉已经非常发达，生殖器官快速发育，可以区分出胎儿的性别。触觉和味觉的器官也开始形成，脑部也基本成形，开始行使某些职能，特别是可以储藏外部对脑的刺激。脸部已略具人类雏形，有眼睑，嘴唇构造完全，鼻子隆起，这时的胎儿会转动头部，也会改变身体的方向或姿势，会有走路、跳跃和惊吓等动作，会在羊水中非常自由地运动。

孕妇的身体变化

尿频消失

怀孕12周，孕妇的骨盆腔便容不下胀大的子宫，于是子宫从骨盆通过耻骨的上端上升到腹腔内。子宫进入腹部之后对膀胱的挤压减轻，尿频现象也将逐渐消失。但是支撑子宫的韧带收缩，有可能引起腰痛。如果抚摸肚子，会有比以前稍硬、有隆起的感觉。

孕吐减轻

怀孕满3个月后，有的孕妇孕期反应渐渐减轻，但也有的孕妇依然恶心呕吐。

出现眩晕现象

这一时期孕妇会出现眩晕现象，尤其是上完卫生间忽然站起，或猛一转身、一抬头时就感到头晕目眩，甚至站立不稳。这种现象称之为“体位性低血压”，是由于循环系统一时难以向大脑供血造成的。另外，眩晕有时是因为进食间隔时间太长，引起血糖下降导致，但只要不是因为贫血所致，就不必太担心。孕妇在平时要注意自己的姿势和动作，站立、转身或抬头时，动作一定要慢。

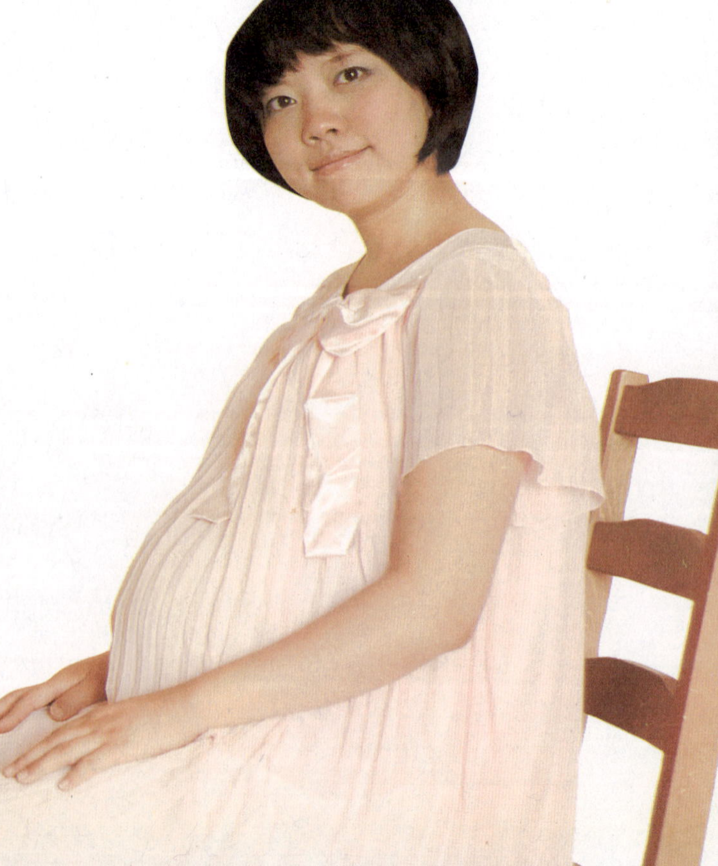

需要的营养

营养生理特点

怀孕第12周时，胎儿的发育非常迅速而显著，脑部、心脏等器官已经基本成形。面部发育进入细节转换时期，四肢已经能够进行简单的动作。除了继续补充大脑、心脏发育所需的营养外，还应全面补充各种营养素，使各个组织器官、肌肉以及机体运动能力得到全面发展。

需要的营养素

孕妇应适当补充碘、钙、镁元素，以促进胎儿大脑、骨骼和肌肉的生长发育。

适当补充镁

镁元素影响胎儿的肌肉和骨骼发育，是提升胎儿健康水平的重要元素，也是孕妇产后子宫恢复的有益元素。研究证实，镁元素的摄入量关系着新生儿的头围、身高和体重。含镁较多的食物有肉类、海产品、豆类、谷类、绿叶蔬菜、桃、苹果和坚果类。

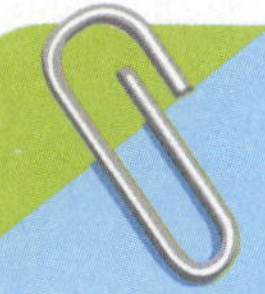

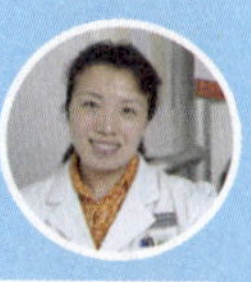

专家提醒

虽然海鲜含有钙、磷、铁、镁等矿物质，但挑选时一定要仔细，不要选择有异味、变色的海鲜和死海鲜，一定要选择新鲜的海产品，否则很容易造成食物中毒，甚至内分泌失调。孕妇进食的过程中，也要防止海鲜过敏，否则会对胎儿的脑部发育不利。

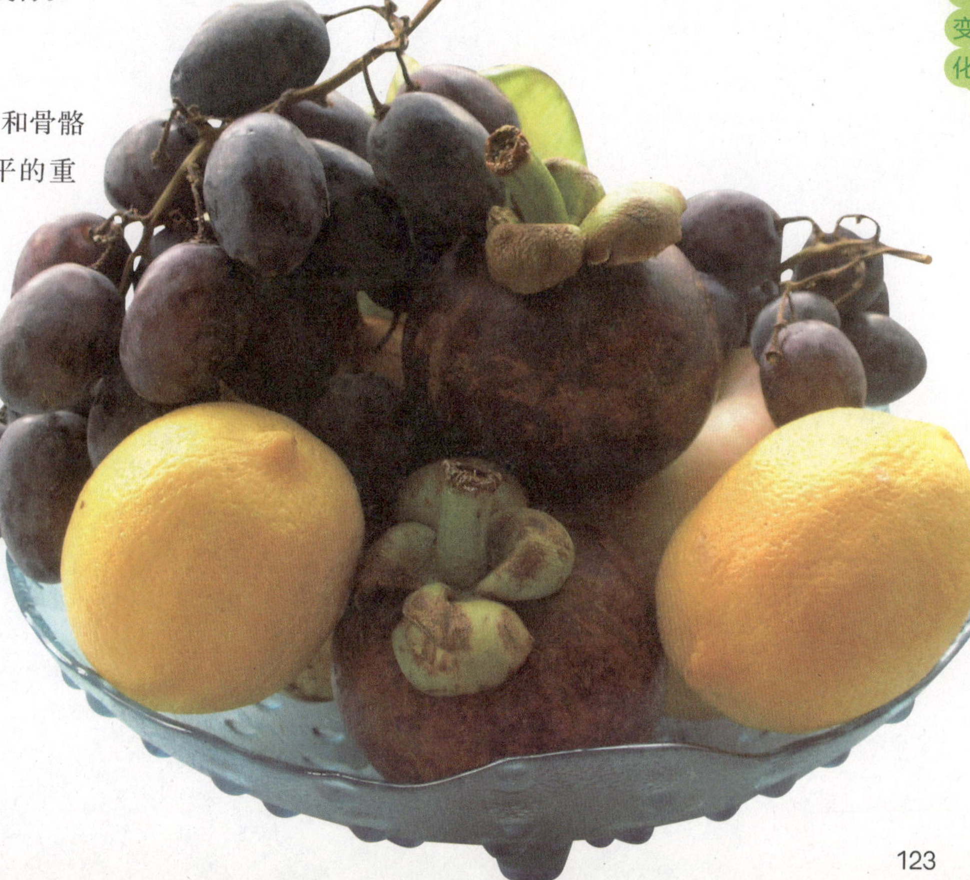

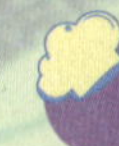

推荐食谱

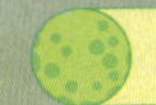

小菜

橘味海带丝

【原料】

主料：干海带150克，白菜150克。

辅料：干橘皮、白糖、味精、醋、酱油、麻油、香菜段各适量。

【做法】

1. 干海带放锅内蒸25分钟左右，捞出，放热水中浸泡30分钟，捞出备用。

2. 把海带、白菜切成细丝，码放在盘内，加酱油、白糖、味精和麻油，撒入香菜段。

3. 把干橘皮用水泡软，捞出，剁成细碎末，放入碗内，加醋搅拌，把橘皮液倒入盘内拌匀，即可食用。

【特点】

清凉可口，含有丰富的营养素，尤其是碘的含量十分丰富，对胎儿脑部发育很有帮助。

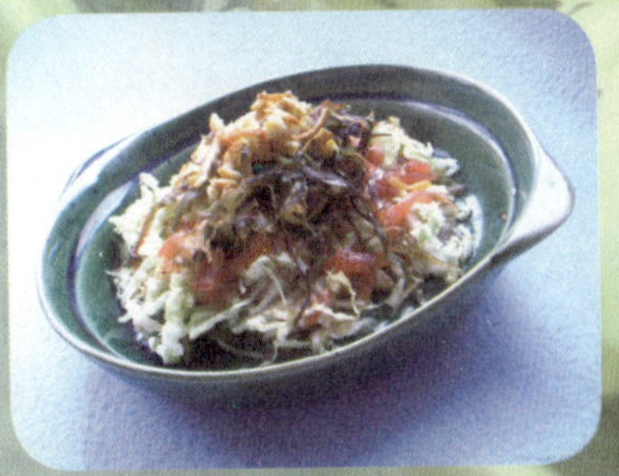

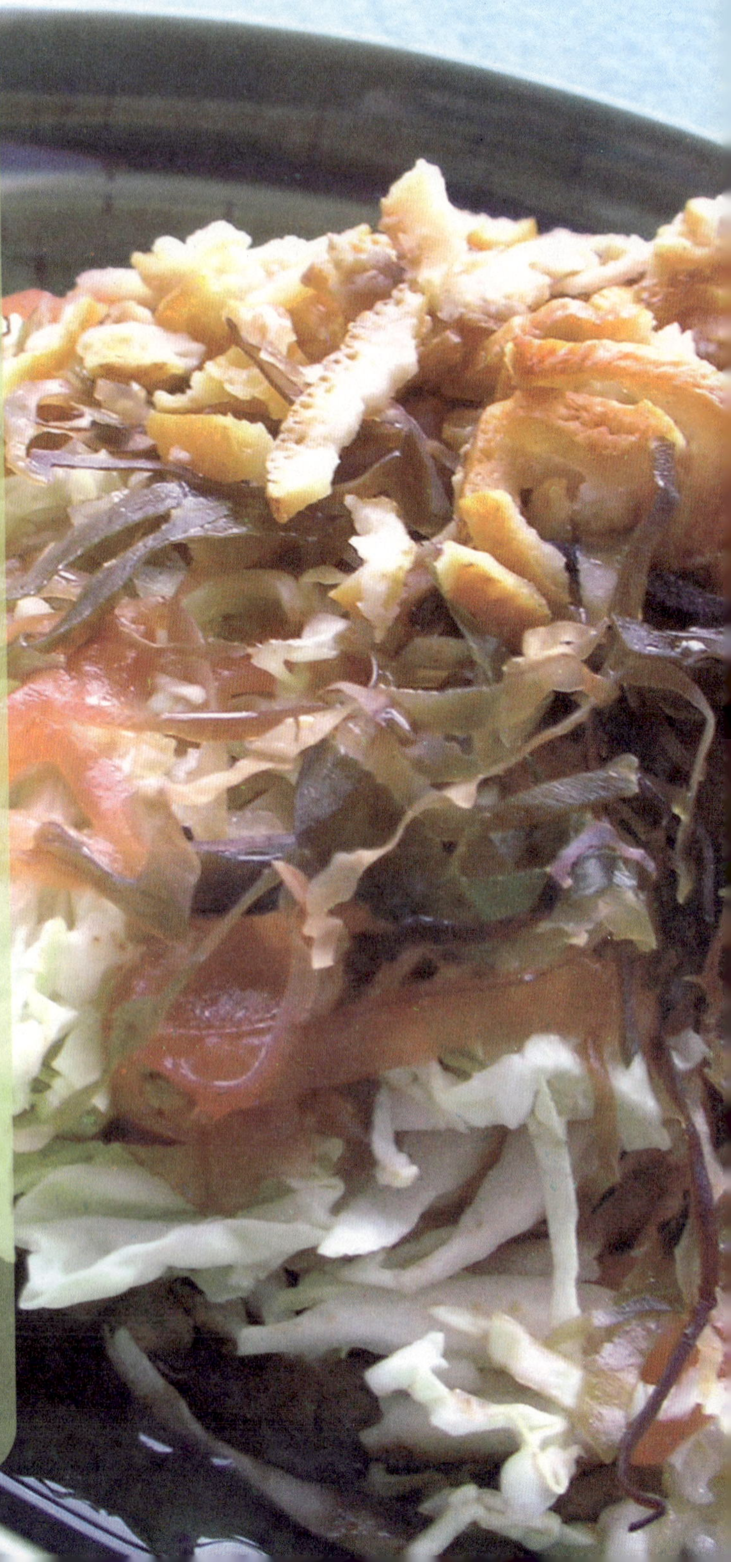

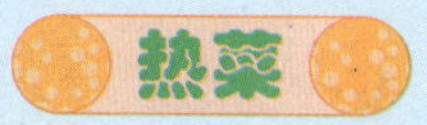

红烧兔肉

【原料】

主料： 兔肉（带骨）1000克。

辅料： 葱20克，姜15克，白糖5克，料酒10克，青蒜5克，桂皮0.5克，胡椒粉0.5克，八角0.5克，味精1克，花生油100克、精盐适量。

【做法】

1. 将兔肉洗净泡去血水，剁成3厘米见方的块，放入清水锅中煮开后捞起，再冲洗1次。葱切段，姜拍松，青蒜切成末。

2. 中火烧锅，放油烧热，下兔肉块炒干水分，放入料酒、精盐、葱、姜、白糖、桂皮、八角和开水（浸没肉块）一起烧开，撇去浮沫，盖上锅盖，改用小火烧至兔肉熟烂，再用旺火烧浓汁汤，拣去葱、姜、八角、桂皮等，放入味精、青蒜末、撒上少许胡椒粉起锅即可。

【特点】

色泽红润，兔肉熟烂，鲜香味浓，富含营养素，肥而不腻，瘦而不硬，既补充营养，又增进食欲。

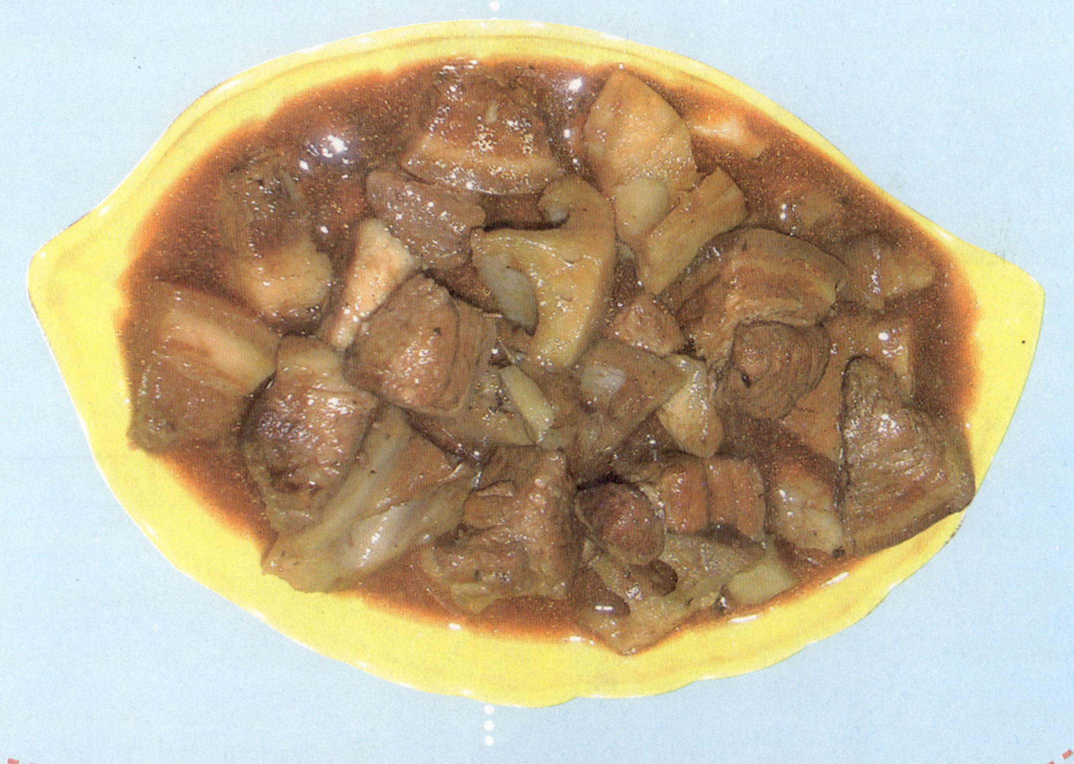

主食

鱼吐司

【原料】

主料：面包、鱼肉各150克。

辅料：鸡蛋1个，油150克，料酒、麻油、糖、味精、甜酱、葱、姜、水适量。

【做法】

1. 面包去边皮，切成4块4~5毫米厚的片，鱼肉斩成泥，加蛋清、葱、姜、料酒、味精一起拌匀。

2. 将调好的鱼泥分4份抹在切好的面包上，用刀搭平做成鱼吐司。

3. 油锅加油烧至五成热时，放入鱼吐司炸，炸至呈黄色后出锅。

4. 每块切成8小块，盘边上加甜酱（甜酱加少许水、糖，用筷子拌匀，上笼蒸5分钟，加麻油）。

【特点】

软嫩清香，味美可口，能增加孕妇的食欲。

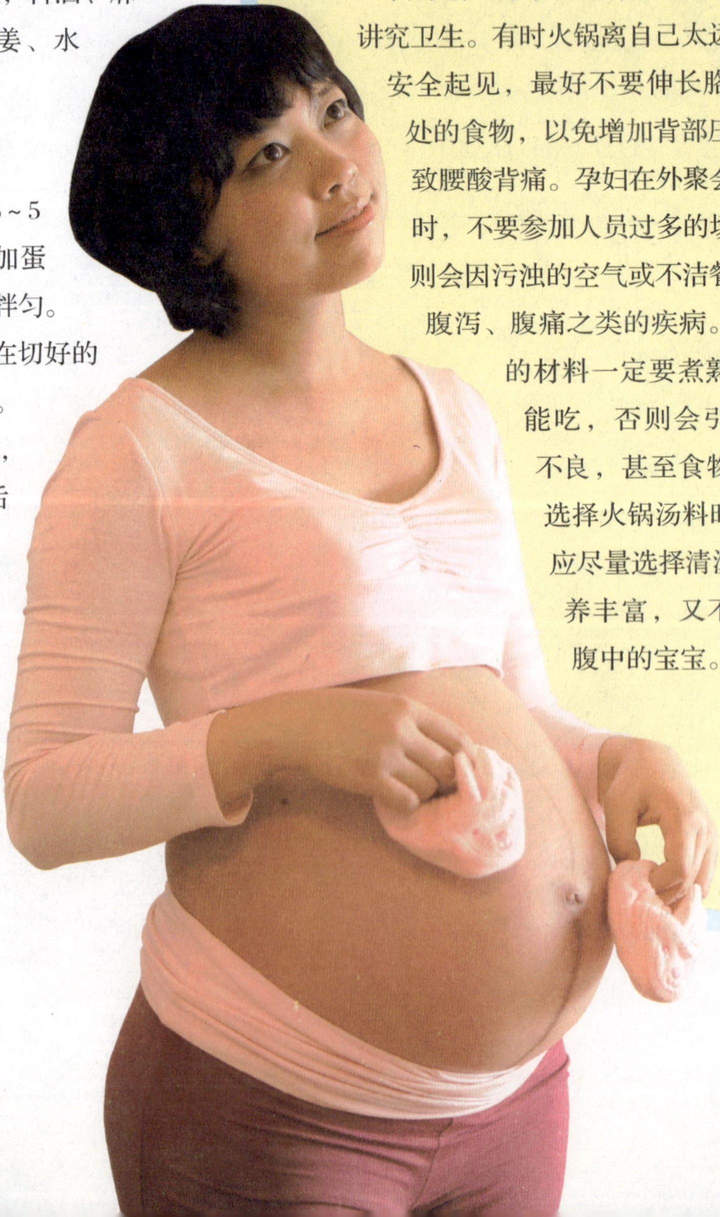

专家解答你最关心的营养问题

吃火锅时应注意什么

孕妇吃火锅时一定要合理选择食物，讲究卫生。有时火锅离自己太远，为了安全起见，最好不要伸长胳膊够远处的食物，以免增加背部压力，导致腰酸背痛。孕妇在外聚会吃火锅时，不要参加人员过多的场合，否则会因污浊的空气或不洁餐具而得腹泻、腹痛之类的疾病。涮火锅的材料一定要煮熟煮透才能吃，否则会引发消化不良，甚至食物中毒。

选择火锅汤料时，孕妇应尽量选择清汤，既营养丰富，又不会刺激腹中的宝宝。

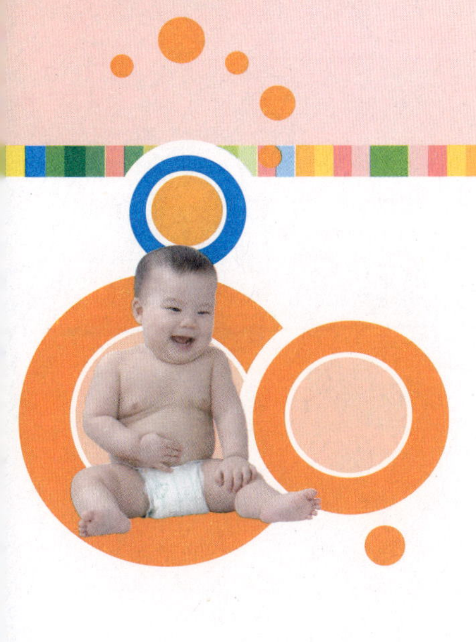

第六章　孕中期营养与妈妈宝宝变化（4~7个月）

孕中期是胎儿迅速生长发育、母体持续变化的时期。这一阶段母体应该为胎儿储备营养素，以供其全面生长。

另一方面，随着胎儿的不断长大，孕妇会出现便秘、胸闷、牙出血、肿胀等孕期反应。只有适当补充蛋白质、糖、脂肪、矿物质和维生素，才能满足胎儿和母体的双重需求。

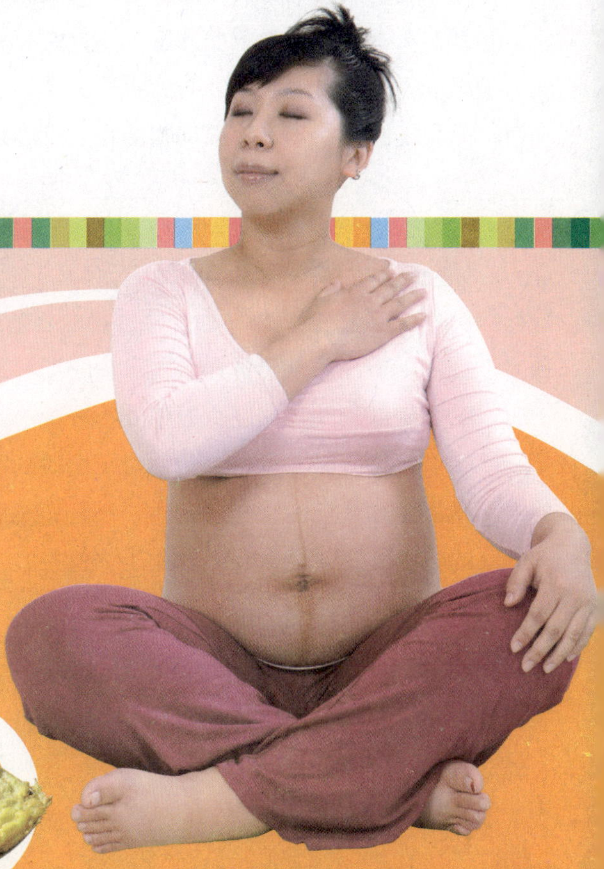

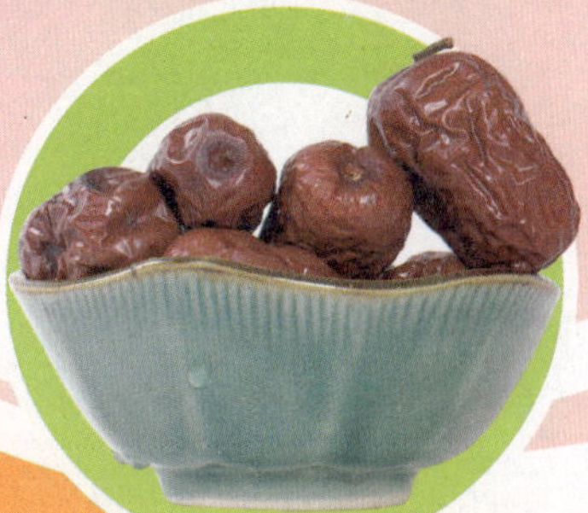

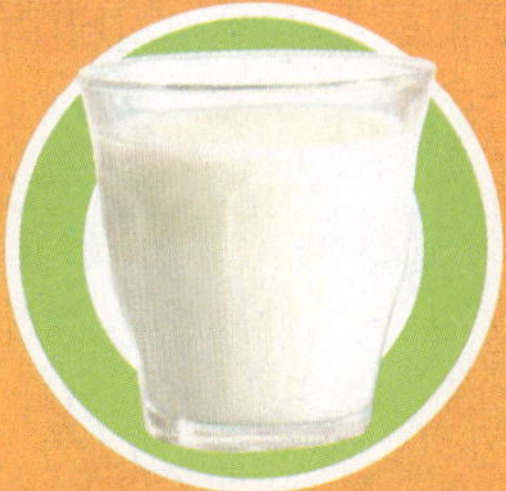

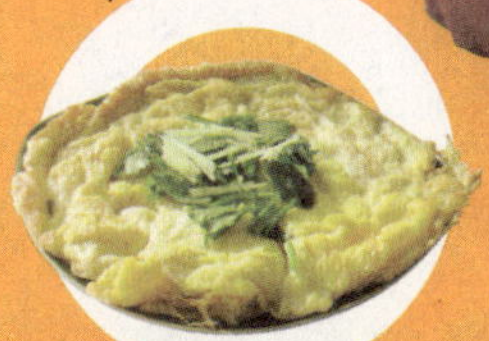

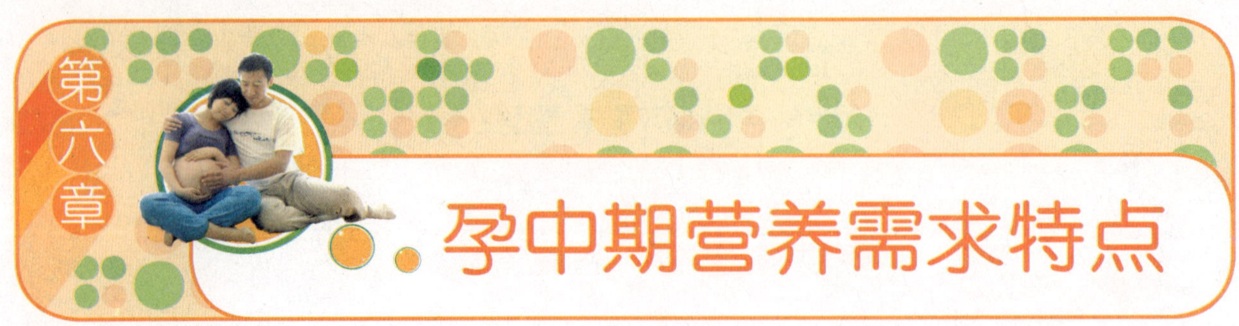

第六章 孕中期营养需求特点

储备相应的脂肪

因为脂肪酸是脑部和神经系统的组成部分，一旦脂肪所含的必需脂肪酸不能满足胎儿生长发育的需求，就会导致胎儿脑细胞分裂、繁殖速度减缓，最终影响宝宝的智力水平。植物油中的必需脂肪酸含量丰富，而动物油也含有脂溶性维生素，应合理摄入。

补充足够的蛋白质

随着孕中期母体血液、乳房和子宫的变化，胎儿脑部和胎盘的发育，以及为分娩、产后泌乳和恢复做好必要准备，孕妇对蛋白质的需求不断增加。如果此时缺乏蛋白质，不仅影响胎儿正常的脑部发育，还会影响孕妇的身体健康。

储备热量

此时孕妇的热量需求比孕早期有了大幅提高，已上升至10460千焦。为了保证孕妇的身体健康，应随时根据自身的体重变化，合理储备热量。

增加维生素的摄入量

维生素A可以维持孕妇和胎儿上皮细胞的功能和胎儿的骨骼发育。维生素B_{12}对红细胞的形成和中枢神经系统的发育有重要影响。维生素C可促进形成胶原，增进胎儿的骨骼、牙齿和血管发育，增强抵抗力。含以上营养素的食物有动物肝脏、谷物、蛋类、新鲜蔬菜、水果、肉禽类。

多吃含矿物质丰富的食品

随着孕中期母体血容量的增加，孕妇体内的血液变得稀薄，胎儿也开始了自身造血过程。为此，孕妇一定要增加铁元素的摄入量，以便满足胎儿组织对血液的需求量。

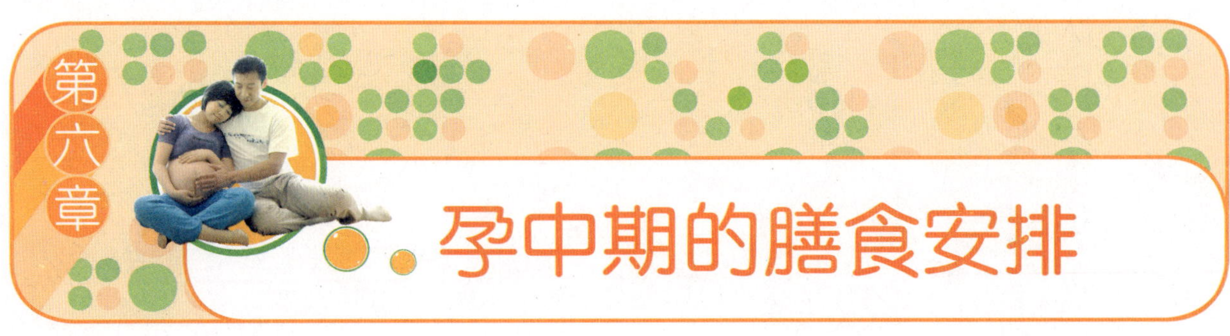

孕中期的膳食安排

多吃主食

充足的主食可以满足孕妇的热量需求，也可以减少蛋白质的消耗。孕中期女性应将米、面与杂粮混吃，如大米、小米、玉米、荞麦等。

适当补充植物油

植物油中含丰富的脂肪酸，对胎儿脑部发育非常重要。孕中期应在烹调过程中多放植物油，也可多吃些核桃、芝麻、花生等含脂质丰富的食品。

多吃动物食品

在蛋白质的供应量中，动物性食品的比重占1/3以上，尤其是动物肝脏中含有非常丰富优质蛋白质，血红素铁，维生素A、维生素B_2、维生素B_{12}和叶酸。在孕中期孕妇每周至少吃一次动物肝脏。

烹调中要减少维生素的损失

蔬菜要快洗快切，不宜久放，炒菜时旺火快炒，防止维生素损失。还应在淘米时避免用力搓洗，煮粥时不丢弃米汤，蒸馒头时不加碱。

少食多餐

由于孕中期子宫增大，进入腹腔，进而挤压胃部，让孕妇稍微吃一点就感觉胀满，因而应少食多餐，防止营养不良。

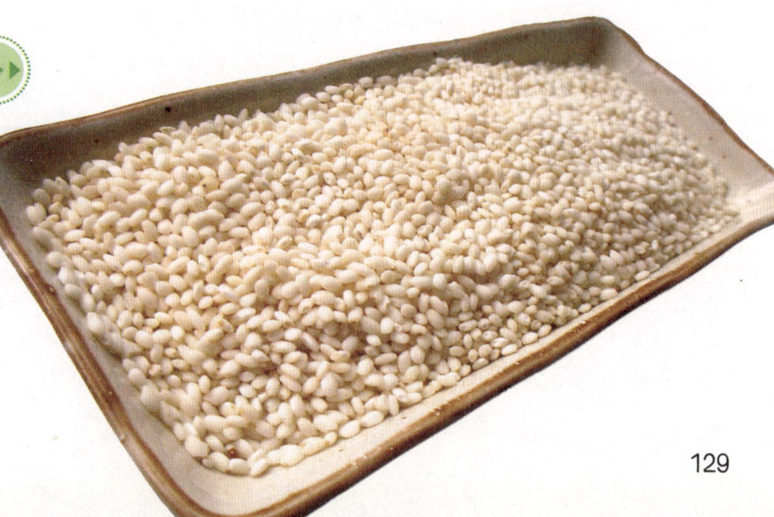

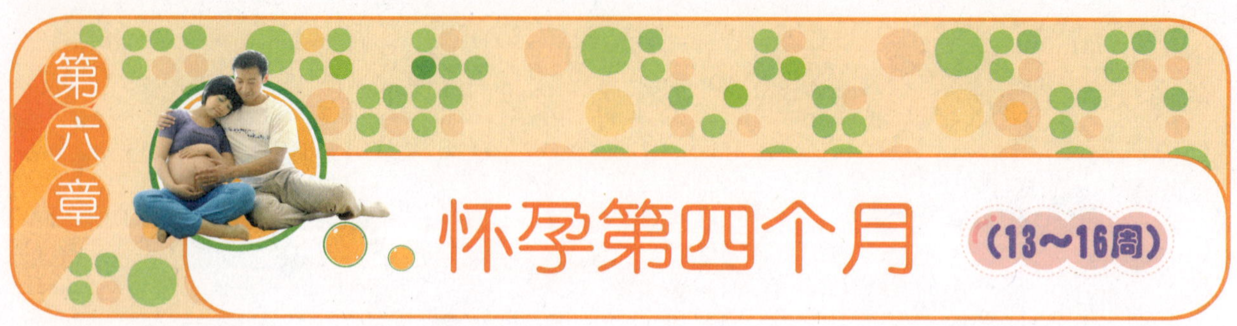

第六章 怀孕第四个月（13~16周）

第十三周

胎儿和孕妇的变化

胎儿的发育状况

进入第13周后，胎儿的身体组织和各个器官基本形成，脏器最初只是巨大的脐带形态，现在开始向腹部凹陷的部位移动。由于大脑发育日趋成熟，对声音和触摸有了反应，如果准父母隔着腹部触摸胎儿的手或脚，胎儿就会条件反射似地缩回去，会四处蠕动，伸胳膊，伸腿。胎儿的脸部已经完全形成，眼睛、鼻子都找到了自己的位置，虽然眼睑依然覆盖着眼睛，但是眼睛已经完全长成。

孕妇的身体变化

怀孕开始进入第4个月，也就是说开始进入孕中期了。这时虽然孕妇的肚子还没有发生引人注目的变化，但是臀部、肋下和大腿内侧等部位的皮肉开始堆积，腹部、大腿内侧和臀部开始出现妊娠纹，并且随着腹部逐渐增大，妊娠纹会越来越明显。乳腺也开始发达，乳房表皮的正下方出现静脉曲张，能够摸到肿块，偶尔还会感到疼痛，乳头和乳晕的颜色逐渐变深。

需要的营养

营养生理特点

第13周，胎儿的组织器官已经基本发育完全，五官的发育已经基本定形，身体已经具有了一定的条件反射能力。孕妇的食欲很好，胃口大增，先前的妊娠反应基本消失。因此，孕妇应全面摄入营养素，为胎儿的发育提供优越的条件。

需要的营养素

这一阶段胎儿的发育需要补充脂肪、蛋白

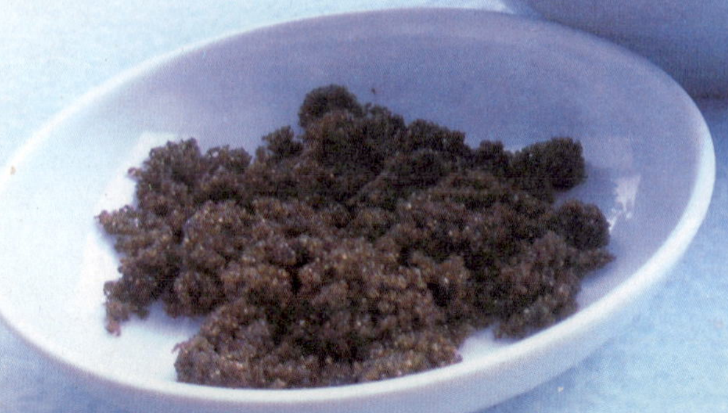

质、B族维生素和碳水化合物。孕妇应继续补充铁元素，防止贫血。

饮食营养要丰富均衡

孕妇由于度过了明显的妊娠反应期，食欲大增、胃口极好，要多摄取含有蛋白质、植物性脂肪、钙、铁、维生素类营养丰富的食物，如肉类、鱼类、蛋类、奶类及各种新鲜蔬菜、水果等。但大饱口福的同时，孕妇还要把握饮食营养的均衡、丰富，不要对自己喜欢吃的就毫无节制地大吃，不喜欢吃的就少吃或不吃，造成营养不均衡，导致某些营养素的缺乏。另外，应避免吃过咸、过辣、过冷的食物。

加强钙、铁和蛋白质的摄入量

这一时期是胎儿的血、肉、骨骼生成的重要时期，也是胎儿长牙根的时期，孕妇要多吃含钙的食物，让宝宝在胎里就长上坚固的牙根。孕妇吃甜食的时候，应注意少吃含白砂糖多的食物，因为白砂糖消耗钙，而且容易发胖。可选用含红糖的食物，红糖中钙的含量比同量的白糖多2倍，铁质比白糖多1倍。

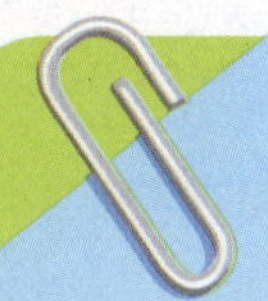

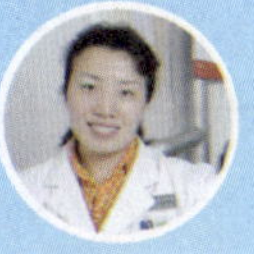

专家提醒

为使饮食营养摄入更加科学合理，孕妇应去医院做一次微量元素检查，以便补充不足的元素。

推荐食谱

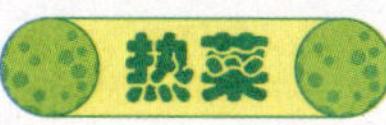

韭菜炒鲜虾

【原料】

主料：韭菜250克。

辅料：鲜虾150克，麻油150克，食盐3克，葱、姜、料酒适量。

【做法】

1. 将韭菜洗净，切成3厘米长的段。鲜虾剥去壳，洗净。葱切成段，姜切成片。

2. 将锅烧热，放入麻油烧沸后，先将葱、姜下锅煸香，再放虾和韭菜，烹料酒，加盐连续翻炒，至虾熟透，起锅装盘即可。

【特点】

清香味美，补血养血。

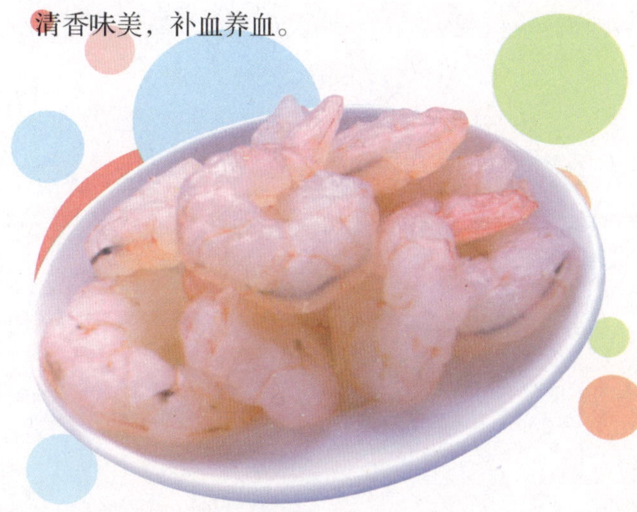

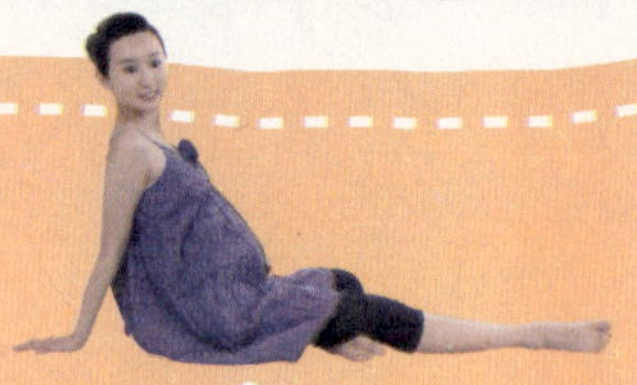

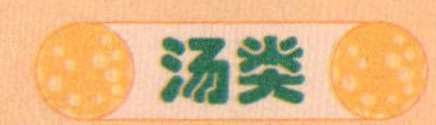

木樨汤

【原料】

主料：猪肉50克，鸡蛋1个。

辅料：菠菜50克，水发木耳5克，水发笋片25克，水发海米10克，酱油、精盐、味精、麻油、高汤各适量。

【做法】

1. 将猪肉切成细丝，鸡蛋打入碗内搅匀，菠菜择洗净切段，木耳切成块，笋片切成细丝。

2. 锅内放入高汤烧沸，放入肉丝、水发海米、木耳、笋丝、菠菜，加精盐、酱油调味，汤沸后把碗内的鸡蛋甩入汤内，放入味精、麻油即可。

【特点】

黄、绿、黑色彩相间，汤鲜味美，营养丰富。含孕妇必需的蛋白质、脂肪、碳水化合物、多种维生素和矿物质。

主食

桂花馒头

【原料】

主料：面粉500克。

辅料：鸡蛋1000克，白糖1000克，桂花30克，青红丝、麻油各适量。

【做法】

1. 面粉入笼蒸熟，晾凉擀开，用细箩过一遍。

2. 将鸡蛋打入盆内，加上白糖，用几根筷子朝一个方向不停搅打，至起泡发白呈肥皂沫状，再加入熟面粉和桂花，用筷子轻轻拌匀。

3. 将小瓷碗或瓷茶杯逐个洗净擦干，在里面抹上一层麻油，放进一点青红丝，再将搅好的面糊倒入（大半碗即可），上笼用旺火蒸熟，取出扣在盘内即可。

【特点】

暄如海绵，甜软清香。含孕妇必需的蛋白质、碳水化合物，维生素A、维生素B_1、维生素B_2及多种矿物质。

专家解答你最关心的营养问题

怎样控制体重

防止肥胖，控制体重是一项长期任务，需要持之以恒，循序渐进，要想合理控制体重，可采取以下措施：

晚饭适当少吃

科学的饮食方法是早饭吃得饱，午饭吃得好，晚饭吃得少。之所以提倡晚饭吃得少，就是因为吃过晚饭后人们往往懒于活动，热量容易在体内堆积，时间一长就会发胖。对于孕妇来说，早饭、午饭都吃好了，晚饭适当少吃并不影响对胎儿的营养供给。

进行适当运动

孕期进行适当运动既可消耗体内热量，又可强体健身，还有助于顺利分娩。

第十四周

胎儿和孕妇的变化

胎儿的发育状况

怀孕进入第14周，胎儿的耳朵从颈部向头上移动，颈部长度持续增加。男宝宝长出了前列腺，女宝宝的卵巢从腹部进入骨盆。胎儿全身的皮肤上开始长出细微的小漩涡状汗毛，汗毛对皮肤有很好的保护作用，而且决定胎儿将来的肤色。

孕妇的身体变化

孕妇自怀孕以来持续较高的基础体温在这一周开始逐渐下降，并且直到分娩都保持低温状态。怀孕初期时那种疲惫无力、困倦嗜睡的感觉几乎完全消失，流产的危险也大大降低。孕妇的情绪逐渐平稳，食欲大增，体重开始增加。随着子宫的变大，支撑子宫的韧带增长，孕妇时常感到腹部和腹股沟疼痛，这是适应子宫变化的短暂现象，对母婴不会有影响。为了减轻这种不适，平时动作要缓慢轻柔，不要太猛并且保持腹部温度。

孕妇的皮肤越来越光滑，头发更加乌亮，几乎没有头屑。孕妇在这一时期可能会出现牙龈炎或者牙周炎，主要是因为激素的变化使得牙齿和牙龈变得脆弱，牙龈组织的抵抗力降低，唾液分泌减少。

需要的营养

营养生理特点

胎儿的生长仍需要补充营养，但是，由于这一阶段孕妇的食欲增大，往往盲目补充营养，摄入过多脂肪和蛋白质，导致体重过度增加。因而，除了补充营养素之外，孕妇应根据体重的变化，调整体内胆固醇的含量。同时，此时的孕妇应摄入防治牙龈出血的营养。

需要的营养素

脂肪、维生素、矿物质仍是需要全面均衡摄入的营养素。纤维素也是孕妇必需的营养成分，它不仅可以防治便秘，还可以加快新陈代谢，提高对其他营养的吸收力。为了应对牙龈炎和牙周炎，孕妇应该适当补充维生素C、维生素E和叶酸。

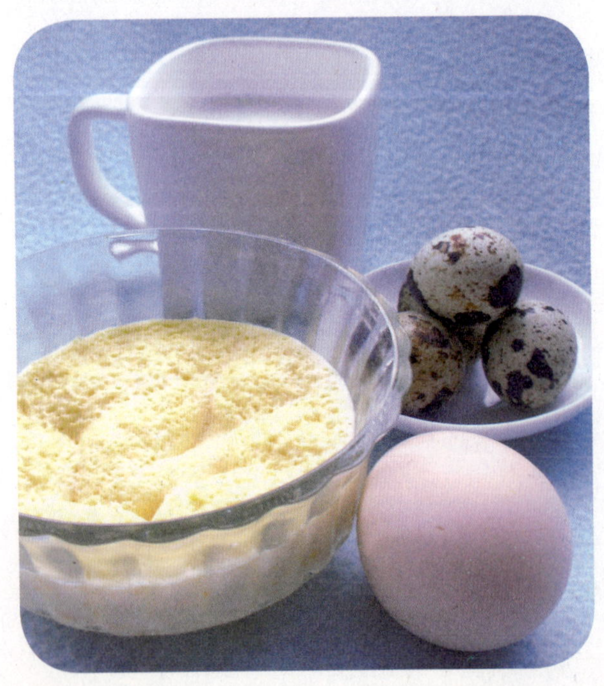

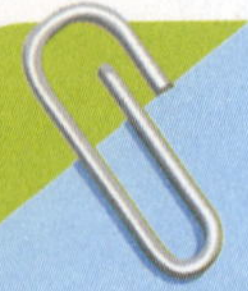

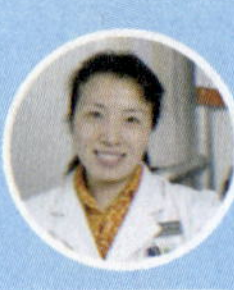

专家提醒

孕妇在添加谷物时，不能只吃精米、精面，而应该适当摄入未经过精细加工的谷物食品。这些食物中包含的B族维生素、维生素E、锰、锌等，以及碳水化合物都是孕期不可缺乏的营养素。而精细面食往往缺乏这些物质，偏食精米、精面会造成营养不均衡。

少吃肉食

虽然胎儿的大脑发育需要补充脂质，但是由于孕妇此时的消化吸收力增强，对脂肪的摄入量会不知不觉超标，因而容易造成血脂升高，脂肪囤积过多，从而使糖的储备减少，出现酮血症、严重脱水、头晕、恶心等症状。所以，该阶段孕妇应少吃肉食。

在早餐中添加谷物

谷物食品包括米、面制品，其主要成分是糖类。另外，谷物中的膳食纤维可以防治便秘，谷物还为胎儿的成长提供烟酸、泛酸等B族维生素，促进胎儿神经系统的发育和完善。

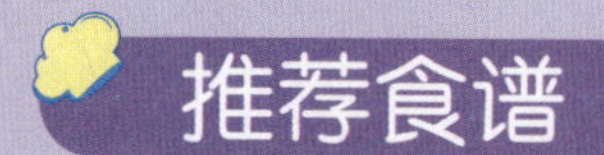

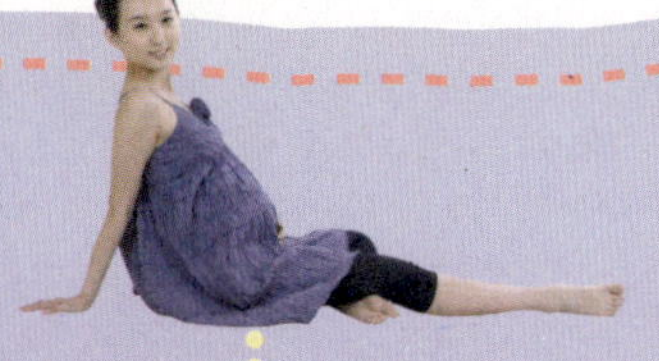

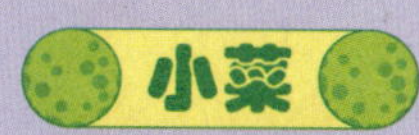

碧绿鱼肚儿

【原料】

主料：菠菜600克，干鱼肚儿50克。

辅料：红萝卜花数片，姜2片，葱1棵，油。

煨鱼肚儿料：上汤1杯，油、酒各1茶匙，盐1/4茶匙，淀粉1/2茶匙，糖1/4茶匙，麻油、胡椒粉各少许，清水2汤匙。

芡汁料：水淀粉。

【做法】

1. 鱼肚儿浸透洗净，放入姜、葱，在开水中煮两分钟，取出沥干水分。

2. 煮开煨料，放入鱼肚儿煨5分钟，取出沥干。

3. 菠菜洗净，切段。

4. 烧热锅，下油一汤匙烧至七分热时，放入菠菜、红萝卜花炒熟，加入鱼肚儿及芡汁料拌匀即可上碟。

【特点】

菠菜含丰富铁质，具补血功用，可治疗便秘及痔疮。鱼肚儿含丰富蛋白质和维生素，有止血的功效。孕妇容易患贫血或牙龈出血等疾病，常吃碧绿鱼肚儿可起引预防作用。

汤类

虾皮萝卜丝汤

【原料】

主料：白萝卜250克。

辅料：虾皮10克，花生油、青蒜、精盐、味精、麻油、大葱各少许。

【做法】

1. 将白萝卜洗净切成极细的丝。

2. 将大葱、青蒜择洗干净，切成葱花和青蒜末。

3. 锅置火上，放入花生油烧至八成热时，将葱花和萝卜丝一起放入翻炒，然后再放入虾皮，继续翻炒几下，加水煮沸，用精盐、味精调味，出锅前撒上青蒜末，淋入麻油即成。

【特点】

清淡味美，营养丰富。含有孕妇必需的蛋白质、糖分、维生素、无机盐、淀粉酶和大量水分，有清热助消化之功效。

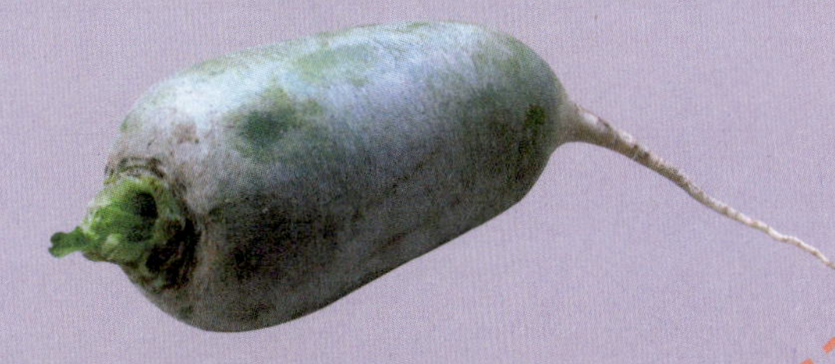

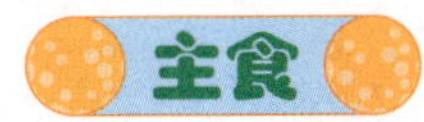

主食

叉烧包

【原料】

主料： 面粉500克，叉烧肉300克。

辅料： 鲜酵母25克，淀粉20克，白糖、麻油各适量。

【做法】

1. 将面粉加水250克，再加入鲜酵母和成面团，待面团发起，加进100克白糖揉匀，然后揉条下剂。

2. 将叉烧肉切成0.8厘米见方的小片，放入锅中。加少许水烧开，用淀粉勾芡，淋入麻油马上捞出，即成叉烧馅。

3. 把下好的剂子按扁擀成圆皮，包入馅心，成馒头形，在上面用刀轻轻划上十字刀纹，用旺火蒸15分钟即可。

【特点】

白净松软，顶部开花，馅心味厚，香甜鲜美。富含孕妇所需的蛋白质、碳水化合物、脂肪等营养素。

专家解答你最关心的营养问题

孕期的牙周炎、牙龈炎

由于怀孕期间荷尔蒙分泌和血压升高，再加上此时孕妇的牙齿本身就很脆弱，所以极易出现牙龈出血、口臭等症状。除了不健康的卫生习惯外，牙周炎和牙龈炎还与缺乏维生素C、维生素E、叶酸和钙有关。虽然叶酸和治疗贫血，预防发育畸形有关，但叶酸还可以治疗牙病。缺乏维生素C会导致孕妇的抵抗力减弱，容易患牙龈炎和牙周炎，而维生素E可有效恢复牙齿健康。孕妇应该吃些含钙量高的食品，如豆制品和牛奶，这样可有效坚固牙齿，减少易龋度。少吃致龋食物，如糖果、饼干、饮料、蜜饯等。

第十五周

胎儿和孕妇的变化

胎儿的发育状况

怀孕第15周，胎膜长结实了，羊水量也开始急速增加。由于羊水里的养分已经达到要求，胎儿能在羊水里自由自在地活动。随着肌肉的发达，胎儿有时紧握着拳头，有时还会吮吸大拇指。脸上长出胎毛、眉毛和头发，皮肤薄而透明，血管清晰。这时的胎儿脸部表情显得很滑稽，眉头紧皱，眼睛有时张开一条小缝。内脏已接近全部成形，在肝、胃、肠的作用下，已形成了绿色的胎便。心脏的搏动非常活跃，其频率是成人的2倍。

孕妇的身体变化

本周孕妇精力充沛，食欲增加，但消化功能变弱，容易出现消化不良和便秘。乳房饱胀，已经形成初乳，乳头能够分泌出灰白色的乳汁。子宫变大，支持子宫的韧带变长。由于孕中期血液中的皮质醇增加，肾上腺皮质功能亢进，因而会收缩血管、增大皮肤血流量，出现多汗现象。

需要的营养

营养生理特点

良好的肌肉协调能力和内部器官的发育情况，使胎儿的肌肉健壮、面部表情丰富，保持较快的生长发育速度，因而孕妇仍需全面补充营养素，少吃对胎儿刺激较大的辛辣饮食。

需要的营养素

孕妇应继续补充钙、铁、纤维素、维生素和蛋白质，以促进胎儿脑部、神经系统、骨骼、牙齿和肌肉协调能力的发展。另外，针对多汗现象，孕妇应多喝水，多吃水果，补充水分和电解质。

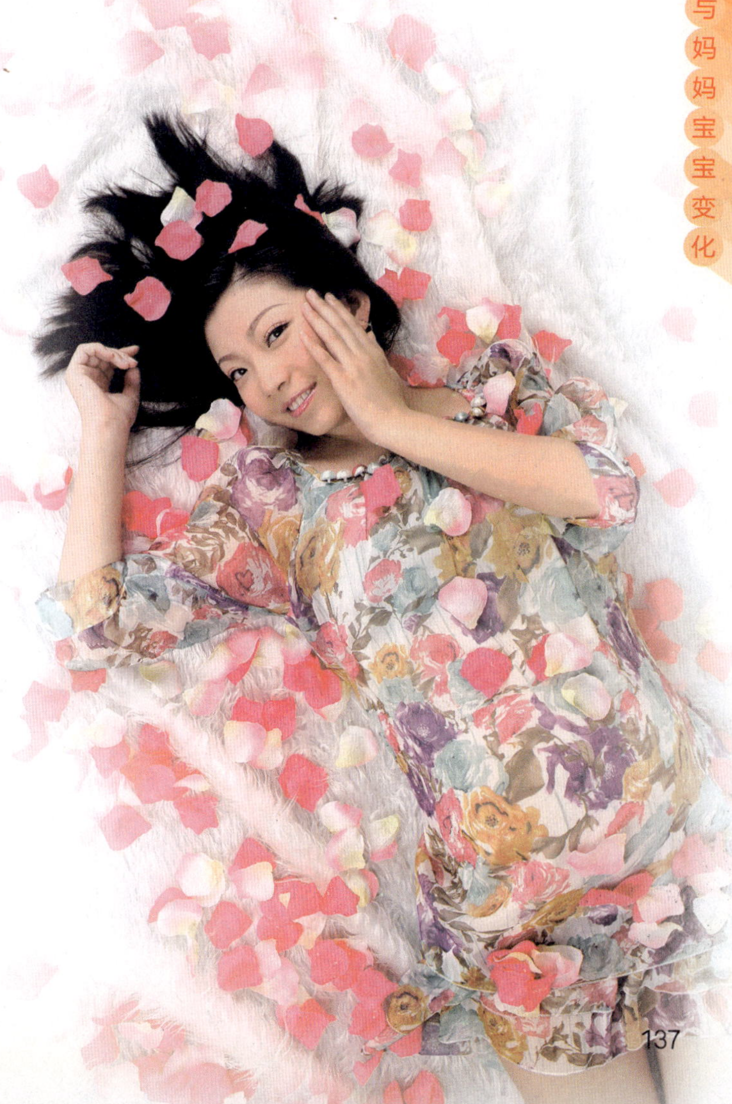

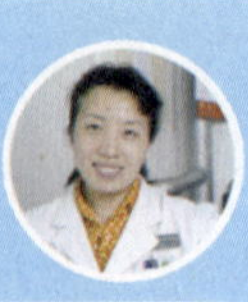

专家提醒

饭量增加后，就容易产生便秘。这一时期预防便秘的最好办法就是多吃含纤维素丰富的食物，多吃新鲜的蔬菜、水果，多喝水、多活动，还可以饮些酸牛奶和蜂蜜，可起到润肠通便作用。但切不可滥用泻药，因为有可能引起子宫收缩而导致流产、早产。

合理摄入维生素B_{12}、维生素B_6

维生素B_{12}能促进红细胞的发育成熟，缺乏时，可引起巨幼红细胞性贫血。维生素B_{12}主要存在动物肝脏中，也存在于奶、肉、蛋、鱼中，植物性食品中一般不含维生素B_{12}。孕中期，胎儿和孕妇对维生素B_{12}的需要量增加，尤其在怀孕5个月以后最明显。

维生素B_6缺乏时，新生儿出生后体重降低。维生素B_6的分布很广，其中含量较多的食物有蛋黄、肉、鱼、奶、全谷、豆类及白菜。

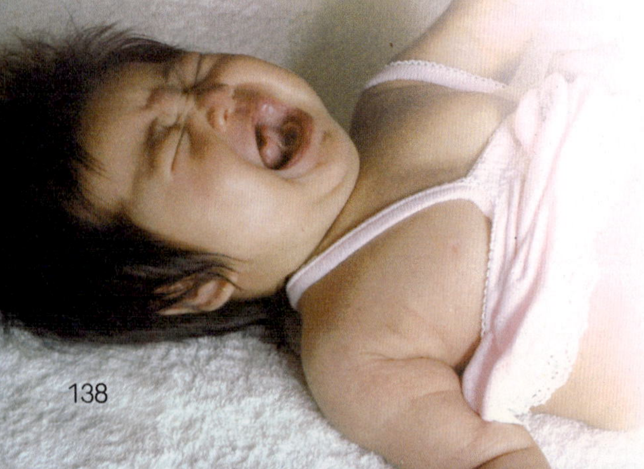

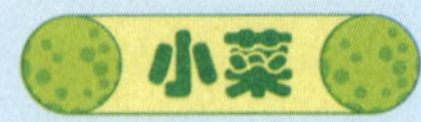

推荐食谱

小菜

拌鸡丝冻粉

【原料】

主料：熟鸡脯肉150克，冻粉20克。

辅料：黄瓜20克，海米10克，酱油、醋、精盐、麻油、味精各少许。

【做法】

1. 将冻粉用凉开水泡开洗净，切成4厘米长的段，放在盘内。

2. 将熟鸡脯肉切成细丝，放在冻粉上。

3. 将黄瓜洗刷干净，用凉开水冲一下，切成细丝，放在鸡肉丝上。

4. 将海米用温开水泡好，捞出，放在黄瓜上。

5. 将酱油、醋、精盐、麻油、味精调好汁，浇入盘内即成。

【特点】

味道鲜美，清凉爽口。含有蛋白质、碳水化合物及多种矿物质，利于胎儿发育和母体健康。

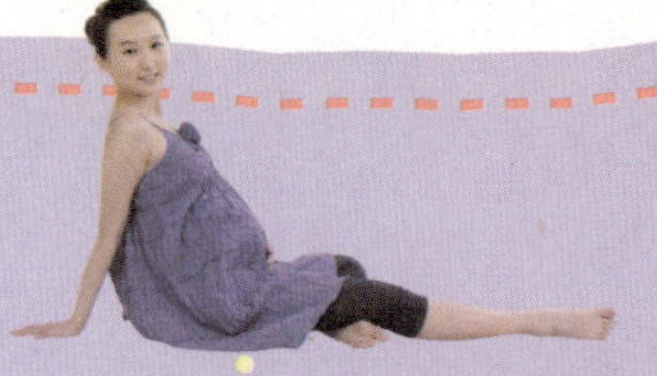

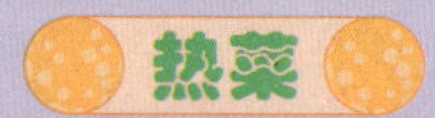

香椿芽焖蛋

【原料】

主料：鸡蛋6个，鲜嫩香椿芽50克。

辅料：花生油、精盐各少许。

【做法】

1. 将香椿芽洗净，放入碗中，倒入开水盖严，3分钟后取出，沥干水，切成碎末。

2. 将鸡蛋磕入碗中，加精盐搅打至起泡沫。

3. 锅置火上，放入花生油烧热，将鸡蛋倒入锅内，急速炒两下，趁鸡蛋尚未炒熟时，将香椿芽碎末放在鸡蛋中间，用铲子将四周的鸡蛋向中心折叠，使蛋液包住香椿芽。然后将鸡蛋翻个身加少许水，用一个大碗扣在上面，改用小火焖3分钟（中间将锅摇动一下，防止粘锅底），揭去大碗，慢慢滑到盘内即成。

【特点】

鸡蛋微胀软嫩，香椿芽清香适口。可以为孕妇补充优质蛋白质、脂肪、维生素A、维生素B、维生素C、维生素D及钙、铁、钾等矿物质。

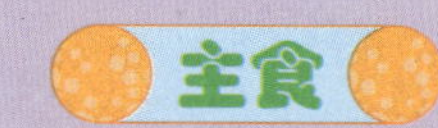

蟹黄包子

【原料】

主料：面粉1 000克，肉600克。

辅料：蟹黄、蟹肉共25克，鲜酵母50克，精盐、酱油、白糖、料酒、熟油、葱末、姜末、精盐各适量。

【做法】

1. 锅置于火上，加熟油烧热，投入蟹黄、蟹肉、葱末和姜末煸炒，再加入料酒、精盐，炒至蟹黄出油盛出。

2. 将肉洗净，剁成细泥，放在盆内，加白糖、精盐、酱油，并分两次放入清水300克，顺着一个方向搅拌，再加入炒蟹黄拌匀，即成馅心。

3. 在面粉中加入鲜酵母、清水，和成面团，盖上湿布，待面团发酵后，揉匀搓成条，揪剂并擀成圆皮，逐个包入馅心，入笼用旺火蒸15分钟即成。

【特点】

滋味鲜美，是秋季时令食品。含有孕妇必需的蛋白质、碳水化合物、脂肪、多种维生素及无机盐。

专家解答你最关心的营养问题

怎样应对孕中期食欲不振

此阶段是孕妇食欲最好的时候，如果孕妇体内的养分供应失调，务必在这几个月内尽力补救，以免因为营养不足，出现母体与胎儿相互争夺营养的情况。孕中期的食欲不振可能是饮食中缺乏某些物质所致，尤其是B族维生素和锌。因此要吃一些含B族维生素和锌丰富的食物，即使不喜欢也要坚持吃几天，这样胃口可能马上就会好转。

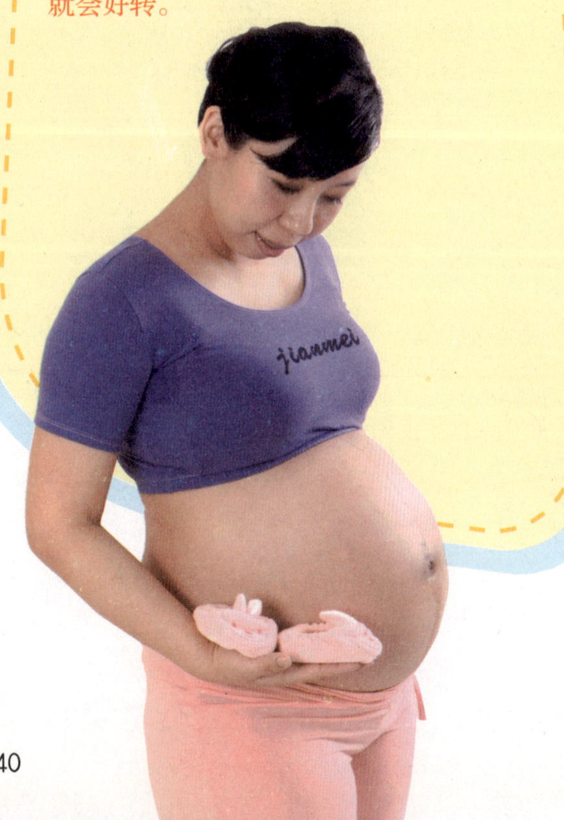

第十六周

胎儿和孕妇的变化

胎儿的发育状况

怀孕第16周，胎儿的身长达到16～18厘米，体重120～125克。纵观胎儿的整个身体，头、躯干、腿几乎为三等份。头部像乒乓球一样大小，大脑充满了整个头盖骨，但是这时候的大脑表面还没有长出皱纹，仍然很光滑。大脑对外部刺激已有反应。通过超声波可以清晰地看到胎儿对外界刺激所表现出来的各种表情或动作，如愉快、不愉快、不安、焦急等。由于身体的肌肉、骨骼更加结实，并长出皮下脂肪。

孕妇的身体变化

怀孕第4个月末，有的孕妇会感觉到胎动（第一次胎动通常发生在怀孕第16～20周），尽管这第一次胎动非常轻，就好像肚子里有某个东西紧缩了一下（如果不注意也许就会忽略过去）。但有的孕妇却感觉不到胎动，这是因为第一次胎动时间因人而异，有早有晚，而且胎儿的活动程度也不一样。

这一时期孕妇的体重增加很快，尤其腹部、臀部脂肪堆积，肚子也明显变大。子宫的大小如同婴儿的头部大小，阴道分泌物增多，腹部更加沉重，尿频等现象依然持续着。

需要的营养

营养生理特点

此时胎儿的骨骼和肌肉更健壮，对外部刺激反应很灵敏。孕妇既需要积累脂肪，又要严格控制摄入量，以防体重过度增加。为了更好地均衡营养，孕妇一天可以吃三四次加餐，以新鲜的蔬菜沙拉、煮熟的鸡蛋、低脂肪奶酪等富含钙、铁、蛋白质的食物为主。

需要的营养素

为了使胎儿发育良好，孕妇必须摄取充分的营养，蛋白质、钙、铁、维生素等营养素也要均衡，不可偏食。此时有可能出现妊娠贫血症，因此对铁质的吸收尤其重要。

补铁食物不能少

胎儿自身造血及身体的生长发育都需要大量的铁，这些铁都由母体供给。不仅如此，孕妇分娩时的血液流失及婴儿出生后的乳汁分泌，也需要孕妇在孕期储备一定量的铁。如果孕期缺铁，孕妇往往会出现贫血，胎儿的生长发育也会受影响。铁的补充有两个途径，一是服用铁剂，二是吃含铁丰富的食物。一般情况下，对于贫血现象不太严重的孕妇，最好还是采取从食物中摄取铁为好。孕妇在这一阶段可以多吃些动物肝脏、豆类、牛奶、玉米、谷类、蜂蜜、海带、深绿色蔬菜等。

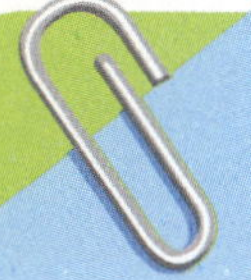
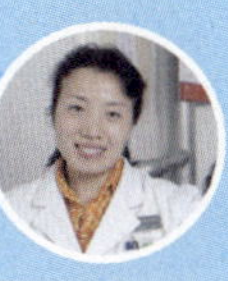

专家提醒

食用含铁元素丰富的食物时，应该同时吃一些有助于铁质吸收的食物，因为铁的吸收率很低，只有10%的铁可以被人体吸收，能帮助铁质吸收的是含有蛋白质和维生素C的食物。同时，动物食品中铁的吸收率相对较高，植物性食品中铁的吸收率相对较低。

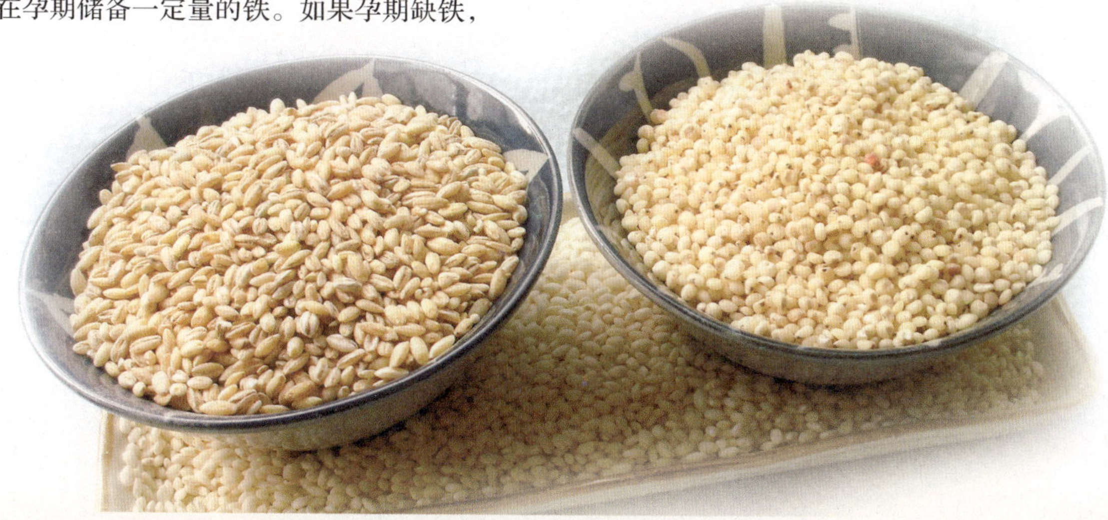

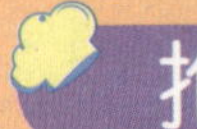

推荐食谱

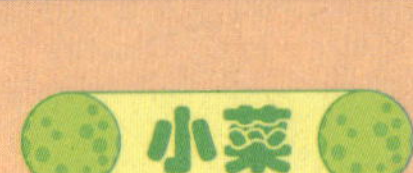

小菜

水晶肘子

【原料】

主料：猪肘子1个。

辅料：猪肉皮150克，精盐、料酒、大茴香、花椒、葱白、姜、水各适量。

【做法】

1. 把猪肘子用温水泡30分钟，用刀刮净皮上的毛和油泥，洗净，剔去骨头，放入开水中煮七成熟取出。

2. 将猪肉皮用刀刮净皮面油泥，洗净，放入开水中烫一下捞出，再洗净，切成长条。

3. 将葱白切成段，把姜切成块，用刀拍一下。将肘子皮朝下码在大碗内，加入肉皮、葱段、姜块、大茴香、花椒、精盐、料酒、水，放入笼屉内蒸烂出锅。

4. 将肘子捞入另一大碗内，把汤内的葱、姜、肉皮、大茴香、花椒去掉，用三层纱布滤去杂质，倒在肘子碗内，放凉，凝结成冻。吃时把肘子带冻切成0.5厘米厚的片，码在盘内即成。

【特点】

鲜香凉爽，滋味鲜美，肉烂不腻。不仅含有孕妇必需的优质动物蛋白质、脂肪，还含有铁、磷、B族维生素、尼克酸和胶原蛋白。

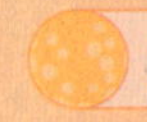

热菜

火腿鸡丝

【原料】

主料：鸡脯肉200克，鸡蛋清4只，火腿、胡萝卜各40克，鸡汤35克。

辅料：湿淀粉15克、精盐、味精、料酒、植物油适量。

【做法】

1. 将鸡脯肉、胡萝卜和火腿切成丝，加精盐、湿淀粉上浆。鸡蛋清中加入精盐、味精、料酒、鸡汤、湿淀粉打匀，倒入鸡脯肉丝、胡萝卜丝，搅拌均匀制成蛋清鸡脯肉丝。

2. 锅内倒油加热，倒入蛋清鸡脯肉丝，用勺子轻轻推动鸡蛋至凝固成形。等鸡脯肉丝成熟后，倒入漏勺沥油即成芙蓉鸡丝。

3. 将鸡汤烧沸，加精盐、料酒、味精，湿淀粉勾芡，再倒入芙蓉鸡丝，翻炒均匀，撒上火腿丝即可。

【特点】

味道鲜美，富含优质蛋白质、铁、钙、磷、锌、胡萝卜素等，适宜孕中期食用。

五色豆粥

【原料】

主料：豇豆、绿豆、赤小豆各20克，大米、眉豆各50克。

辅料：陈皮一块，红糖适量。

【做法】

1. 将豇豆、绿豆、赤小豆、眉豆和大米淘洗干净，陈皮泡软，刮洗干净。

2. 锅内放水烧沸，放入大米、豆子和陈皮熬烂。

3. 盛出后放入红糖调味，即可。

【特点】

富含孕妇所需的维生素B_1。

专家解答你最关心的营养问题

为什么不能多吃糖

糖能够向大脑供给能量，是大脑最好能量源。很多蔬菜、水果、米、面中都含有糖，但是，如果孕妇摄入过多糖，也会给自身和胎儿健康带来危害。主要表现在损害胎儿和孕妇的脑功能，出现神经衰弱、神经敏感等大脑功能障碍。宝宝出生后，也会因此不肯吃奶。因此，怀孕期间应合理掌握糖的摄入量。尤其是患有糖尿病的孕妇，更应在医生指导下合理控制糖的摄入量。

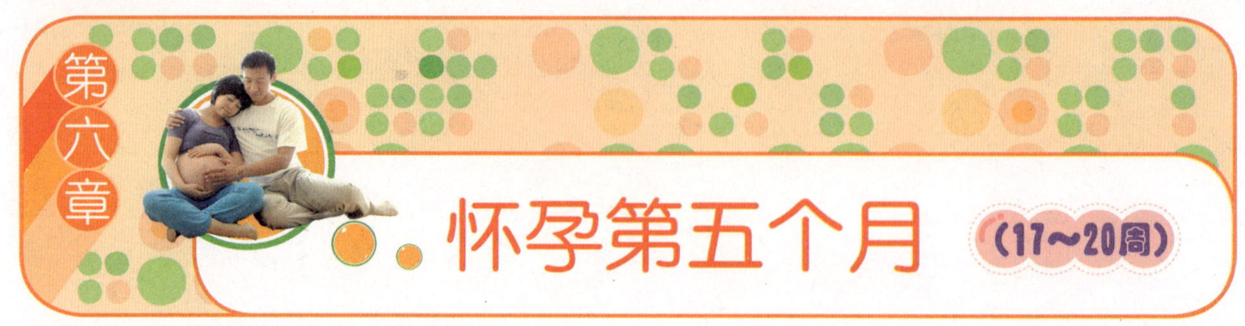

第六章 怀孕第五个月（17~20周）

第十七周

胎儿和孕妇的变化

胎儿的发育状况

胎儿开始长出褐色的皮下脂肪，皮肤已不再是透明状，而是呈不透明的红色。脂肪的长出，使胎儿的体温调节和新陈代谢功能逐渐增强。胎儿的循环系统和泌尿系统已经完全形成，已经具有吞咽和排尿功能。

已有研究表明，对17周的胎儿放妈妈心跳的录音可以使他安静。除了妈妈的声音、心脏跳动的声音和消化器官发出的声音，胎儿对妈妈肚子外面的声音也在一定程度上有所感知，如听到优美舒缓的音乐时，胎儿就会安静地听，如听到噪音时，会不安地蠕动。

孕妇的身体变化

虽然有的孕妇在怀孕4个月时就感觉到胎动，但也有相当一部分孕妇此时才感觉到第一次胎动。孕妇现在要做的是，把胎动的时间记下来，在定期检查时告诉医生。以便根据初次胎动的时间，核对出预产期。

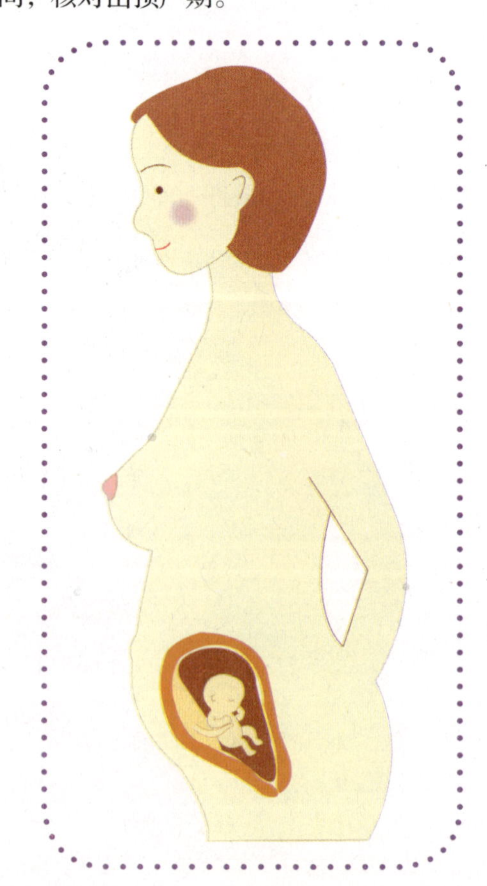

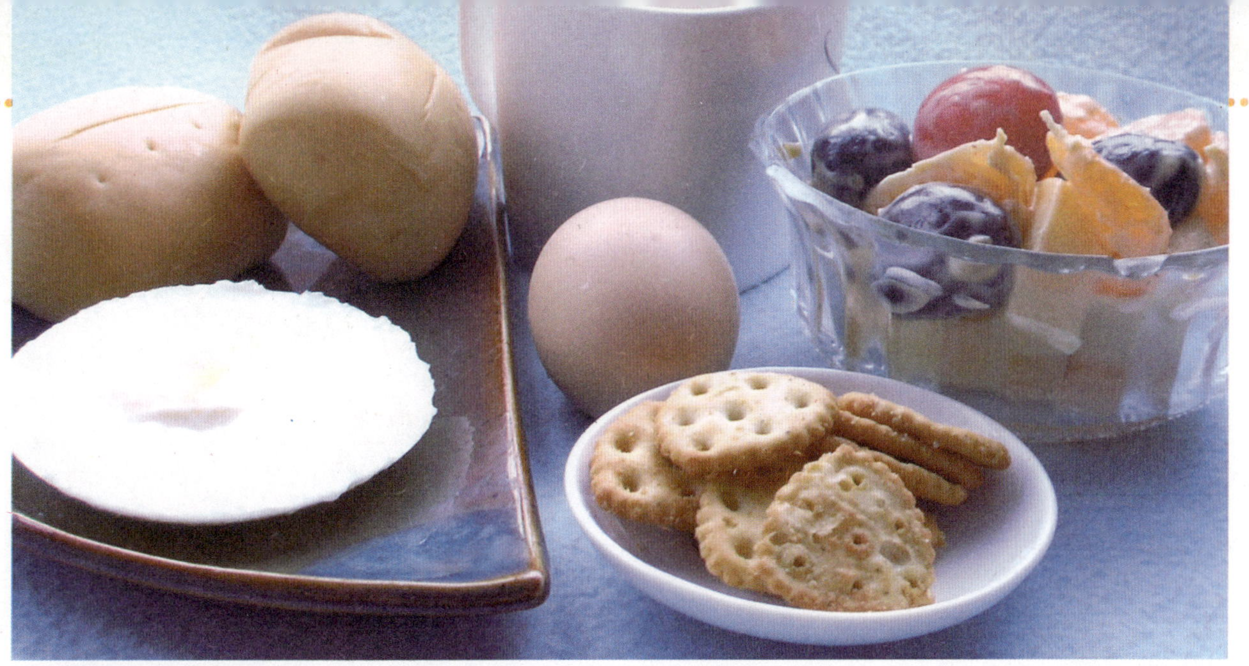

需要的营养

营养生理特点

这一时期，不仅孕妇继续堆积脂肪，胎儿也开始长出皮下脂肪，这使孕妇的体重增加很快，因而需要合理控制饮食。子宫的增大又促使胃肠上抬，很容易使孕妇胃肠不适、鼻出血，因而，孕妇除了要控制体重，调理肠胃，还要防治鼻出血。

需要的营养素

本周孕妇应合理控制体重，少吃肥肉、猪肉、油炸食品、糖果、蛋糕、米、面、花生等。多吃含铁、钙、维生素较多的食品，如鱼类、虾、牛肉、羊肉、水果、蔬菜、蛋类等。

利用奶粉全面补充营养

目前市场上的孕妇奶粉品类众多，有的是低脂肪奶粉，有的不含乳糖，很少产生胃肠反应；有的含有丰富的铁、锌、钙、铜、磷等；有的含有必须脂肪酸和DNA。孕妇一定要选择适合自己营养需求的产品，避免食用单一奶粉而导致其他营养素的缺乏。另外，孕妇最好在孕期就喝奶粉，每天保持1～2杯的量。

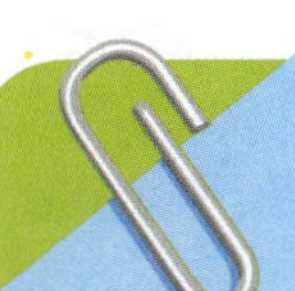

专家提醒

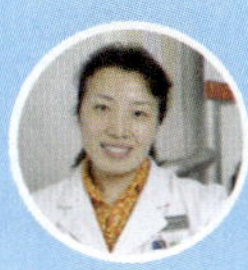

牛奶营养丰富，但空腹喝牛奶则会伤害身体。牛奶中的乳糖吸收要依靠乳糖酶，而12岁以后，人体不能直接生成这种酶，因而空腹喝牛奶会导致肠道细菌分裂产生大量产酸、产气刺激胃肠，减缓肠蠕动，使孕妇出现腹痛、腹泻情况。在喝牛奶之前，孕妇最好先吃些饼干、面包，再喝牛奶。

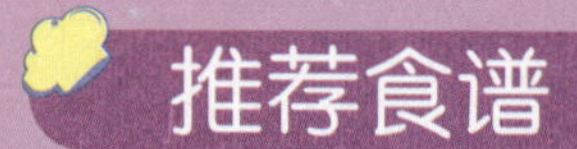

推荐食谱

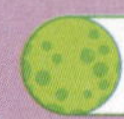 小菜 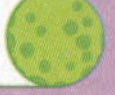

紫菜卷

【原料】

主料：河鳗750克，紫菜5张。

辅料：鸡蛋3只，小葱5根，姜末、料酒、精盐、味精、淀粉、麻油、水各适量。

【做法】

1. 河鳗洗净，用刀沿脊背剖开，剔去背骨，去皮，除去筋、刺，用刀斩成细泥，放入碗内，加姜末、料酒、精盐、味精、鸡蛋清（1个）。冷水100克，用力搅拌，拌上劲后，再拌以淀粉、麻油，即成鱼泥。

2. 将剩余的鸡蛋敲入碗内，加淀粉、精盐，用筷子打匀，在锅内分别摊成5张蛋皮待用。

3. 台板上摊开一张紫菜，覆上一层蛋皮，再抹上一层鱼泥，中间放入一根小葱，顺次卷拢。依此方法，做成5条，放入蒸笼，用旺火蒸10分钟，取出冷却后，切成斜刀块即成。

【特点】

能为孕妇提供丰富的蛋白质、钙、铁、碘、维生素。

汤类

营养牛骨汤

【原料】

主料：牛骨1000克，红萝卜500克，番茄、绿花椰菜各200克。

辅料：洋葱1个，油、盐适量。

【做法】

1. 牛骨斩大块，洗净，放入开水中煮5分钟，取出冲净。

2. 红萝卜去皮切大块，番茄1切成4块，绿花椰菜切大块，洋葱去衣切块。

3. 烧热锅，下油1汤匙，慢火炒香洋葱，注入适量水煮开，加入牛骨块、红萝卜块、番茄块、绿花椰菜块煮3小时，下盐调味即成。

【特点】

牛骨含丰富钙质，对孕妇和胎儿都很有益，怀孕后期是胎儿骨骼形成的时期，特别需要钙质，因此建议常饮用牛骨汤。

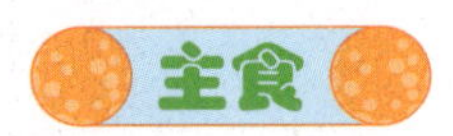

鱼肉馄饨

【原料】

主料：鱼肉125克，肉馅75克，绿叶菜（韭菜、香菜均可）50克。

辅料：料酒5克，葱花5克，淀粉50克，味精0.5克，精盐1克，熟鸡油5克。

【做法】

1. 将鱼肉剁成膏，加精盐0.5克，拌匀，做成18个鱼丸。砧板上放淀粉，把鱼丸放在淀粉里逐个滚动，使鱼丸渗入淀粉后有黏性，并用擀面杖擀成直径7厘米左右的薄片，即成鱼肉馄饨皮。

2. 将肉馅做成18个馅心，用鱼肉馄饨皮卷好捏牢。

3. 旺火烧锅，放入清水1000克烧沸，下馄饨，用筷子轻搅，以免黏结。用小火烧到馄饨浮上水面5分钟左右，即可捞出。

4. 在汤中加精盐和料酒，烧沸后放入绿叶菜，放入味精，倒入盛有馄饨的碗中，撒葱花，淋鸡油即可食用。

【特点】

皮白肉红，质地滑嫩，鲜香可口，含有孕妇必需的蛋白质、钙等。

专家解答你最关心的营养问题

牛羊肉不同于猪肉

牛肉和羊肉中含丰富的脂肪、碳水化合物、蛋白质、钙、磷、铁、维生素B_1和B_2、烟酸等。牛肉中的蛋白质含量比猪肉和羊肉高，而脂肪含量则比猪肉和羊肉低，是高蛋白、低脂肪食物，具有很好的补益效果。而羊肉中铁的含量非常丰富，具有很好的预防妊娠期贫血的功效。当然，猪肉的营养价值也不容小觑，它是含维生素B_1最多的食物。然而在孕中期，与猪肉相比，牛羊肉既可以满足孕妇对铁、钙和蛋白质等营养素的需求，又可以减少因食用过多猪肉而导致脂肪过多、营养素缺乏的状况。

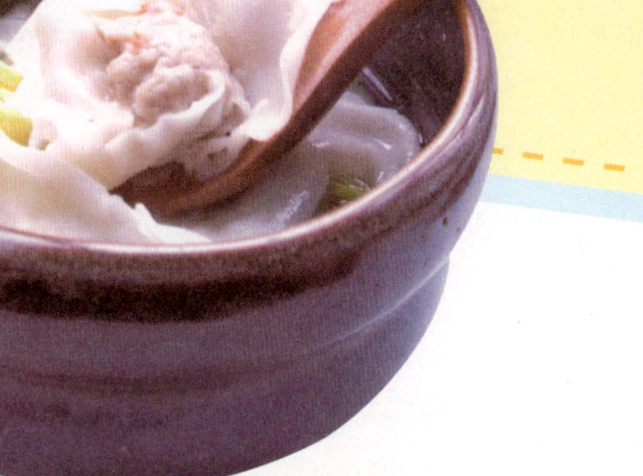

第十八周

胎儿和孕妇的变化

胎儿的发育状况

怀孕第18周，用一般的听诊器能听到胎心了。胎心在120～160次／分，有时还要快些，也不太规律，到怀孕末期就规律多了，但同上个月比，心脏运动变得活跃起来。这一时期的胎动更加明显，有的早晨动得厉害，有的晚上动得厉害。从这个时期开始，胎儿骨骼由原来的软骨逐渐变得结实致密，因此，胎动的时候孕妇感觉到胎儿手脚很有力量，不仅仅是蠕动，而是拳打脚踹。

此时的胎儿会皱眉头，转动眼球，或者面露哭相，用嘴啃手指等，头发变得粗硬。虽然眼睑还覆盖在眼球上，但是视网膜已能感觉到光线的存在，受到妈妈肚子外面的光线照射时会感到刺眼而皱起眉头。同时，眉毛和睫毛也开始生长。

孕妇的身体变化

怀孕5个月的孕妇食欲正值旺盛，体重显著增加，臀部、大腿内侧、胳膊等全身各处开始大量堆积脂肪，胸围与臀围变大。这一时期孕妇的子宫和其他器官的血液需求量比以前增加近2倍以上，因此，心脏的负担开始逐渐加重。下腹部开始迅速隆起，可能会出现喘不上来气的现象。

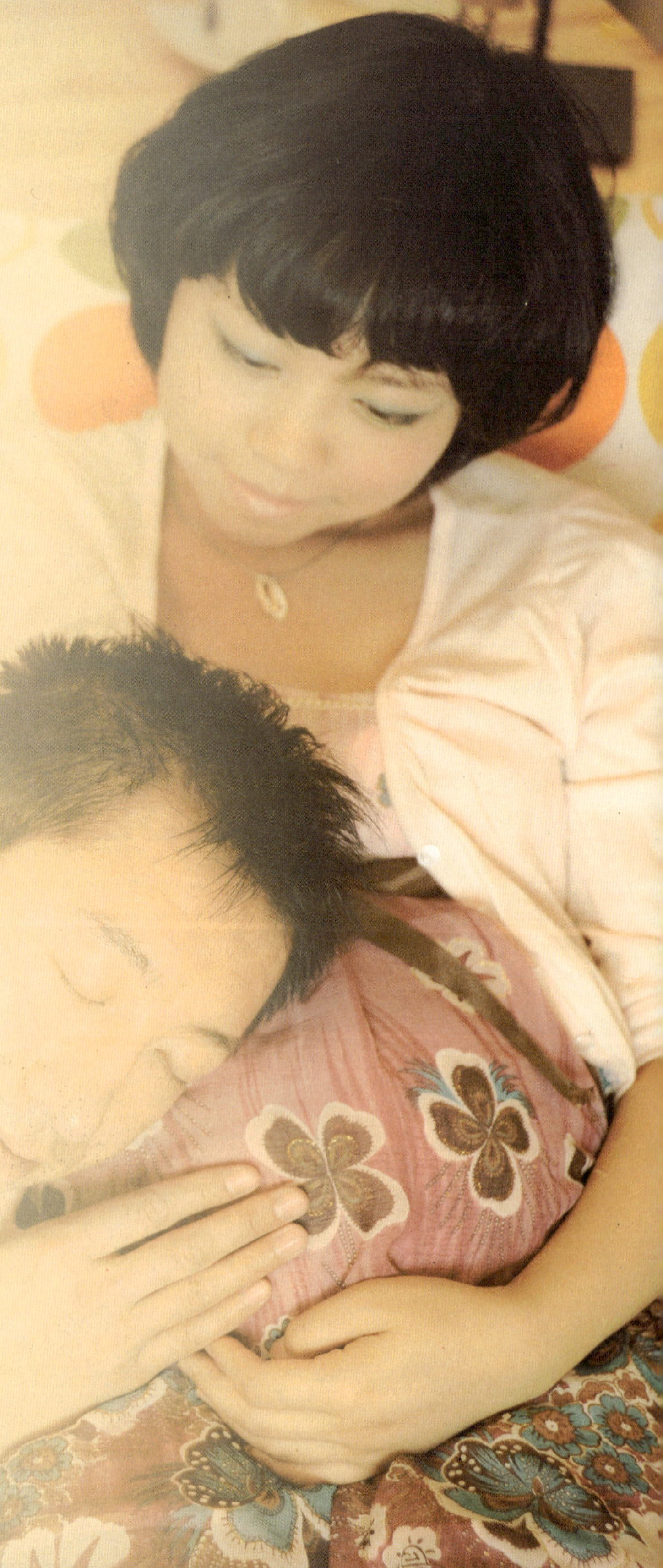

需要的营养

营养生理特点

怀孕第5个月由于不断增大的子宫压迫和往上推挤胃和肠管，呼吸变得困难，而且吃进东西后，肠管发出蠕动声音，肚子有不舒服的现象，胃部胀满，不容易消化，胸口发闷。因此，怀孕18周的孕妇应少吃多餐，尽量少吃红薯、栗子等容易产生气体的食物。

需要的营养素

进入第18周，孕妇应少吃脂肪含量高的食物，注意补充钙、蛋白质和维生素，以满足胎儿的骨骼、大脑和心脏发育的需求。

只吃素不健康

有些孕妇为了控制不断增加的体重，只吃素食，然而孕妇对营养素的需求大大超过普通人，无论是脂肪、蛋白质、维生素，还是各种矿物质，都需要合理摄入。如果只吃素，会影响其他成分的吸收利用，缺乏铁、锌、动物蛋白等，将会导致胎儿营养不良。因此，孕妇应平衡膳食，全面补充营养，既不能完全吃荤菜，也不能只吃素。只有在均衡营养的基础上，才能合理控制体重。

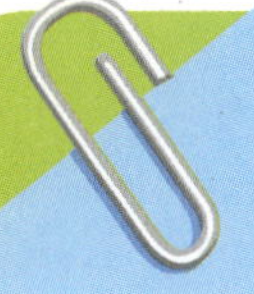

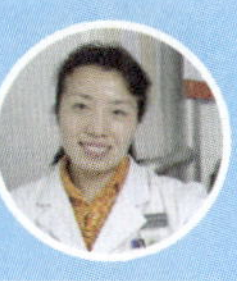

专家提醒

科学研究证实，孕妇的咀嚼习惯会影响胎儿牙齿发育。细嚼慢咽可以帮助孕妇增进食欲，促进营养成分的吸收，帮助胎儿长出坚固的牙齿。如果孕妇经常细嚼慢咽，有良好的咀嚼节奏，那么胎儿的牙齿质量也比较好。

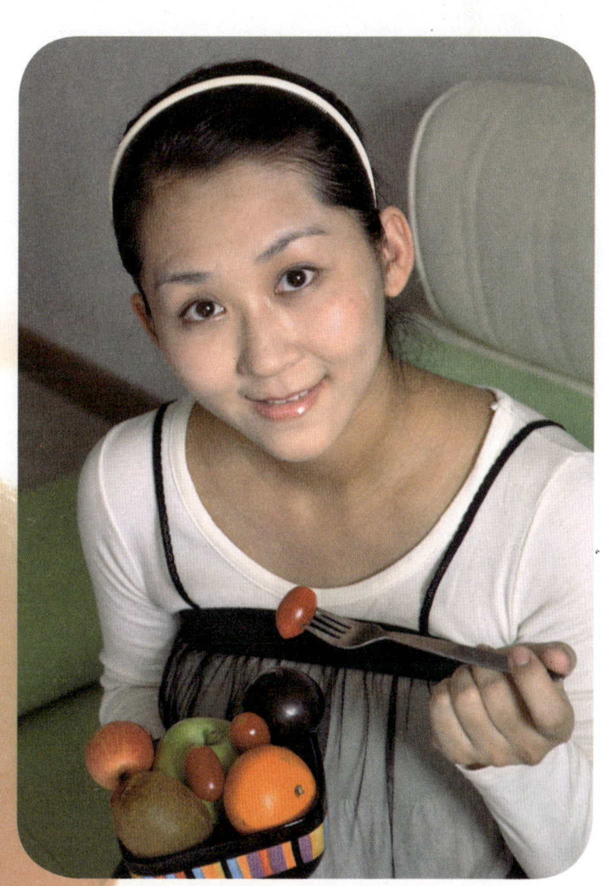

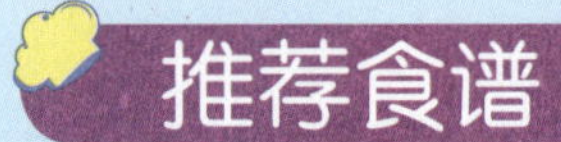

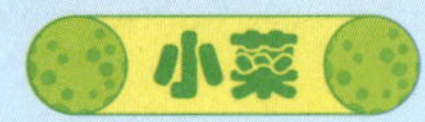

银鱼青豆松

【原料】

主料：银鱼干50克，青豆、瘦肉各200克，红萝卜粒2汤匙，料酒2茶匙，姜粒半茶匙。

辅料：生抽、淀粉各1/2茶匙，盐、糖3/4茶匙，油2汤匙。

芡汁料：生抽1茶匙，盐、淀粉各1/2茶匙，糖1/4茶匙，麻油、胡椒粉各少许，清水2汤匙。

【做法】

1. 银鱼干洗净，用清水浸泡20分钟，滴干水分，放入油中炸脆。

2. 青豆洗净切粒。

3. 瘦肉切小粒，加入辅料拌匀。

4. 烧热锅，下油一汤匙爆香姜粒，放入青豆、红萝卜粒炒熟，加入瘦肉、料酒，下芡汁料兜匀上碟，再放上银鱼即成。

【特点】

银鱼含丰富钙质，炸脆后甘香松化。青豆含维生素B、维生素C及植物蛋白质，可算是蔬菜中的肉类，入口爽脆。银鱼青豆松可配以粥、饭同吃，是孕妇很好的佐膳佳肴。

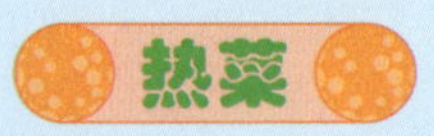

炒猴头蘑

【原料】

主料：水发猴头蘑300克。

辅料：火腿25克，绿花椰菜25克，水发口蘑25克，油菜心25克，湿淀粉5克，花生油、精盐、酱油、料酒、味精、葱丝、姜丝、清汤各适量。

【做法】

1. 将水发猴头蘑顺毛从中间剖开，然后片成4厘米长、2厘米宽、0.3厘米厚的片（每片均带毛），放入沸水内烫一下捞出，控净水。

2. 将水发口蘑每个片成两片，绿花椰菜去梗，掰成小块，油菜心切成3厘米长的段，均用沸水烫一下。火腿切成长3.3厘米、宽2厘米、厚0.2厘米的片。

3. 锅置火上，加入花生油，烧热，放入葱姜丝炸出香味，随即放入清汤，捞出葱姜不用。开锅后加入猴头蘑、口蘑、绿花椰菜、油菜心、精盐、酱油、料酒搅炒均匀，待汤汁不多时，用湿淀粉勾芡，撒上火腿片，加入味精，颠翻均匀，盛入盘中即可。

【特点】

色彩鲜艳，清香爽口。能为孕妇提供钙、磷、铁、维生素B_2、尼克酸、蛋白质、脂肪、粗纤维及糖质。

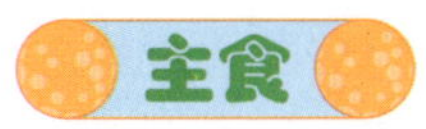

阳春面

【原料】

主料：鸡蛋面条100克。

辅料：鸡蛋1个，蒜苗3棵，精盐、味精、麻油、高汤、花生油各适量。

【做法】

1. 将鸡蛋磕入碗内，用筷子打匀。把炒勺置于火上，放入花生油烧热，倒入蛋液摊成蛋皮，取出切成细丝。蒜苗洗净，切成3厘米长的段。

2. 锅中加水烧开，下鸡蛋面条煮熟，捞出盛在碗内，撒上蛋皮丝、蒜苗段。

3. 将高汤倒入炒勺中烧开，撇去浮沫，用精盐、味精调味，再点些麻油，浇在面条上即可。

【特点】

汤清味鲜，清淡爽口。含有蛋白质、脂肪、碳水化合物、B族维生素和部分矿物质。

专家解答你最关心的营养问题

孕妇应摄入多少热能

孕早期基础代谢和未怀孕时一样，而进入孕中期以后，孕妇甲状腺功能增加，胎儿发育旺盛，耗氧量变大，因而需要增加热能。怀孕中期每日的热能总需求量为300千卡，至分娩时，热量较未怀孕时增加20%～30%。食物中的脂肪代谢占热能的20%～25%，其余由糖来补充。同时，还应增加优质蛋白质的摄入量，以保证机体平衡。

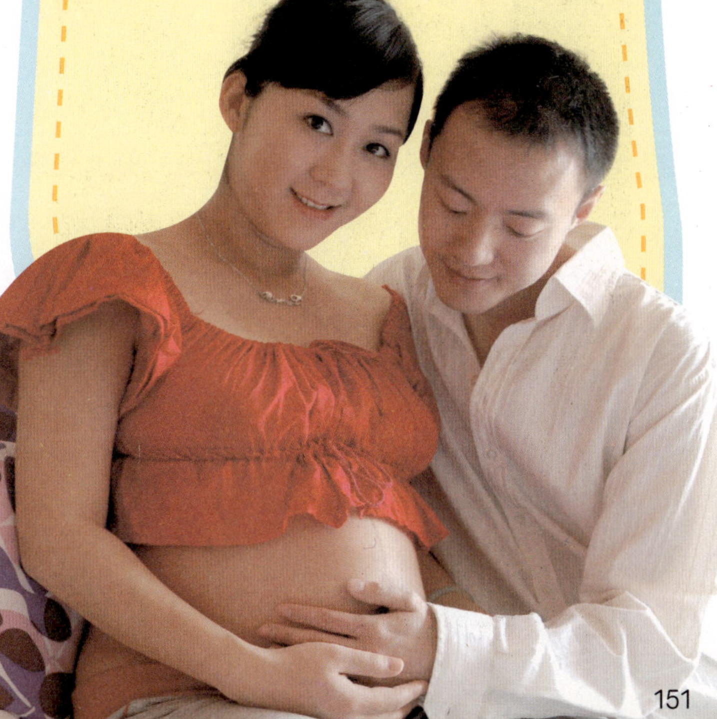

第十九周

胎儿和孕妇的变化

胎儿的发育状况

怀孕5个月末，胎儿的身长为18～27厘米，体重在250～300克，医生还可以分辨出胎儿的头、背、肩、臀等部位。全身生出毳毛、头发、眉毛、指甲，头的大小相当于鸡蛋，约占身长的1/3，从头到脚的比例开始匀称了。

胎儿的大脑和脊椎在这一时期得到最大程度的发育。脑发育到了80%，可以记住更多外部注入的信息。由于肌肉和骨骼的进一步发育，连接肌肉和大脑的运动神经迅速发达，胎儿可以按照自己的意志运动。触觉和味觉更加清晰，听觉开始发育，听到优美动听的音乐会很安静，听到吵闹、刺耳声会不安或烦躁。胎儿能记住妈妈的声音，完全感受到妈妈的生气、开心和悲伤等情绪。

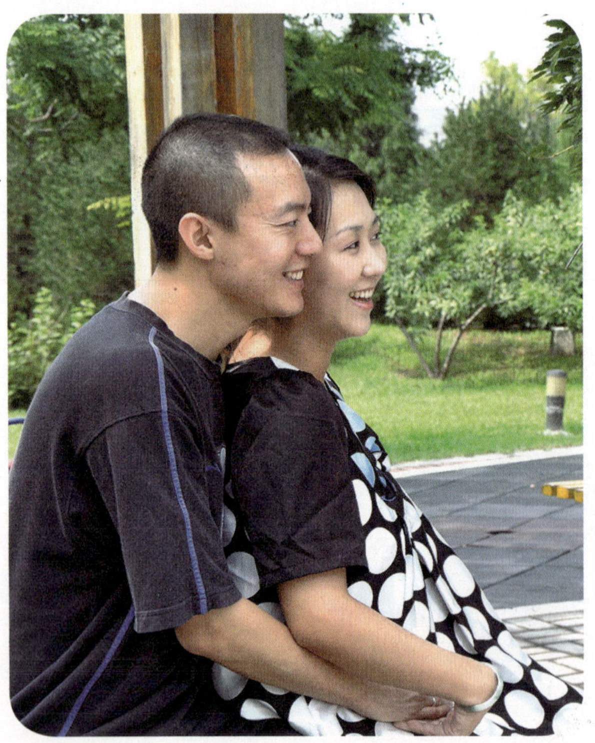

孕妇的身体变化

大部分孕妇在怀孕20周前后会受到痔疮的困扰，这也说明胎儿已经长大了，开始压迫直肠了。直肠受到挤压后，静脉就会鼓起来，严重时会凸出到肛门外面，有时还需用手进行还纳。如果孕妇还有便秘则更加严重，肛门部位会又痒又痛，坐在椅子上或者排便时还会出血。因此要保持肛门部位的清洁卫生，多喝水缓解便秘，不要老坐着，要适当运动，促进血液流通，也可以向医生咨询，接受适当治疗。

需要的营养

营养生理特点

随着胎儿体积的增大，这一时期孕妇会出现大便干燥、宿便现象，严重的会演化成便秘、大便带血。因而，孕妇应注意调节饮食，少吃容易上火的食物，防止便秘。

需要的营养素

为了摆脱便秘困扰，孕妇应多吃含纤维素、维生素C丰富的食物，以便润肠、洁肠，从而加快新陈代谢。

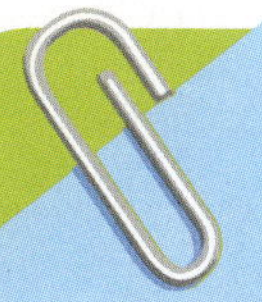

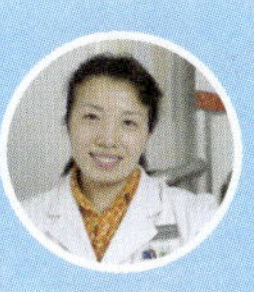

专家提醒

谷物粗粮中的蛋白质、脂肪、维生素和膳食纤维含量远远高于细粮。为了全面均衡饮食，孕妇应适当吃粗粮，保证营养成分的全面吸收，防止营养素的缺乏，预防便秘、痔疮的形成。

荤素搭配，粗细有秩

第19周是孕妇食欲大增的时期，为了更好地促进胎儿的生长发育，孕妇应该注意全面搭配饮食，注意荤素结合，粗粮和细粮搭配，防止偏食。只有这样才能更好地促进营养的全面吸收，防止肥胖和便秘。孕妇每日补充400～500克主食、250毫升牛奶或500毫升豆浆、2个鸡蛋、150克鱼或肉类、150克豆类或豆制品、1000克新鲜蔬菜和适量水果，就可以满足孕中期的饮食需求。

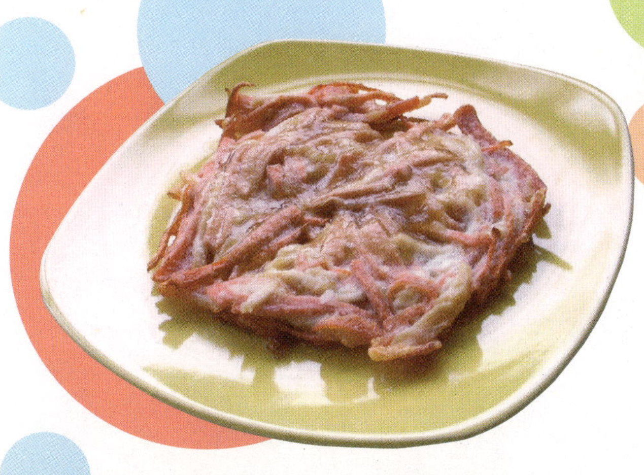

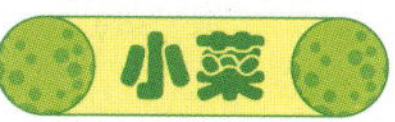

推荐食谱

小菜

糖醋佛手

【原料】

主料：海蜇皮200克，萝卜200克。

辅料：白糖、醋、姜、精盐、味精、麻油各少许。

【做法】

1. 将海蜇皮用凉水泡透，刮去红衣，洗净，切成5厘米长、3厘米宽的长方块，再将一边切成梳子状，放入70℃左右的水中烫一下，速用漏勺捞起，放入凉开水内泡至海蜇皮卷起，呈佛手状。

2. 将萝卜洗净，削去外皮，也切成与海蜇皮相同的梳子状，放碗内加精盐拌腌10分钟，挤去水分，放在盘内。将海蜇皮捞起，控净水，放在萝卜上。

3. 将姜洗净，刮去皮，切成细丝，撒在上面。

4. 将白糖、醋、精盐、味精、麻油调好汁，浇入盘内即成。

【特点】

色白鲜脆、甜酸可口，含有多种矿物质和维生素，可满足胎儿骨骼和肌肉生长需求。

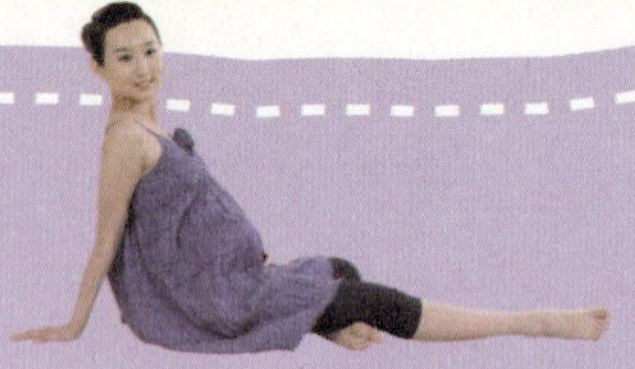

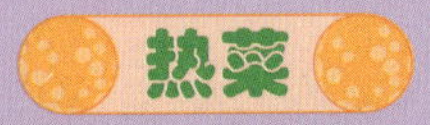

柿子椒炒玉米

【原料】

主料：柿子椒50克，嫩玉米粒300克。

辅料：花生油、白糖、精盐、味精适量。

【做法】

1. 将嫩玉米粒洗净，柿子椒切成块状或粒状。

2. 在锅内放入花生油加热至七八成熟，下玉米粒和精盐，快炒3分钟，再加入清水，炒3分钟。

3. 在锅内放入柿子椒丁、白糖、味精炒匀，盛盘即可。

【特点】

色泽鲜艳，香甜适口。富含维生素C、食物纤维，特别适合孕中期防治便秘食用。

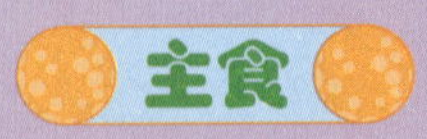

鸡蛋菠菜锅贴

【原料】

主料：面粉50克，鸡蛋1个，菠菜100克。

辅料：葱、姜、精盐、味精、麻油适量。

【做法】

1. 先将面粉和成团，揪成小剂子，擀成薄皮。

2. 将菠菜洗净，放入开水中焯一下，再放入冷水中投凉，剁碎，挤出水分，放入盆中。

3. 将鸡蛋打碎，炒熟，切碎，和菠菜一起拌匀，加入精盐、味精、葱、姜、麻油拌成馅，和面皮一起包成饺子形状。

4. 将油倒入平底锅内，把包好的饺子整齐地放在锅中，稍煎，适当淋水，加盖，煎熟后盛出即可。

【特点】

香软可口，富含维生素C、蛋白质和铁。

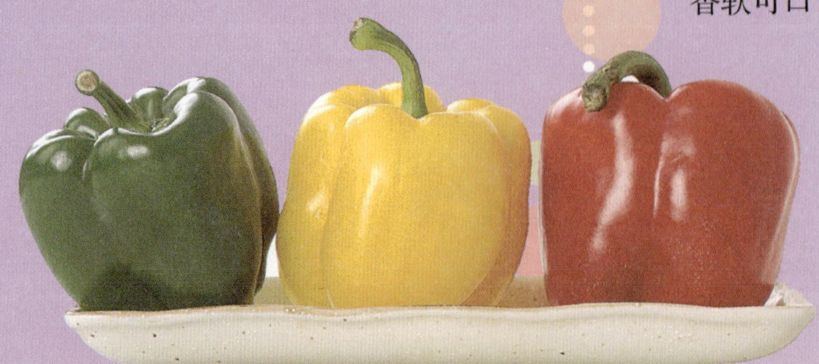

专家解答你最关心的营养问题

为什么补充维生素C并非越多越好

维生素C可以增强免疫力，提高牙齿的健康水平等，但是补充维生素C并不是越多越好，大量的维生素C代谢后产生草酸钙，如果囤积过多，就会形成肾结石。另外，过多摄入维生素C还会造成维生素B_{12}代谢障碍，引发贫血。目前市场上销售的维生素C每片含量超过1克以上，但科学研究证实，如果每日服用1克以上的维生素C，一旦停用，就会造成维生素C缺乏症。因此，孕妇应多吃蔬菜、水果，来满足对维生素C的需求。另外，也可以在医生指导下服用维生素制剂。

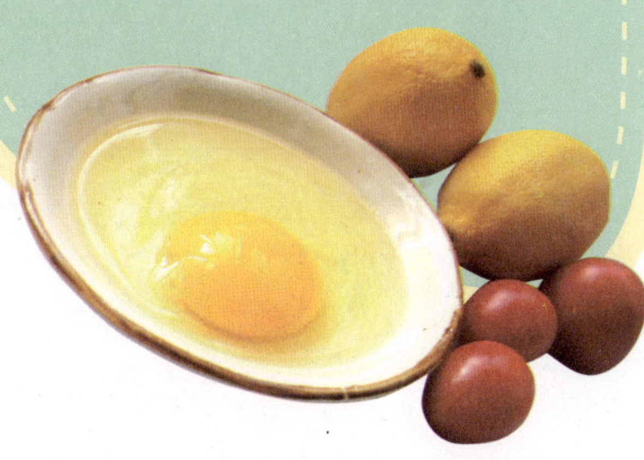

第二十周

胎儿和孕妇的变化

胎儿的发育状况

胎儿的皮肤分为表皮和真皮，到怀孕第20周时，表皮生长到4层厚。这个时期是胎儿感觉器官发育的顶峰时期，视觉、听觉、味觉、嗅觉等各类感觉器官的神经细胞得到全面发展。经过这个时期，胎儿将会具备人体应有的全部神经细胞，之后神经会变大，结构也更为复杂。

孕妇的身体变化

第20周，孕妇阴道里流出白色或浅黄色的分泌物明显增多，这是由于孕中期全身各器官的血液需求量增加，特别是流向阴道周围的血液量增加的缘故，属于正常现象。但如果分泌物气味较重，颜色呈黄色并且黏稠，有可能是阴道受到了感染，应该注意观察，并到妇产科进行诊治。孕妇平时要保持外阴清洁，勤换洗内衣，尽量穿棉质内衣，以减少刺激。

需要的营养

营养生理特点

进入第20周，胎儿的神经细胞和皮肤发育较为完善，因此应多吃些促进胎儿神经、皮肤发育及提高免疫力的食物。

需要的营养素

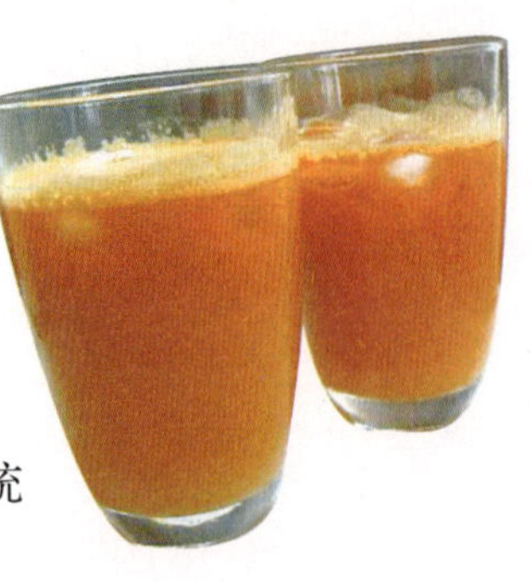

孕妇应多补充维生素、钙、铁、磷、钾等元素，既可以提高免疫力，又可以促进胎儿的生长发育，满足胎儿神经系统和皮肤的发育的营养需求。

全面均衡摄入矿物质

钙、磷、钾、铁等矿物质对胎儿的生长发育非常重要。更为重要的是，胎儿的组织系统在孕中期开始储备钙、磷、钾、锌、镁等矿物质。因此，孕妇在补充脂肪、蛋白质、碳水化合物和维生素的同时，应全面摄入矿物质，使胎儿的组织器官得到全面发展。

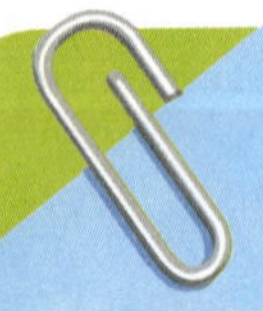
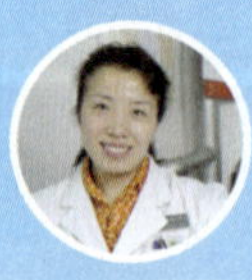

专家提醒

摄入矿物质的量要适当、均衡，并不是吃得越多越好。太多的营养素会造成孕妇体重激增、免疫力下降等。除了注意补充矿物质以外，孕妇还应进行适当的锻炼，帮助加快营养成分的吸收利用。

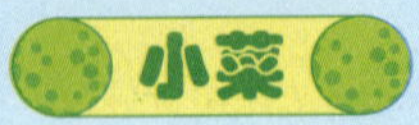

推荐食谱

小菜

拌文武笋

【原料】

主料：竹笋500克，莴苣250克。

辅料：麻油、白糖、精盐、味精、料酒、姜各适量。

【做法】

1. 将竹笋剥壳洗净，切成滚刀块，放入开水锅中煮透捞出，控净水，放入小盆内。

2. 将莴苣削去外皮，洗净，切成滚刀块，放入开水中烫一下，捞出，控净水，盛入小盆内。

3. 将姜洗净，用刀拍散切成末，撒入小盆内，再放入白糖、精盐、味精、料酒、麻油，拌匀，装入盘中即可。

【特点】

黄绿相间，香脆爽口。含有丰富的钾、磷等矿物质和多种维生素。

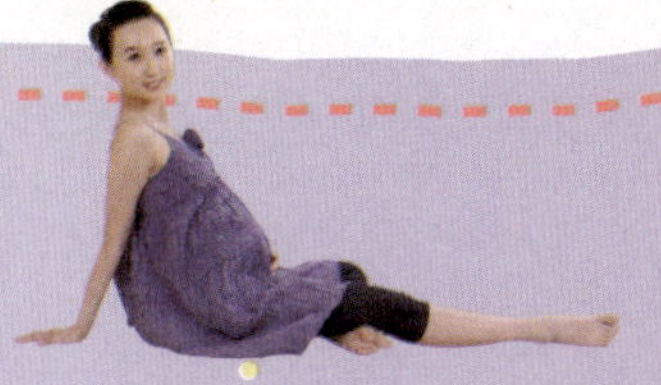

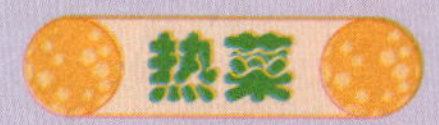

干煸鳝鱼丝

【原料】

主料：鳝鱼肉70克，芹菜50克。

辅料：豆瓣酱7克、料酒7克、花生油7克、麻油2克，醋、姜、盐、味精、胡椒粉适量。

【做法】

1. 将鳝鱼肉、芹菜洗净切丝，姜去皮切丝，豆瓣酱剁碎。

2. 在锅内加入花生油烧热，将鳝鱼丝炒散，至没有水分时盛出。

3. 锅内放花生油、姜丝、盐、料酒、豆瓣酱煸香，放入芹菜、味精再炒片刻。放入醋、麻油、鳝鱼丝和胡椒粉，拌炒片刻即可。

【特点】

色泽美观，脆香适口，含有丰富的铁元素，可有效预防妊娠期贫血。

主食

杏仁大米酪

【原料】

主料：杏仁15克，大米90克。

辅料：黑芝麻、白糖各30克。

【做法】

1. 将黑芝麻、杏仁、大米分别用清水浸泡半天，要经常换水，待用。

2. 把杏仁捞出，去皮夹，然后将黑芝麻、大米捞出，与杏仁混合在一起碾成糊状，待用。

3. 将洗净的锅置于火上，放入少许清水，烧开，加白糖溶化后把芝麻杏仁米糊缓缓倒入，拌成糊状，熟后，即可食用。

【特点】

润肠通便，益气健脾。对孕中期女性因肠蠕动减慢而导致的便秘有很好的疗效。

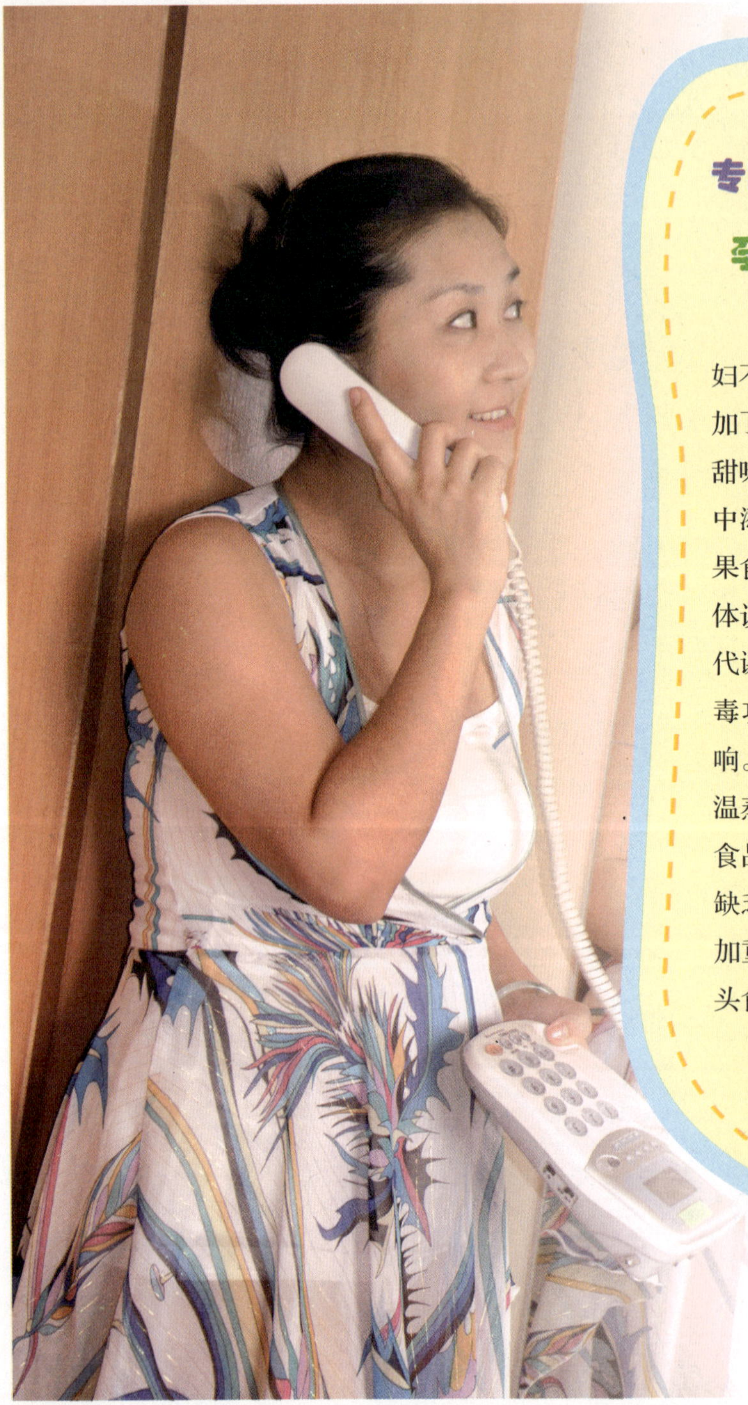

专家解答你最关心的营养问题

孕妇为什么不能吃罐头食品

罐头食品食用方便、口味独特，但孕妇不应该吃罐头食品。因为罐头食品中添加了很多食品添加剂，如防腐剂、香精、甜味剂和人工色素等。尽管很多罐头食品中添加剂的含量都符合国家标准，但是如果食用过多，会严重影响胎儿的健康。具体说，过多食用罐头食品会使孕妇的新陈代谢和活性酶受到影响，而胎儿器官的解毒功能并不完善，因而也会受到相应影响。况且，水果、蔬菜等罐头食品经过高温蒸煮过程损失了很多营养，经常吃这类食品不仅不会补充营养，还会导致营养素缺乏。加之，罐头食品中的盐分过多，会加重孕妇水肿。因而，孕妇最好不要吃罐头食品，而应选择天然新鲜的食物。

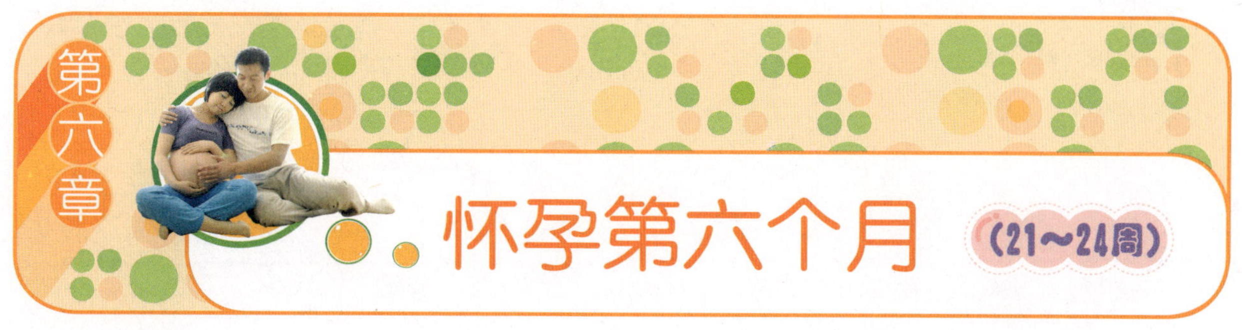

第二十一周

胎儿和孕妇的变化

胎儿的发育状况

怀孕第21周，胎儿的消化器官逐渐得到发育，能够做反复的吞咽动作。通过吞咽羊水，吸收到水和糖，剩余的部分进入大肠排泄出去。这一时期胎儿的胎脂分泌逐渐增多，厚厚地堆积在眉毛的上边，使眉毛异常柔软。

孕妇的身体变化

怀孕6个月时，孕妇的呼吸变得粗重，易出汗，稍动一下就会气喘吁吁。这是因为子宫向肺部上升压迫肺部引起。由于这一时期子宫上升近20厘米，腹部明显隆起。膨胀的子宫妨碍血液循环，压迫静脉，导致浮肿或静脉曲张（静脉曲张是指小腿、大腿内侧、外阴等部位出现隆起的、黝黑的块体），甚至产生痉挛。孕妇的体重比孕前增加了5～6千克，经常感到下半身疲劳，腰、背部疼痛。因此，睡前最好用温水浸泡一下腿脚并按摩小腿，或者多活动一下疼痛严重的大脚趾，都可起到一定的缓解作用。

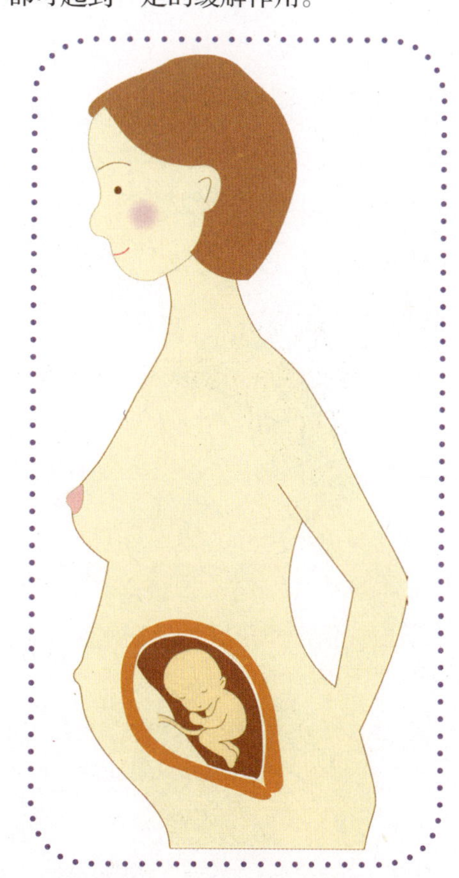

需要的营养

营养生理特点

进入第21周，孕妇食欲较为旺盛，胎儿快速生长发育，因此，合理调配饮食结构，科学地摄入饮食就成为这一时期孕妇的重要任务之一。

需要的营养素

第21周，孕妇体重继续增加，胎儿的发育继续完善，需要合理、全面补充各类营养素，如脂肪、蛋白质、碳水化合物、矿物质、维生素、膳食纤维。

每日营养素需要量

热量： 孕期总热量需增加85000千卡。热量分配比例是碳水化合物占总热能的60%～70%，脂肪占总热能的20%～25%，蛋白质占总热能的15%～20%。孕中期热能摄入比孕前每日摄入量应增加200千卡，每日增加主食75克左右，相当于2颗鸡蛋和100毫升牛奶。

蛋白质： 从怀孕4个月开始每天应另外增加15克蛋白质，相当于每天增加1杯牛奶和1个鸡蛋或75克瘦肉的量。从怀孕7个月后，每天应增加蛋白质25克。

无机盐及微量元素： 主要是增加钙、铁、锌等元素的摄取量。

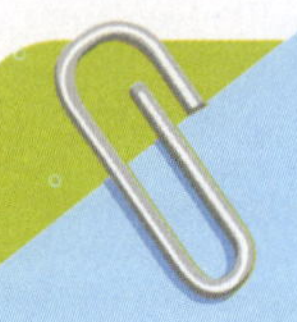

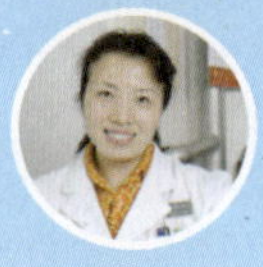

专家提醒

牛奶不但含有大量容易吸收消化的蛋白质，同时含有钙质及维生素A、维生素D。怀孕中期的孕妇应每天喝500克奶，新鲜牛奶、奶粉及脱脂奶粉都合适。

如果孕妇对奶制品过敏，则应多食用坚果和植物种子，因为它们都是很好的蛋白质类食物。芝麻和葵花子含有大量的不饱和脂肪酸，也含有大量矿物质，如钙等。但食用时不可过多，以免引起肥胖和消化不良，盐腌的坚果和种子最好少吃。

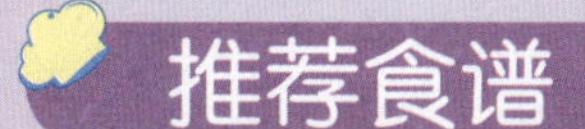

推荐食谱

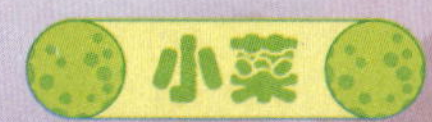

小菜

卤水鸡肝猪肝

【原料】

主料：鸡肝4副，猪肝200克，花椒1茶匙，八角2粒，姜3片，葱2条。

辅料：生抽2汤匙，老抽1汤匙，酒1茶匙，糖1汤匙，水1杯。

【做法】

1. 猪肝、鸡肝洗净，沥干水分待用。

2. 用油爆香姜、葱，加入清水，再放入花椒、八角及辅料，以文火煮约45分钟。

3. 先放入猪肝于卤水中，煮约20分钟后，再放入鸡肝，煮约10分钟。

4. 将猪肝和鸡肝盛起切片，便可供食用。

【特点】

卤水食物，很方便，而且只要选用有益的食物，卤水烹调的方式亦很有营养。鸡肝、猪肝最能补血补肝，对于浮肿和静脉曲张症状也有帮助。

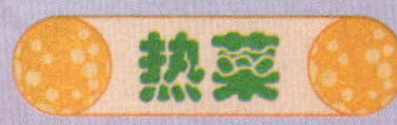

热菜

熟三鲜炒银芽

【原料】

主料：绿豆芽150克，熟瘦肉、熟鸡肉各85克，熟火腿丝50克。

辅料：油、麻油、精盐、白糖、味精各适量。

【做法】

1. 先将绿豆芽放入清水中去外壳，换水洗净，沥干水分待用。

2. 把炒锅置于火上，起油锅，放入少许精盐，绿豆芽入锅，用旺火快速煸炒数下。加入肉丝、鸡丝、火腿丝煸炒，加入白糖、味精、精盐调味，淋上麻油拌匀，即可食用。

【特点】

清热消毒，利尿消肿。孕妇食之，可以增加营养，防治水肿。

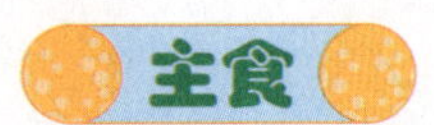

主食

花生大枣粥

【原料】

赤小豆、砂糖各60克，生花生仁50克，大枣8枚，粳米100克。

【做法】

1. 将赤小豆、花生仁分别洗净，用清水浸泡1小时后捞出，待用。

2. 把大枣剔去核，用水冲洗干净，待用。

3. 将粳米淘洗干净，直接放入洗净的煮锅内，加入清水、赤小豆、花生仁、大枣，置于火上，先用旺火煮沸，然后改用文火慢熬成粥，以砂糖调味，稍煮片刻，即可进食。

【特点】

止血安胎，利水消肿。有效防治孕妇胎动不安、水肿、体虚弱和营养不良等病症。

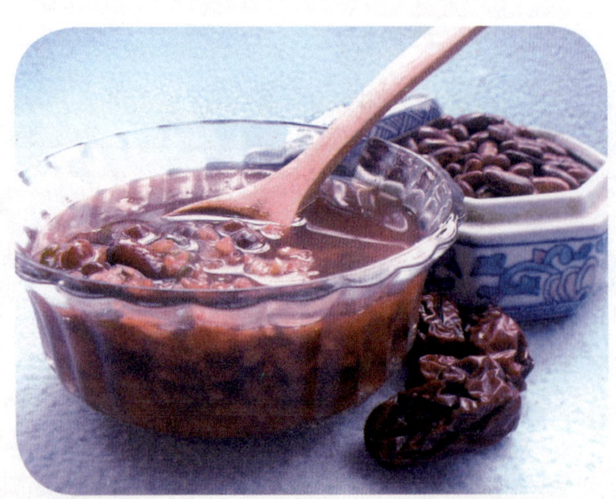

专家解答你最关心的营养问题

孕中晚期怎样补铁

母婴在孕期和分娩时，铁的总需求量约为1000毫克。其中450毫克为胎儿的需要，450毫克为孕期红细胞增加的需要，其余部分用以补偿铁的丢失。4个月后孕妇铁的膳食供给量由每日18毫克，提高到每日28毫克。铁的主要食物来源：动物肝脏、动物全血、畜禽肉类、鱼类等。贫血的孕妇，单靠食物补充是不够的，应在医生的指导下适当服用一些铁制剂。同时可以服用富含维生素C的食物以促进铁的吸收。

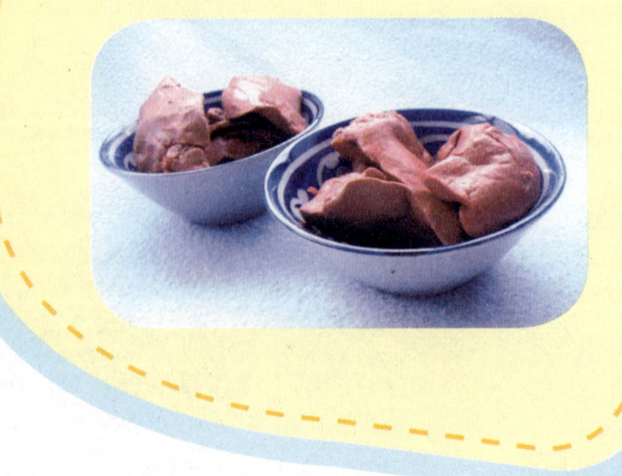

第二十二周

胎儿和孕妇的变化

胎儿的发育状况

怀孕第22周，胎儿的头发变多，嘴唇部位变得鲜明，眼睑和眉毛几乎已经完全形成，眼睛也有了一定程度的发育，长出眼睫毛并有了开闭眼睑的动作。牙基开始萌发，牙龈线的下面是牙齿的雏形。鼻子轮廓坚挺，耳朵变大，脖子变长，脸部均衡发展，已完全有了人的模样。

孕妇的身体变化

随着身体的日渐笨重，孕妇的情绪也开始烦躁不安。导致孕妇情绪波动的主要原因：一是由于体内激素的变化；二是因为臃肿难看的体态；三是身体的种种不适。尤其是孕前体态较好的女性，情绪波动更大。针对这一现象，孕妇要以积极、乐观、平和的心态接受怀孕和分娩给自己的生活带来的全新感觉。同时，这一时期孕妇的腹部、腿、胸部、背部等部位的皮肤会出现瘙痒，有时还会出现水泡和湿疹。平时要勤洗澡，勤换衣服，保持身体清洁。要穿无刺激的棉质衣服，避免油腻、辛辣食物，多吃蔬菜、水果和海藻类食品。瘙痒严重时应接受治疗。

需要的营养

营养生理特点

这一阶段孕妇应多吃对胎儿牙齿和毛发发育有益的食物，以及可以调节情绪和身体浮肿的食物。

需要的营养素

钙可以促进牙齿和骨骼的发育，镁元素、维生素B_1可以有效缓解孕妇的紧张、烦躁情绪，紫菜、荞麦、小米、豆类、海鲜、肉类中的含量较高。铜、锌和维生素A对胎儿的皮肤发育非常有益，主要存在于海产品、肉类、豆类、蔬菜和水果中。

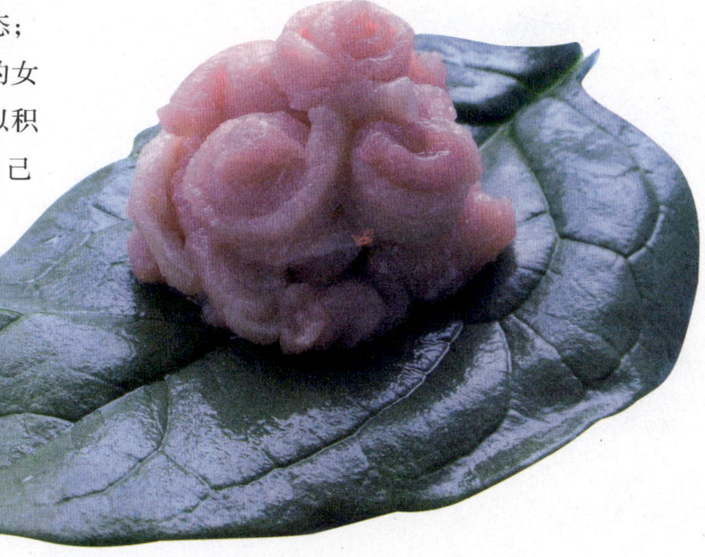

合理补充肉类、谷物和蛋类

瘦猪肉、牛肉及海鲜食物：这几类食物中含有大量的蛋白质，为孕妇和胎儿身体健康、组织修补及生长所必需，怀孕以后要常常食用，特别是到了孕中期，每天应保证吃其中的一类。动物内脏也是理想的食物。

五谷：五谷中含有丰富的矿物质，是供给热量的主要来源。孕中期要适量摄入，每顿100～150克米饭或馒头即可，提倡多吃粗粮。

蛋类：鸡蛋内含丰富的铁，为造血的必需品。怀孕中期最容易得缺铁性贫血，因此孕妇要保证每天吃一个鸡蛋。

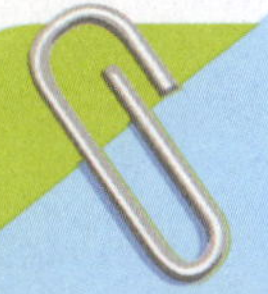

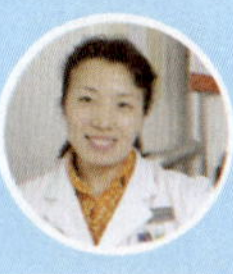

专家提醒

蛋类含有人体所需的8种必需氨基酸、丰富的维生素A、B族维生素、磷、铁、必需脂肪酸、卵磷脂、胆固醇，对维持母体健康、促进胎儿的生长发育起着非常重要的作用。鸡蛋营养丰富且均衡，是优良的食物。即便胆固醇高的人群，也应一周吃3～4个鸡蛋。鸡蛋的各种食用方法都不会对其营养造成太大损害，但煎鸡蛋时要注意不要放太多油，油温不宜过高。

推荐食谱

盐水大虾

【原料】

主料：对虾300克。

辅料：精盐、花椒、大茴香、葱、姜各适量。

【做法】

1. 将对虾去头、须、腿、爪，剥去外皮，摘去脊背上的沙线，冲洗干净。

2. 将葱洗净，切成段。把姜洗净，切成片。

3. 锅置火上，倒入水，放入虾、精盐、花椒、大茴香、葱段、姜片，烧开，改用小火，煮至虾熟，离火，放凉后捞出，斜切成片，按原形码放入盘中。

【特点】

外形美观，鲜嫩适口。含有丰富的优质蛋白质、维生素A、尼克酸及多种矿物质。

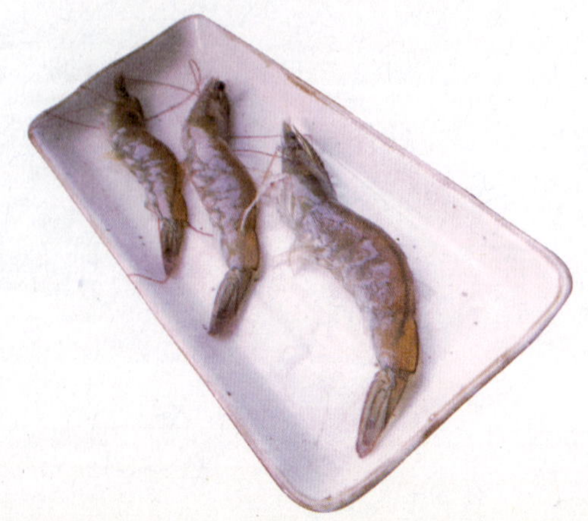

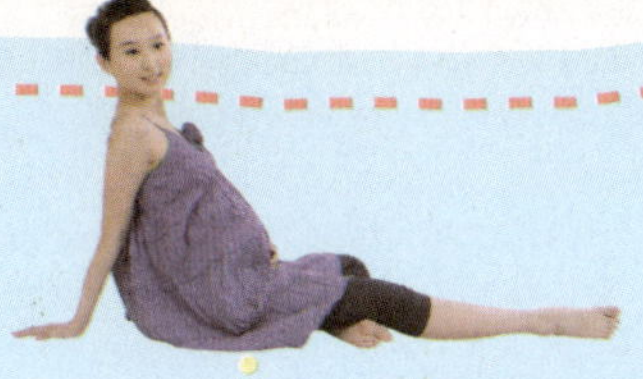

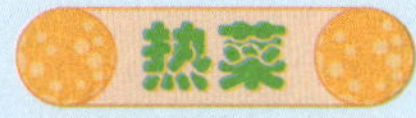

热菜

碧米金钩

【原料】

主料：油菜200克，海米15克，白糖10克。

辅料：植物油、鲜汤、姜丝、盐、味精适量。

【做法】

1. 油菜洗净切成菱形，海米温水泡发。

2. 锅内放入植物油烧热，放入姜丝炸香，再放油菜翻炒，快熟时放入海米、白糖、盐和鲜汤，最后放入味精，盛盘即可。

【特点】

富含钙、磷、锌、铁、维生素等，对胎儿的骨骼发育非常有好处。

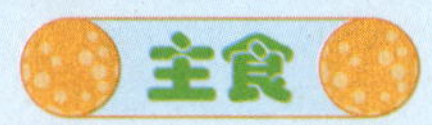

主食

玉米面发糕

【原料】

主料：玉米面500克，小枣150克，红糖100克。

辅料：酵母粉适量。

【做法】

1. 将小枣洗净，放入碗内加适量水蒸熟，取出晾凉。

2. 先用温水将酵母粉冲开，再放入玉米面，待面发后加入红糖搅拌均匀。

3. 将面团放在浸湿的屉布上，用手蘸水抹成2厘米厚。

4. 将小枣均匀撒在面团上，旺火蒸半小时，取出切开即成。

【特点】

暄软适口，米香宜人。含有丰富的蛋白质、碳水化合物、钙、铁、锌、磷等矿物质和多种维生素。

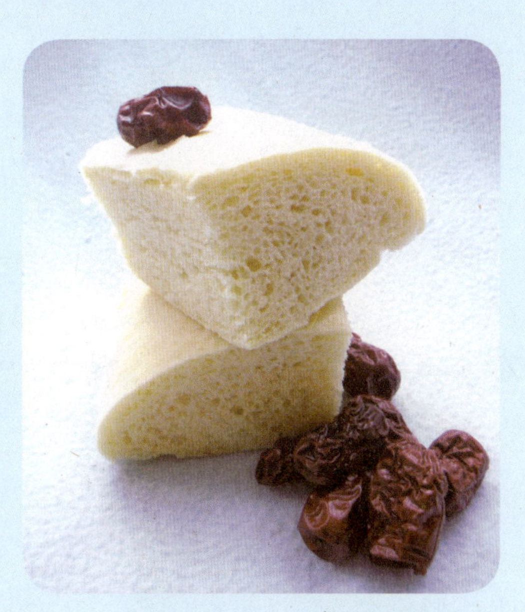

专家解答你最关心的营养问题

孕中晚期怎样补碘

孕妇如果在孕中晚期中度缺碘，会造成胎儿发育不良，无论是身高、体重都会受到影响，甚至可造成早产，或发生先天性畸形。孕妇每日需补充175~200微克碘。碘的补给应尽量从食物中摄取，市场上有加碘食盐，但应在菜出锅时再放。含碘丰富的食物包括：各类海产品、蛋类、干豆类、菌类等。孕妇一般每周喝2～3次紫菜汤，或吃一次海鱼，或平时饮食中吃点香菇、黑木耳、鸡蛋等食品以满足身体中碘的需求。如果碘摄入过多也会引起中毒，所以怀孕妈妈不要盲目地服用碘制剂。

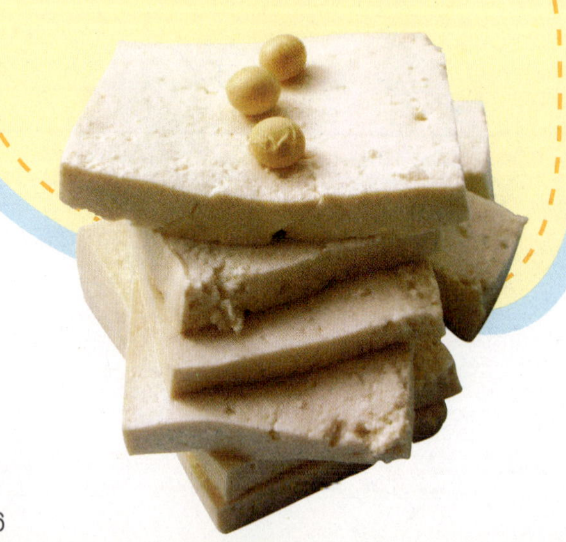

第二十三周

胎儿和孕妇的变化

胎儿的发育状况

6个月的胎儿骨骼已经完全长成，通过X线透射，能够清晰地看到他的头盖骨、脊椎骨、肋骨、胳膊和腿骨等。胎儿的关节也相当发达，常常自行弯曲手臂抚摸脸、胳膊和腿，也会吮吸手指头，做低头、抬头动作。耳朵也已完全形成，开始对外界的声音产生反应，能听见孕妇胃脏里食物消化的声音，血管中血液流动的声音，也能听见子宫外面传来的声音，并做出本能的反应。

孕妇的身体变化

孕激素和卵巢松弛素的分泌使孕妇的手指、

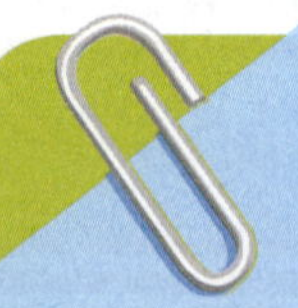

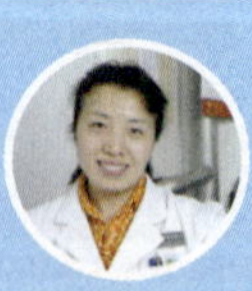

专家提醒

抽筋有时也是一种缺钙的表现，孕妇要根据具体情况适当补钙，还须注意不要让腿受凉。抽筋时不要紧张，要力量均匀地进行按摩，或抓住大脚趾向身体的方向拉扯，一般很快就会奏效。孕妇刷牙时动作要轻柔，牙刷不要太硬，要用温水刷牙。如果孕妇孕期对牙齿护理不当，分娩后牙齿极易出血或松动。

脚趾和其他关节变得松弛。由于激素的分泌，孕妇的牙龈发肿，刷牙、漱口时容易出血。

随着体重的增加，支撑身体的双腿负荷加重，加之隆起的腹部压迫大腿的静脉，使腿部出现抽筋或麻木症状，翻身或伸腿时，腿部肌肉会发生痉挛。这种现象在晚上熟睡时最容易出现，突然的腿部疼痛甚至会使孕妇从睡梦中惊醒。

需要的营养

营养生理特点

这一阶段孕妇会出现牙龈出血和抽筋现象，也容易感到疲倦。孕妇除了全面均衡补充营养外，还应注意调理牙龈出血和抽筋。

需要的营养素

孕妇适当补充钙质、维生素C、维生素E，不仅有利于强化胎儿和自己的牙齿健康、减少牙龈出血现象，还可以有效防止抽筋。以上营养素在鱼类、豆类、谷物及绿色蔬菜中含量较多。

合理补充豆类

豆类包括各种干蚕豆、豌豆、小扁豆。豆类富含维生素（尤其是B族维生素）、矿物质和蛋白质。豆子吃法很多，既可以吃豆芽，也可以做成豆腐、豆瓣酱食用。孕妇应经常吃些豆类或豆类制品，这些食物可以有效预防牙龈出血和腿抽筋。

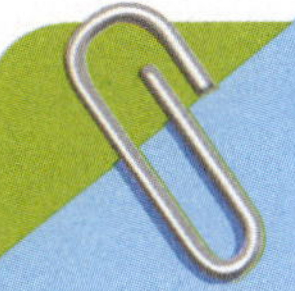

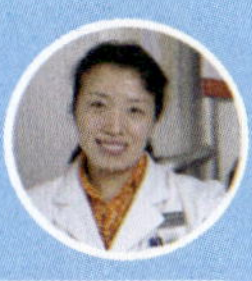

专家提醒

怀孕期间应尽量减少食盐的摄取，故各种食物的烹调以清淡为宜。清淡的食物起初吃起来淡而无味，日久之后就会慢慢地习惯。

合理补充水

水是人体不可缺少的物质，其可促进血液循环、增强肾脏及肠胃的排泄作用。孕妇除了从牛奶、水果、稀饭及菜汤中获取水外，每天还要喝6～8杯白开水。此外，这一时期容易出汗，更应该多补充水分。

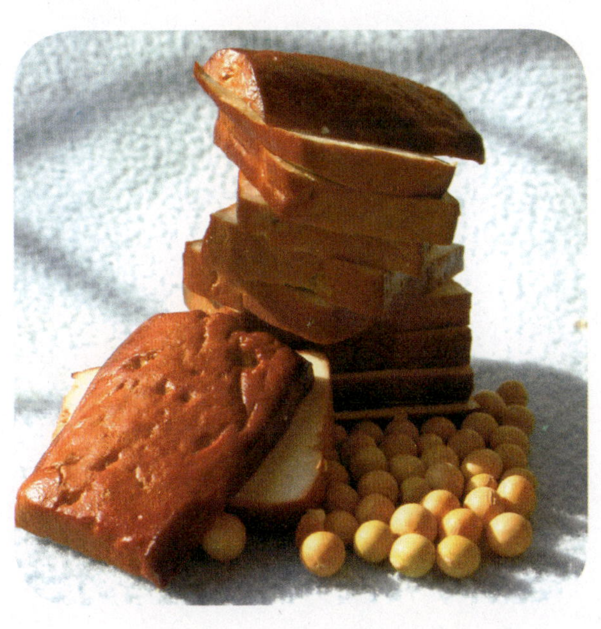

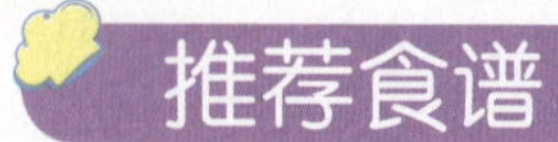

推荐食谱

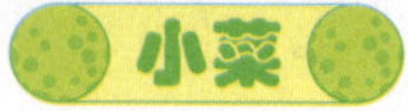

小菜

鲜奶炖鸡蛋

【原料】

主料：鲜奶1瓶、鸡蛋2个。

辅料：砂糖2汤匙半。

【做法】

1. 鸡蛋去壳放碗中，用筷子顺方向用力打散，直到蛋白和蛋黄搅匀便可。

2. 鲜奶注入蛋液中搅匀，再放入砂糖，搅至糖溶化，将碗放入盛有沸水的锅中，盖好锅盖，以中火炖六七分钟即成。

【特点】

清润香甜，营养丰富，可有效缓解孕妇抽筋现象。

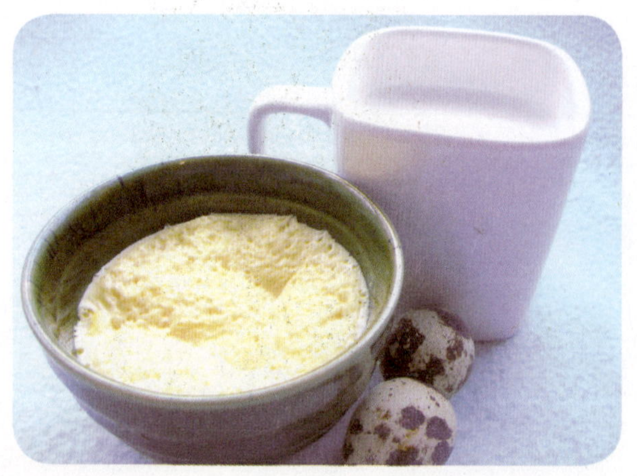

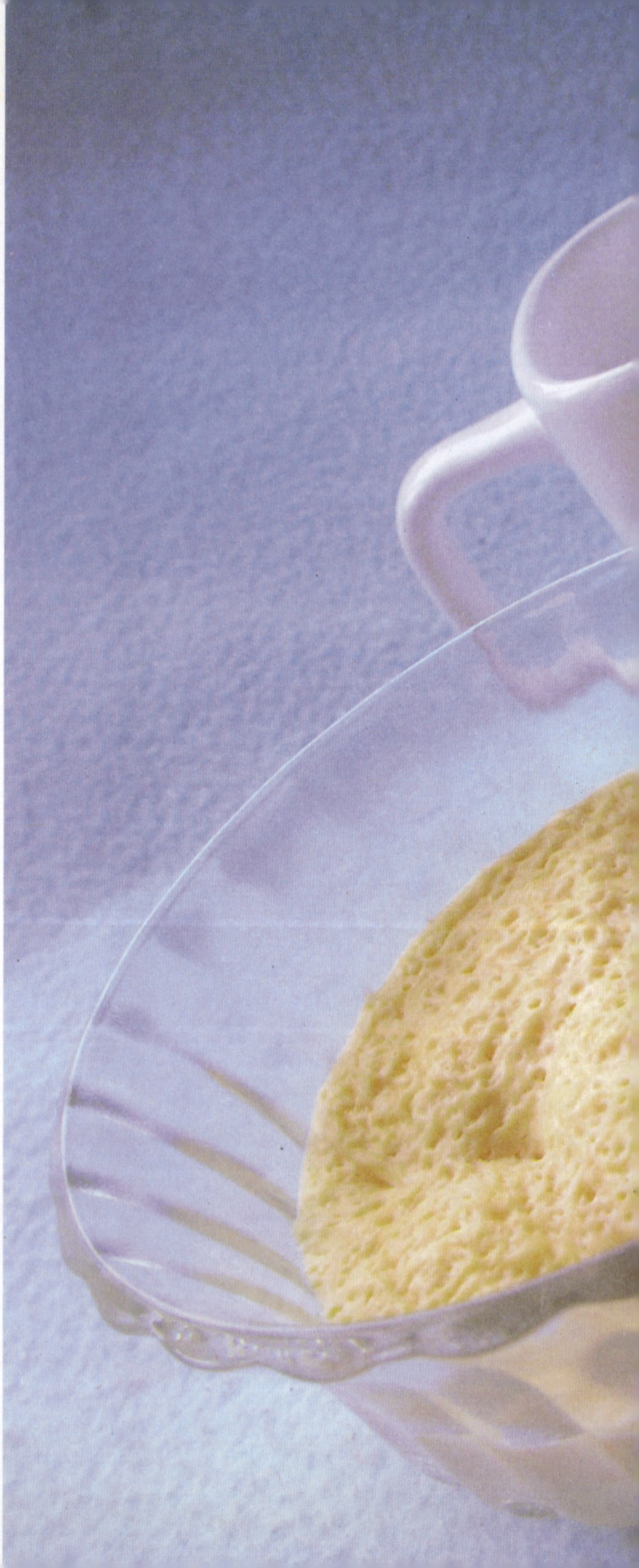

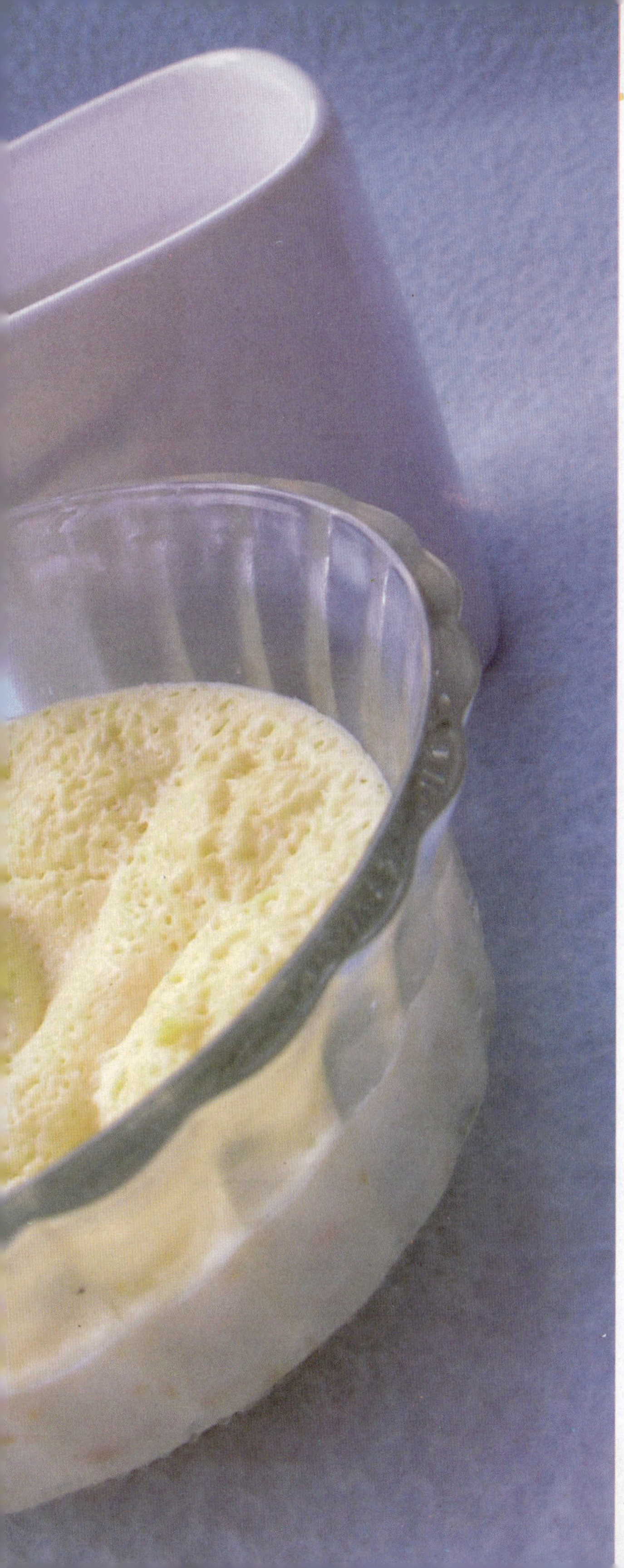

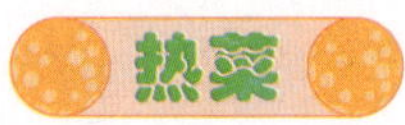

杏仁扣猪肘

【原料】

主料： 猪肘500克，杏仁20克，蜂蜜、香菇各50克，鸡汤200克。

辅料： 植物油、酱油、料酒、盐、葱片、姜片、大料、胡椒粉适量。

【做法】

1. 将猪肘洗净去骨，放入开水中煮片刻捞出，抹上蜂蜜，再放入油锅中炸至金黄，切成四五块。

2. 将杏仁在盐水中煮熟，剥去外皮，摆在大碗底部。再将猪肘子放在杏仁之上，将发好的香菇洗净放在肘子周围。

3. 锅内放植物油烧热，加入葱片、姜片、大料、料酒、鸡汤、酱油、胡椒粉和盐煮开倒入大碗中。最后将大碗放入锅内蒸10分钟即可。

【特点】

肉烂味美而不油腻，可以补肾气，生津液，润毛发。含有丰富的钙，对胎儿的骨骼、头发和皮肤发育非常有利。

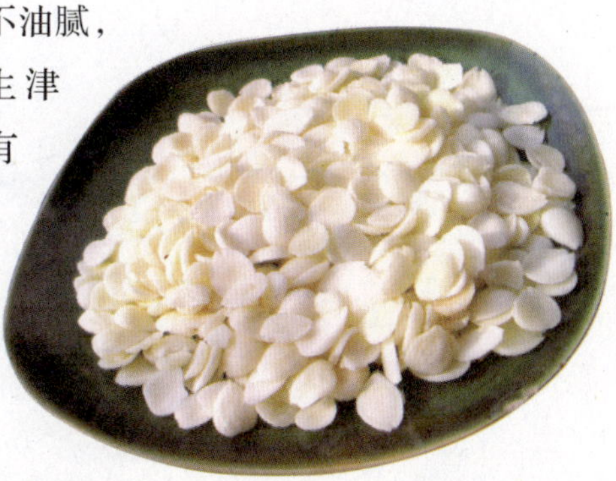

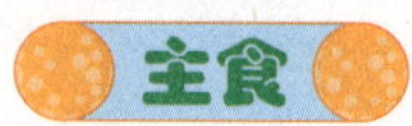

鲜肉包子

【原料】

主料：猪肉50克，面粉100克，骨头汤500克。

辅料：酵母粉、酱油、味精、料酒、盐、姜末、葱花、麻油适量。

【做法】

1. 将猪肉剁成肉馅，加酱油、味精、料酒、盐、姜末、葱花、麻油拌匀。边放肉汤边搅拌，使肉和汤充分融合，放冰箱内冻硬。

2. 将酵母粉用温水冲开，加入面粉中发起，揉成光洁的面团，揪成剂子，按成中间略厚的圆皮，放入肉馅，包成包子形状放入屉中，水开后蒸10分钟即可。

【特点】

鲜嫩多汁，皮薄馅多。富含优质蛋白质、钙和维生素B_1。

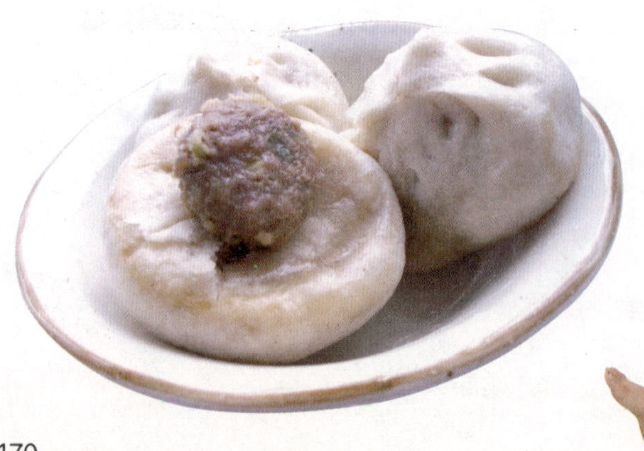

专家解答你最关心的营养问题

孕中晚期怎样补钙

在整个孕期，钙的摄入量应比孕前增加1倍，每天钙的需要量为1000～1500毫克，其中孕晚期需补充1500毫克。钙的主要食物来源：牛奶和乳制品、小虾皮、海产品、豆制品、深绿色的叶菜等。补充钙时，除了每天保证喝2袋牛奶、1袋豆浆外，还要进行户外活动，接受阳光中紫外线的照射，使体内产生促进钙吸收的维生素D。另外，还要做适当的运动。虽然孕妇这一时期身体笨重、行动不便，但散步还是可以的，应每天坚持30～40分钟或在天气晴好时在户外做孕妇保健操。如果孕妇怕食物中的钙吸收不完全，也可以在医生的指导下补充钙制剂。值得一提的是，菠菜中的鞣酸会影响钙的吸收，因此要酌情食用。

第二十四周

胎儿和孕妇的变化

胎儿的发育状况

6个月的胎儿，身长30～34厘米，体重600～800克，头围约22厘米，身体各部位比例逐渐匀称，皮肤透明，毛细血管内的血液都可看见。指甲已变长并覆盖住手指头的末端。胎儿的两条胳膊弯曲在胸前，膝盖提到腹部，胎动频繁，时睡、时醒，身体可以在孕妇子宫里旋转，变换方向。肺中的血管发达起来，这是在为呼吸做准备。胃肠会吸收羊水，肾脏排泄尿液。

孕妇的身体变化

孕妇的腹部和乳房明显增大，子宫已经到达肚脐上方5厘米处，腹部和乳房被拉伸并有发痒的感觉。脸上和腹部的妊娠斑更加明显，眼睛发干，容易疲劳。

需要的营养

营养生理特点

第24周，孕妇易出现便秘症状，除了适当运动，不吃泻药外，应多吃些润肠通便的食物。另外，多吃些缓解劳累和紧张情绪的食物也是有好处的。

需要的营养素

帮助润肠通便的食物有很多，例如菠菜、红薯、芹菜等。孕妇应根据自身的身体状况，平衡饮食，多吃含有粗纤维的蔬菜、水果，并做适当运动加速新陈代谢。

适当摄入高纤维食物

为了防止便秘，孕妇必须注意养成固定时间排便的良好习惯；更要多饮水，吃大量含高纤维素的食物，如蔬果、壳类食品；多运动。此外，最好在早晨刚醒来时，立刻喝一杯凉白开或牛奶，以减少便秘的可能性。

苹果、苋菜含大量的维生素和纤维素，有调整肠胃的作用。如是轻微的便秘，多吃苹果或喝苹果汁，也可将苹果去皮、核、心，切块后加入几片淮山药，煲成汤饮用。

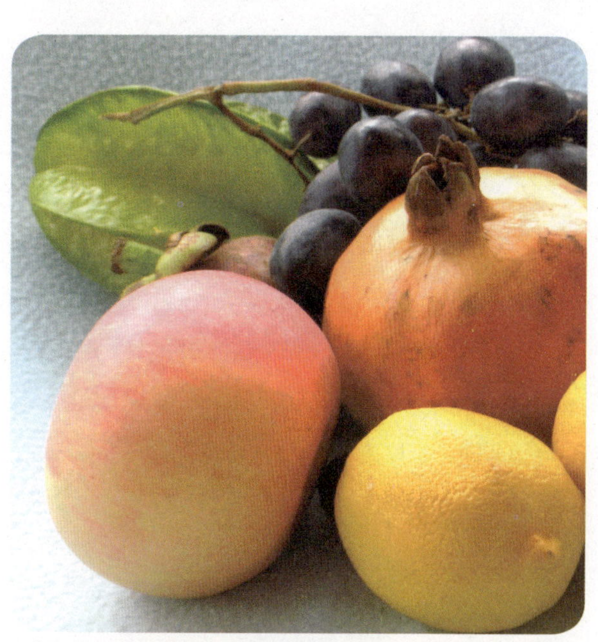

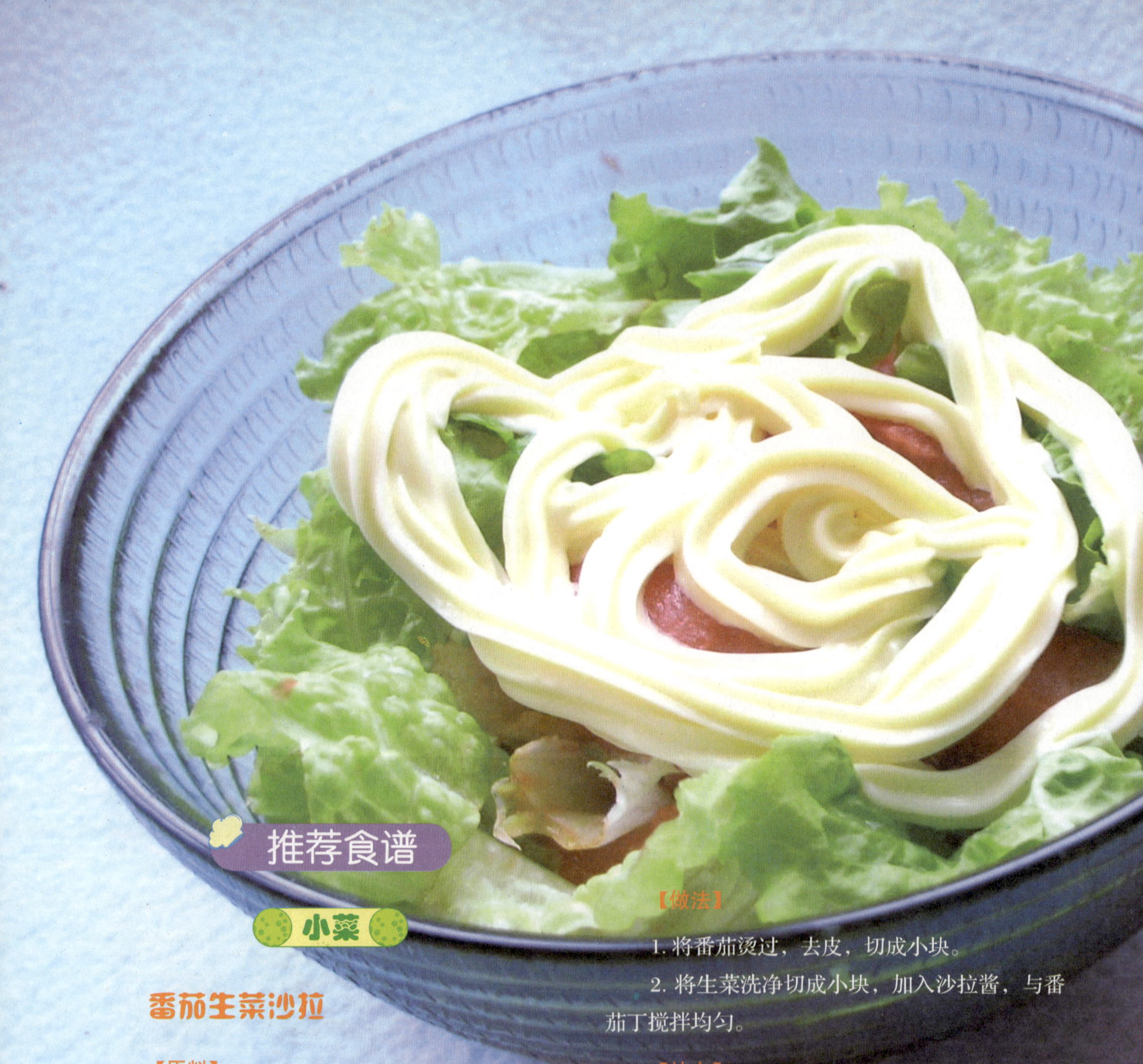

推荐食谱

小菜

番茄生菜沙拉

【原料】

主料：番茄、生菜适量。

辅料：沙拉酱适量，也可用植物油加蛋黄调成酱。

【做法】

1. 将番茄烫过，去皮，切成小块。

2. 将生菜洗净切成小块，加入沙拉酱，与番茄丁搅拌均匀。

【特点】

色泽鲜亮，爽口宜人，最大限度地保存了番茄和生菜中的维生素C、番茄红素，是对抗妊娠斑的好食物。

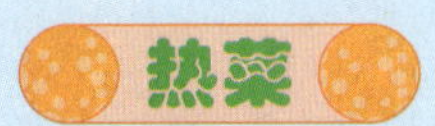

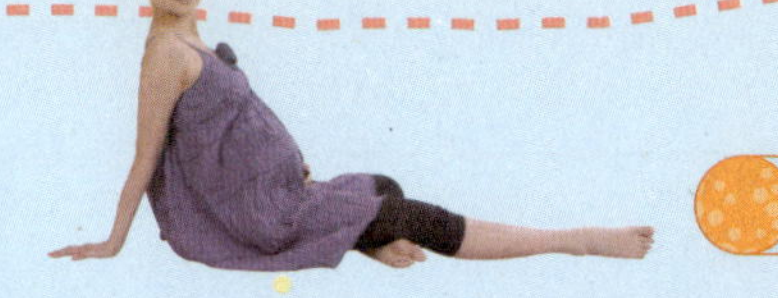

江米甜酒

【原料】

江米500克，酒曲250克。

【做法】

1. 将江米放入清水中浸泡1小时，换水洗净，捞出备用。

2. 将锅内放入清水，把江米下入，置于火上，用旺火煮，煮至江米五成熟时，捞出，用冷水淘两次，倒入笊篱中把水控净，再上笼屉蒸一下，倒在盆中，待用。

3. 把酒曲擀成面，放入江米内搅匀，上面拍平，中间用擀面杖捣一个2厘米大小的洞，使空气流通。

4. 注意，夏季用布，冬季用棉被盖好，温度保持在30℃左右，使之发酵即成。

【特点】

健筋骨，补腰活血，消除孕妇疲倦。此酒酸甜清香，营养丰富。

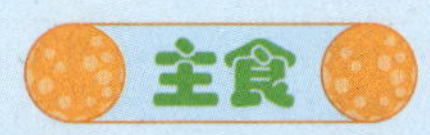

葡萄白糖粥

【原料】

主料：葡萄干60克，粳米100克。

辅料：白糖50克。

【做法】

1. 先将葡萄干拣去杂质，用清水略泡，冲洗干净，待用。

2. 把粳米淘洗干净，直接放入洗净的煮锅内，加入葡萄干、清水，置于火上，锅加盖，先用旺火煮沸，再改用文火煮成粥，以白糖调味，即可供食用。

【特点】

补气养血，强心利尿，强健筋骨，安胎。适用于气血虚弱，心悸盗汗，精神倦怠，神经衰弱，风湿筋骨疼痛等症。孕妇食之能养胎、安胎，久食益气倍力，利于催生，滋养母胎强壮，益颜养容，是孕妇的最佳保健食品之一。

专家解答你最关心的营养问题

吃番茄可有效减轻妊娠斑吗

孕妇经常被妊娠斑困扰，但又不能随便用药。其实，经常吃番茄对滋润和光滑孕妇的皮肤非常有好处。这是因为，番茄中含有丰富的番茄红素和维生素C，是天然抗氧化食物，能够帮助孕妇有效应对妊娠斑。

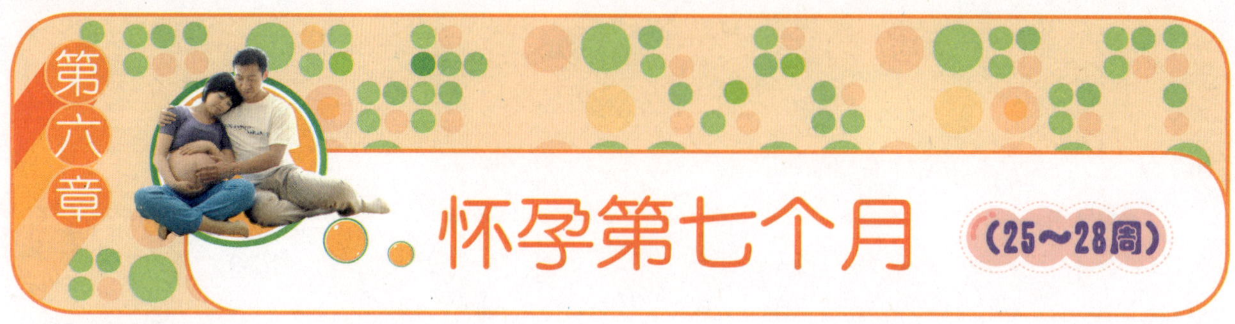

怀孕第七个月（25～28周）

第二十五周

胎儿和孕妇的变化

胎儿的发育状况

怀孕进入第7个月，胎儿皮肤还不能分泌脂肪质，褶皱较多，脸部看起来像个小老头儿，皮肤开始泛出红光并逐渐变得不透明，这说明胎儿的皮肤已经开始发生质变，开始长肉了。男胎的睾丸还未降至阴囊内，女胎的小阴唇、阴核已清楚地凸起，神经系统发育进一步完善，同时躯体快速生长，逐渐填满整个子宫。

孕妇的身体变化

随着胎儿不断成长，孕妇的腰腿疼痛更加明显。子宫有足球那么大，子宫的顶部位于肚脐和胸骨中间。由于腹部皮肤伸展，导致皮下组织及弹性纤维断裂，大部分孕妇会在下腹部、乳房和乳头周围出现妊娠纹，有些孕妇会感觉腋下肿胀。大腿、腿肚子和外阴的静脉变青、凸起，好像淤青一样。另外，孕妇的眼睛也变得干燥、发涩，对光线的反应越来越敏感，这都是妊娠过程中常见的现象。

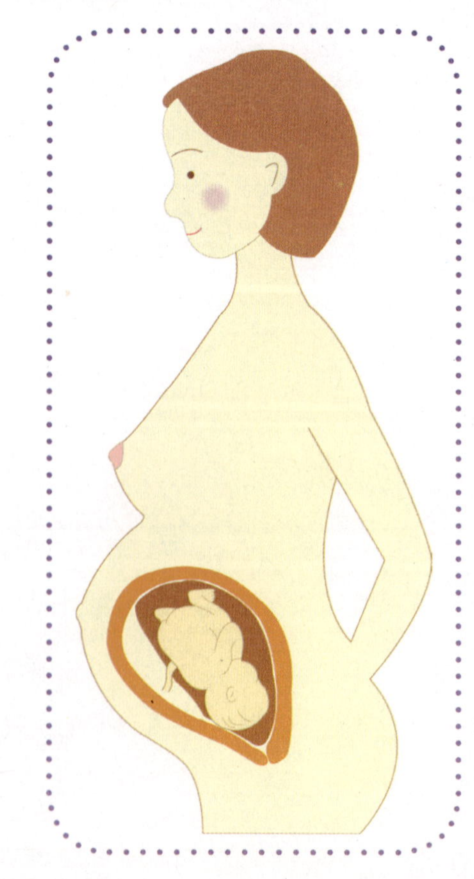

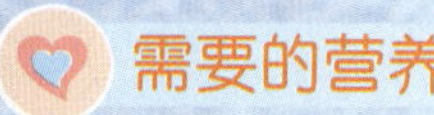

需要的营养

营养生理特点

进入第25周，孕妇应注意自己的体重，如果体重增加过快，应适当控制热量的摄入，如果胎儿生长过慢，孕妇应该在医生指导下补充营养。

需要的营养素

与胎儿的体重增加相适应，孕妇应合理控制体重，饮食中应坚持低盐、高铁、高钙原则，预防体重变化引发的妊娠性贫血和妊娠期高血压疾病。如果胎儿体重过轻，应在医生指导下摄入氨基酸。

孕妇最好少吃多餐

为了不使胃的负担过重，孕妇每餐饭吃得不要过多，可以尝试少吃多餐的方法，这样既有利于食物更好地消化，又不会因吃得过饱而胀得难受。进入第25周，胎儿的发育仍比较快，特别是皮肤与生殖器的发育正处在重要阶段，因此，在保证全面营养的同时，着重补充钙与维生素E，应多吃大豆、牛奶、排骨汤、胡萝卜、玉米等食品。

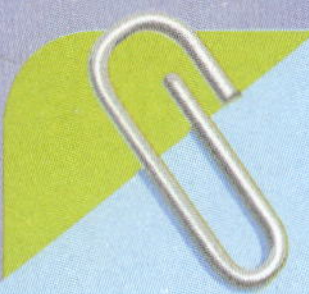

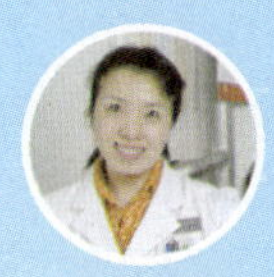

专家提醒

食物中的钠盐干扰钙质的吸收，如果孕妇从饮食中摄入过多的盐分，就有可能导致人体骨骼中的钙质流失。一个普通人每日最多摄入10克盐，孕妇对盐的摄入量应低于这个数字。

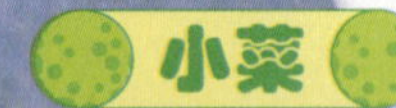

推荐食谱

小菜

姜楂茶

【原料】

主料：山楂12克，生姜3片。

辅料：红糖30克。

【特点】

养血、活血、化淤止痛，适用于孕期中的腹痛治疗。

【做法】

1. 将山楂、生姜片清洗干净，待用。

2. 把炒锅洗净，放入清水适量，置于炉火上，旺火煮沸，加入山楂、生姜片、红糖，约煮30分钟，即可饮汁。

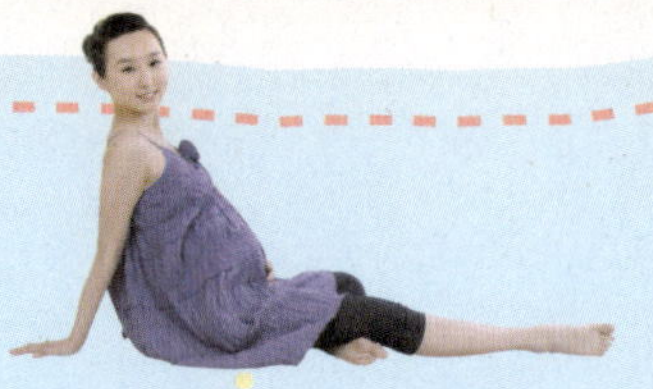

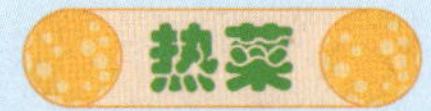

猪腰炒木耳

【原料】

主料：猪腰2个，木耳15克，芹菜1棵。

辅料：姜、葱各少许，生抽1茶匙，淀粉1茶匙，盐适量，糖1/2茶匙，酒1/2茶匙、高汤适量。

【做法】

1. 猪腰横切，除去里面的白色部分，切片，用水冲洗数次后，再浸于清水内3小时，期间换水多次。

2. 木耳用清水浸开洗净，加上高汤、盐、糖各1/2茶匙煮片刻，滴干水分待用。

3. 芹菜洗净，切段（保留芹菜叶，因为芹菜的营养成分主要集中在叶部）。

4. 烧热锅，下油放入猪腰，泡嫩油盛起。

5. 再下油爆香姜、葱，加入木耳、猪腰回锅，再加入芹菜兜炒至熟，加入其余辅料即成。

【特点】

芹菜配合猪腰、木耳同炒，是夏日一款清淡而有益的菜式，对患有妊娠期高血压疾病的孕妇非常有益。

牡蛎粥

【原料】

主料：鲜牡蛎肉100克，糯米100克。

辅料：大蒜末50克，肉50克，料酒10克，葱头末25克，胡椒粉1.5克，精盐10克，熟油2.5克，清水适量。

【做法】

1. 糯米淘洗干净备用，鲜牡蛎肉清洗干净，切成细丝。

2. 糯米下锅，加清水烧开，待米稍煮至开花时，加入肉、牡蛎肉、料酒、精盐、熟油，一同煮成粥，然后加入大蒜末、葱头末、胡椒粉调匀，即可食用。

【特点】

牡蛎肉味极鲜美，气味咸平、微寒，可作药用，是优良的营养食品。以牡蛎入粥食用是南方沿海民间风行的小吃，可以补充锌元素，辅助治疗孕妇维生素D缺乏。

专家解答你最关心的营养问题

孕中后期怎样补锌

胎儿对锌的需要量在孕末期最高，每日需0.5～0.75毫克。锌对孕早期胎儿器官的形成也极为重要。孕妇应从怀孕第4个月开始增加锌的摄入量，由孕前的15毫克增至20毫克。各种食物中都含有锌，只要平衡混合进食就可以满足需求，其中牡蛎含锌量最高。

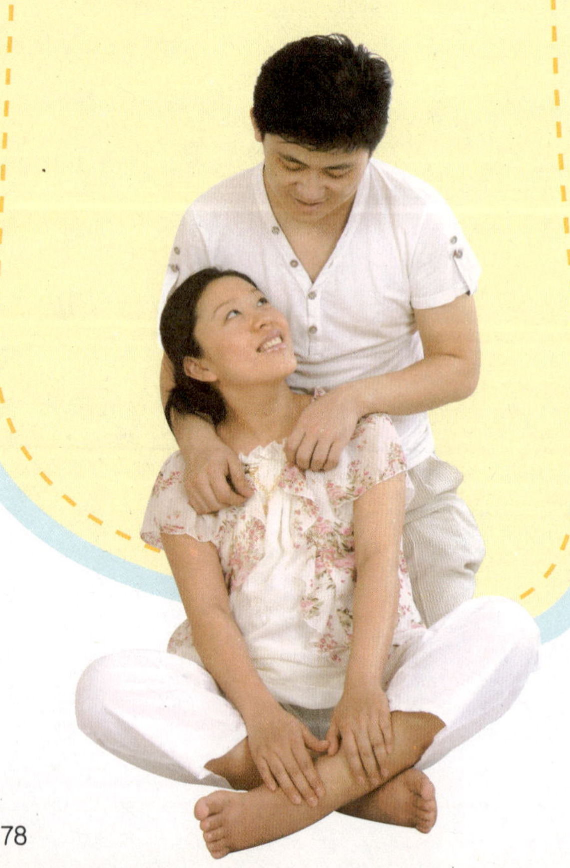

第二十六周

胎儿和孕妇的变化

胎儿的发育状况

怀孕第26周，胎儿的味觉已经发达，能够准确区分苦味和甜味，并且对甜味特别喜欢。由于孕妇的腹壁变薄，胎儿可以更清楚地听到外边的声音，并会表现出对声音的喜恶。

孕妇的身体变化

孕后期胎动逐渐加强，胎儿会频繁而有力地伸腿舞胳膊。孕妇这一时期的血压与前一时期相比略有上升，属于正常现象。但是，如果出现体重在短时间内过快增加，并伴随有视力下降、手脚肿胀、发麻等症状，则可能患有先兆子痫，应立即去医院进行诊治。

需要的营养

营养生理特点

在这一阶段，胎儿的味觉、视觉和大脑都进入了发育关键期，有些孕妇会出现浮肿、酸痛和发麻的现象。因此，孕妇应多吃促进胎儿大脑和神经系统发育的食物，增强体力、缓解浮肿。

需要的营养素

孕妇应补充蛋白质、钙、锌、镁、维生素

B_6、维生素D、维生素E等，这对促进胎儿大脑、骨骼和肌肉发育，增强孕妇体质很有帮助。

适当补充维生素B_6

维生素B_6是蛋白质利用的基本物质，是大脑和肌肉组织生长发育的必需品，因而需要从饮食中加强摄取。在食物中，维生素B_6的主要来源有：鸡肉、猪腰、大比目鱼、金枪鱼、红薯、烤土豆、大豆、干枣、香蕉等。

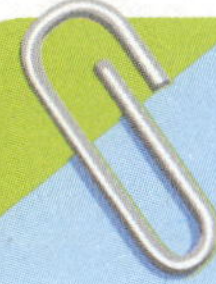
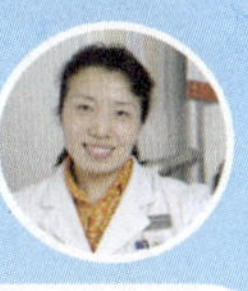

专家提醒

维生素B_6不容易在烹调过程中流失，每周吃2次鱼可以帮助孕妇补充维生素B_6。在补充维生素B_6的同时，还要补充锌，以便预防早产和胎儿发育迟缓。

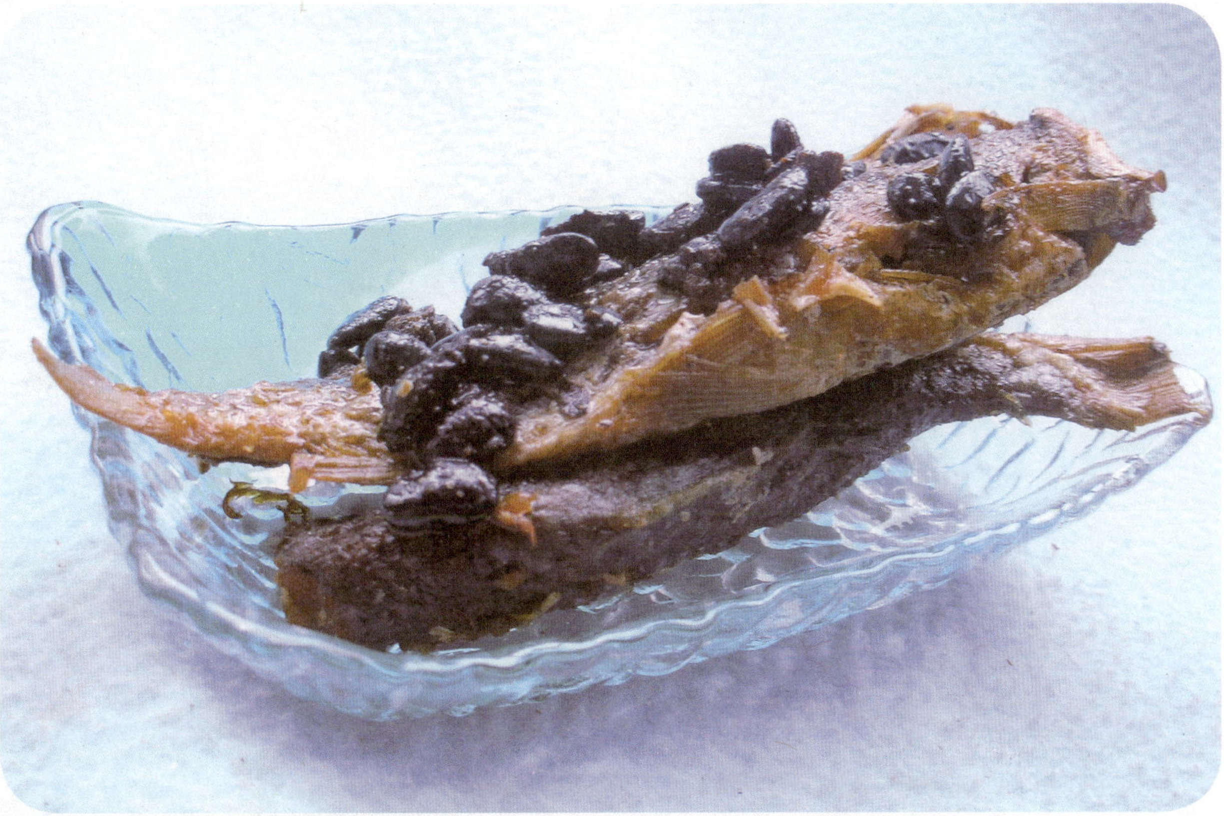

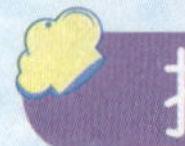

推荐食谱

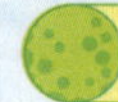
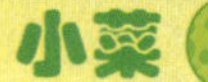
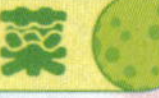

小菜

麻酱番茄

【原料】

主料：麻酱50克，番茄100克。

辅料：白糖、盐适量。

【做法】

1. 番茄洗净，用开水烫过剥皮，切成片，均匀地摆在盘中。

2. 将水慢慢放入麻酱中调匀，加入盐和白糖。

3. 将麻酱汁倒在番茄片上，并拨动番茄使其均匀地裹上酱汁即可。

【特点】

凉爽鲜美，能为孕妇提供铁、钙和维生素C。

烧茄合

【原料】

主料：猪肉100克，茄子200克，面粉50克，鸡蛋1个。

辅料：麻油、植物油、酱油、盐、白糖、葱、姜末水适量。

【做法】

1. 猪肉剁成馅，和酱油、葱、姜末、麻油、盐拌匀。

2. 茄子洗净去皮，切成1厘米厚的片，每两片相连，中间放入肉馅。

3. 鸡蛋打碎放入面粉拌成糊状，在茄合开口处蘸上面糊。

4. 锅内放植物油烧热，把茄合放入炸至两面金黄，在锅内加适量白糖、酱油和少量盐、水，烧沸即可。

【特点】

外酥里嫩，鲜香可口。含丰富的蛋白质、脂肪、碳水化合物、维生素B_1、维生素B_2、尼克酸、铁、磷、钙等。能改善孕妇的浮肿状态和营养不良，促进胎儿的牙齿、骨骼和大脑发育。

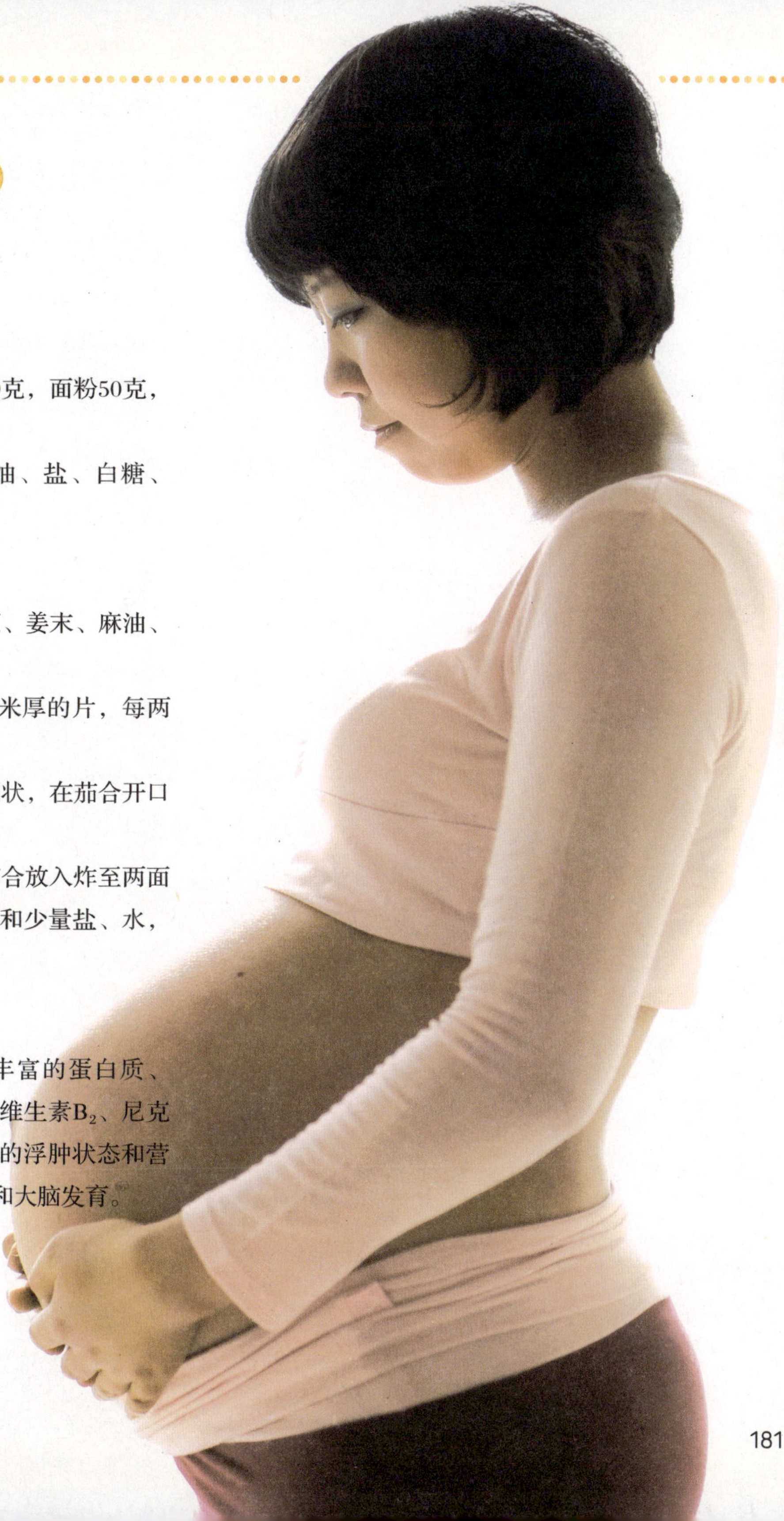

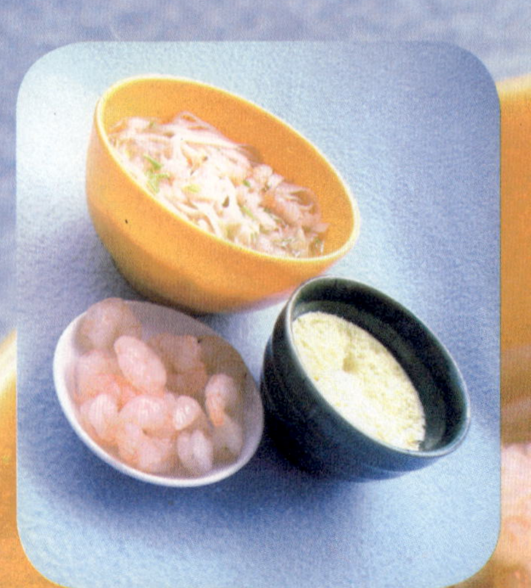

主食

葱油虾仁面

【原料】

主料：面粉100克，虾仁10克，葱白10克。

辅料：植物油、酱油、白糖、精盐、淀粉适量。

【做法】

1. 将面粉揉成光滑的面团，稍省片刻，擀成薄片，边擀边撒淀粉，切成细面条。

2. 虾仁洗净切成末，葱白切成葱花。

3. 锅内放植物油加热，下葱花爆香，再放入虾仁末翻炒，再放入酱油、白糖略炒出锅。

4. 准备两个碗，分别放适当的酱油和盐，将煮熟的面条分别放入碗内，再加入炒好的葱油虾仁，拌匀即可。

【特点】

爽滑适口，能为孕妇提供丰富的优质蛋白和碳水化合物。

专家解答你最关心的营养问题

预防先兆子痫的食物有哪些

先兆子痫是指孕中晚期由于体重激增而出现手脚发麻、头晕目眩、恶心、呕吐的现象，这主要是由高血压和蛋白尿引起的。孕妇应结合自身体重变化，合理控制体重，均衡营养，才能有效预防先兆子痫。应在全面了解体重变化的前提下，吃一些降血压的食品，如芹菜、苋菜、茼蒿、胡萝卜、豌豆、蚕豆、绿豆、花生、海带、紫菜、木耳、苹果、西瓜、柠檬等。

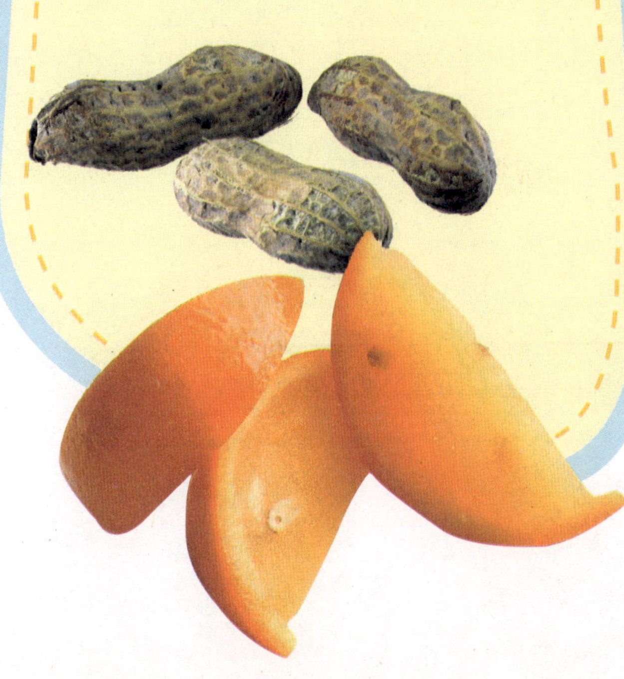

第二十七周

胎儿和孕妇的变化

胎儿的发育状况

怀孕第27周，胎儿的视神经开始发挥作用，眼皮分出上下，有时还会张开眼睛。眼球也开始移动，向前看时也有了焦点。鼻孔开通，容貌可辨，有的胎儿头发已有5厘米长。眉毛、睫毛、手指甲等虽然还很短，但已经具备了完整的形态。大脑、脊髓、心脏、肝脏发育很快，可以控制身体的机能，但是胃、肾脏和肺还不是很发达，肺泡的数量不断增加，能进行有节律的呼吸运动。

孕妇的身体变化

孕妇子宫的高度已达到21～24厘米，高过肚脐，随着腹部的增大和体重的增加，孕妇的胳膊、腿、脚踝等部位也会出现肿胀和浮肿，而且身体的其他部位也会出现相对轻微的浮肿。另外，增大的子宫压迫盆腔，增加了便秘、长痔疮的概率。因此，孕妇要多喝水并进行适当的运动。

需要的营养

营养生理特点

这一时期胎儿的视觉神经得到了很好的发展，大脑发育也已经开始，因此孕妇除了继续前儿周的饮食外，还应多吃对视觉、大脑发育有益和缓解水肿的食物。

需要的营养素

除了补充蛋白质、钙、锌、铁等元素外，孕妇应多吃些谷物和豆类，以及富含纤维素和B族维生素的食品。

尽量少吃含糖量多的食品

怀孕期间含糖量多的食品要尽量少吃，一是甜食的热量非常高，吃多了容易发胖；二是吃过多的甜食容易患糖尿病，由此会引发出一系列疾病，对母婴健康极为不利；三是甜食容易引起胃酸过多、胃不舒服，而且对牙齿也有损害作用。因此，对含糖量高的零食，比如果脯、糕点、蜜饯等，要有意识地少吃。

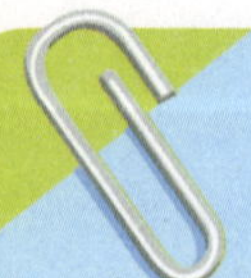

专家提醒

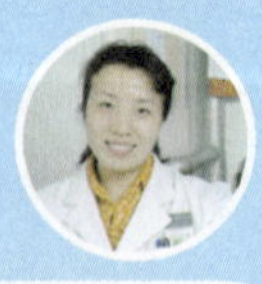

水肿是怀孕27周后经常遇到的现象，如果常吃盐分较多的食物，会加重孕妇的水肿和高血压状况。因此，孕妇应少吃辛辣和味重的食物。同时，孕妇应经常把腿抬得和臀部一样高，避免长时间站着或坐着，避免穿紧身内衣。

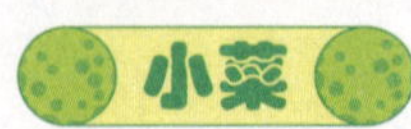

推荐食谱

小菜

海带紫菜冬瓜

【原料】

主料：冬瓜100克，紫菜5克，水发海带丝50克。

辅料：料酒、盐、味精、麻油适量。

【做法】

1. 紫菜放入大碗内，备用。

2. 将冬瓜去皮切片，再将洗净的冬瓜皮与冬瓜片一起用清水煮汤。

3. 捞出冬瓜皮，放入海带丝，沸水煮2分钟，加入料酒、盐、味精调味，煮沸倒入盛有紫菜的大碗中，淋上麻油即可。

【特点】

含有孕妇必需的碘、锌等矿物质。

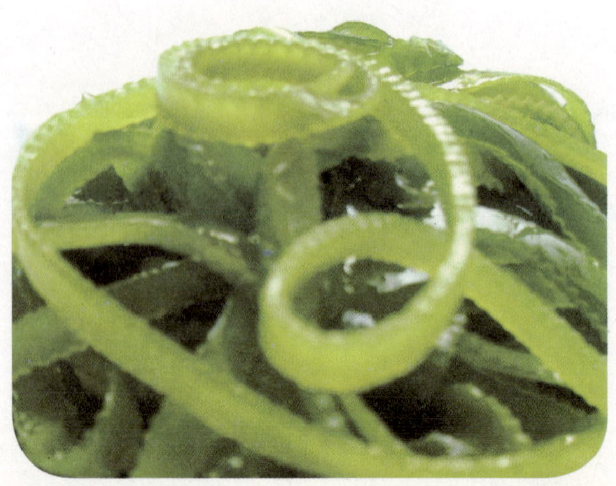

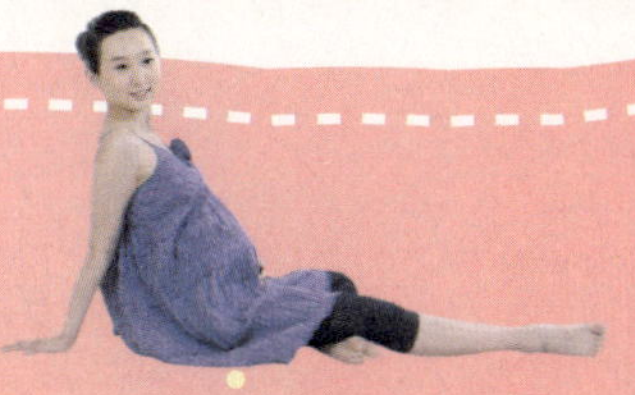

热菜

番茄鸡片

【原料】

主料：鸡胸肉150克，番茄汁、荸荠各50克，鸡蛋清1个。

辅料：水淀粉15克，精盐2.5克，白糖25克，熟猪油200克，醋、味精少许，水适量。

【做法】

1. 鸡胸肉洗净，切成薄片，加入精盐、鸡蛋清和水淀粉腌渍。

2. 荸荠去皮，洗净，切成薄片。

3. 锅内放入熟猪油烧至三成热，加少许盐，放入鸡片，用筷子迅速搅拌划开，再用大火炒至鸡片变白成形，捞出。

4. 原锅留少许底油，放入清水、荸荠、白糖、精盐、番茄汁、醋，用大火烧开，再用水淀粉勾芡，倒入鸡片和味精，翻炒均匀即可。

【特点】

色泽鲜亮，富含蛋白质、粗纤维、淀粉和脂肪，对消除孕妇浮肿有帮助。

主食

小豆粥

【原料】

主料：红小豆500克。

辅料：水淀粉15克，红糖、桂花酱各适量。

【做法】

将红小豆洗净，放入锅内，加水烧开，改用小火焖煮，煮至豆熟还未开花时，加入红糖，再用小火煮至红小豆开花，放入桂花酱，用水淀粉勾芡，搅匀即可食用。

【特点】

香甜适口，含有孕妇所需的蛋白质、碳水化合物、多种维生素和矿物质。

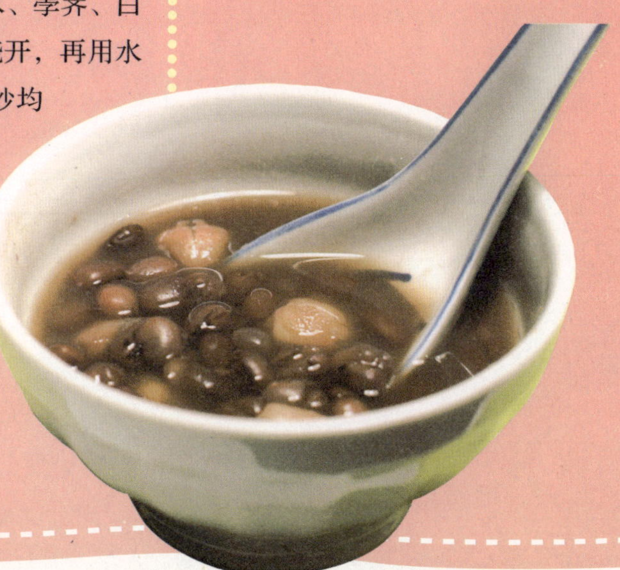

专家解答你最关心的营养问题

应对浮肿的天然饮料有哪些

如果孕妇的面部和脸部有浮肿现象，就要提防先兆子痫。在饮食中，应注意吃高能量的食品。其中，冷藏50分钟的桃或油桃，与草莓、酸奶、牛奶和脱脂奶粉、香蕉经过搅拌器的加工，可做成2杯饮料，每杯饮料中含有大量的热量、蛋白质、食物纤维、脂肪、维生素和钙，能够帮助孕妇改善浮肿。如果没有冻水果，也可在饮料中放入适当的冰块。

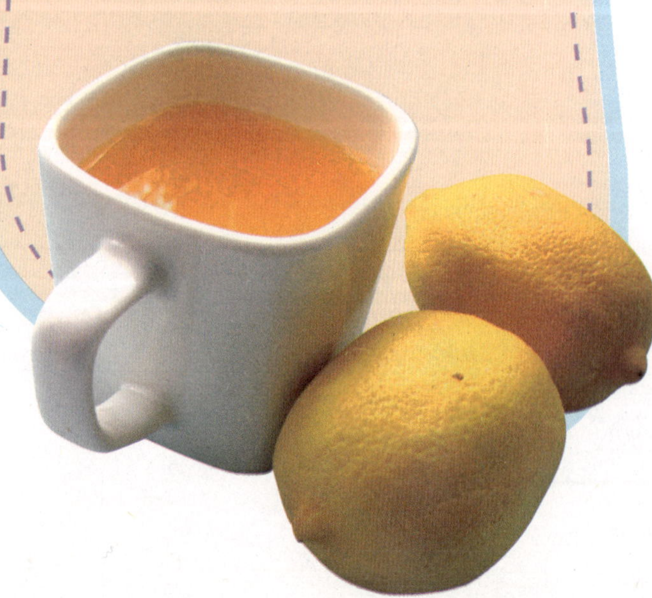

第二十八周

胎儿和孕妇的变化

胎儿的发育状况

进入孕晚期的胎儿身长为36～40厘米，体重1000～1200克。脑组织更加发达，头部明显长大，脑组织的数量也有所增加，大脑特有的皱褶和凹槽形成。同时，脑细胞和神经循环系统的连接更加完善，睡觉时还会做梦。到了怀孕第28周，胎儿开始有规律地活动，能按照自己的生活节奏睡觉、起床。醒来时自娱自乐，吮吸手指，抓脐带，翻跟头，拳打脚踢，特别调皮。

孕妇的身体变化

这时孕妇子宫的大小约为35厘米，把肋骨推挤上升了5厘米，使肋骨产生弯曲，导致疼痛。不仅如此，子宫还会压迫胃，使胃的消化功能受到影响。由于腹部肌肉受到扩张子宫牵扯，腹部又大又重，孕妇会出现腰部疼痛。

需要的营养

营养生理特点

第28周是胎儿脑组织发育的时期，孕妇应多吃核桃、花生、芝麻等健脑食物，以满足胎儿在脑组织发育高峰时的需求。

需要的营养素

第28周，孕妇应补充蛋白质、碳水化合物、维生素、水和无机盐。并根据自身的体重变化，适量调整脂肪的摄入量，既要避免贫血，又要避免妊娠期高血压疾病。

卵磷脂可以促进大脑发育

卵磷脂可以维持大脑正常功能和健康状态，促进脑细胞发育，卵磷脂是有效的健脑营养成分。如果孕妇不适当摄入卵磷脂，将会导致胎儿智力发育迟缓，发育异常。含卵磷脂较多的食物有大豆、核桃、坚果、蛋黄、动物肉和肝脏。

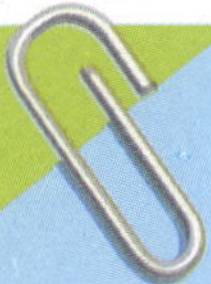

专家提醒

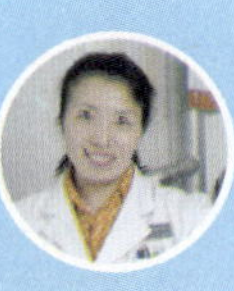

正常情况下，人体状态呈弱碱性，而过多摄入肉食会使人体趋向碱性。这一变化将影响胎儿的大脑发育，使胎儿智力发育迟缓、反应不灵敏。因此，孕妇不应吃过多肉食，以免对胎儿的大脑发育造成损害。

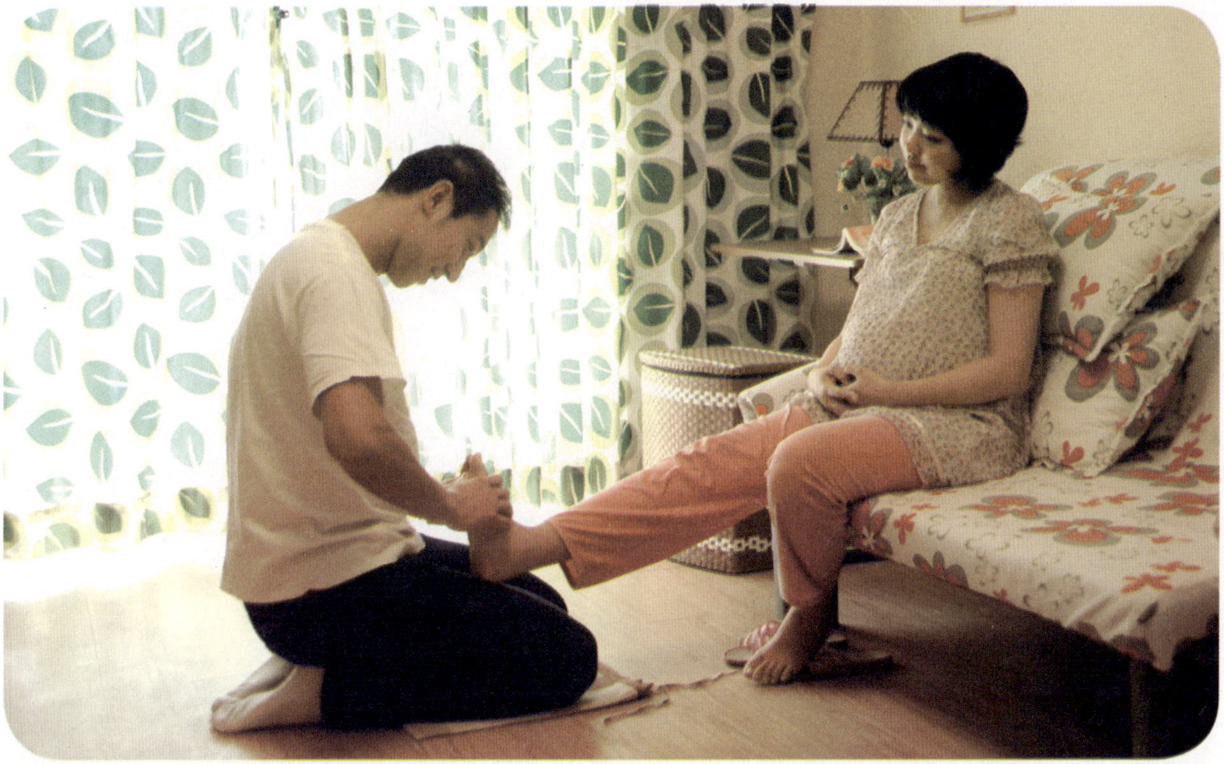

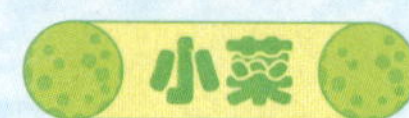

小菜

酱爆核桃仁

【特点】

甜咸适中，富含脂肪、尼克酸、维生素B_1，是很好的健脑食品。

【原料】

主料：核桃仁100克，植物油100克。

辅料：甜面酱、水淀粉、白糖、盐、味精、葱、姜适量。

【做法】

1. 先用开水浸泡核桃仁，去苦涩，去皮。

2. 锅内放植物油加热，将核桃仁倒入锅中翻炒，捞出沥油。

3. 将甜面酱倒入锅中炒开，再放白糖、水淀粉，化开后放入核桃仁翻炒，最后放入盐、葱、姜和味精盛盘即可。

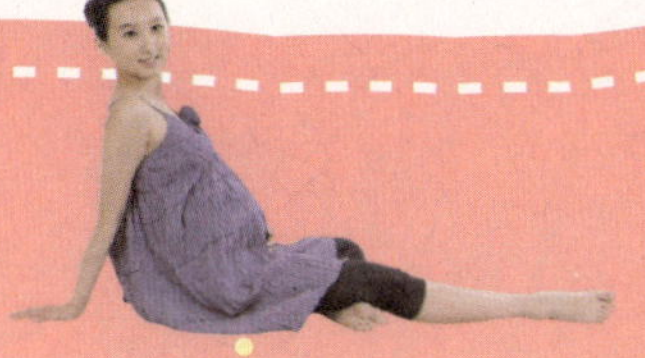

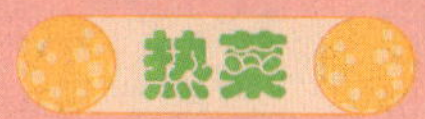

桃仁火腿炒虾球

【原料】

主料：大虾500克，核桃仁150克，火腿20克，大葱3根，红萝卜5克。

辅料：生姜、麻油、水淀粉、盐、味精、胡椒粉适量。

【做法】

1. 将核桃仁放入开水中煮5分钟，捞出，用清水冲洗待用。

2. 水中放盐用旺火煮沸，再放入核桃仁煮3分钟，放在碗内用水浸泡30分钟，捞起待用。

3. 火腿切小片，红萝卜去皮切丝，大葱切丝。大虾去壳去肠，洗净后在背部切一刀，用盐腌制10分钟。

4. 将腌好的大虾放入油锅中炸熟，捞出沥油。

5. 锅内放油加热，放入姜爆香，再放入虾、红萝卜翻炒，用水淀粉勾芡，加入葱、火腿和核桃仁，再放入盐、味精、胡椒粉翻炒片刻即可。

【特点】

香脆酥软，富含不饱和脂肪酸，是孕妇健脑、补肾、强体的美味食品。

主食

烫面蒸饺

【原料】

主料：面粉500克，肉500克。

辅料：熟肉150克，笋片100克，精盐、味精、酱油、麻油、姜末各适量。

【做法】

1. 将肉切成小碎丁，笋片、熟肉也切成小丁，放一盆中，加精盐、味精、酱油、姜末、麻油，拌匀成馅。

2. 面粉加开水和成烫面，晾凉揉匀，揪成50个面剂，擀成薄皮，包进馅心，捏出花边，上笼蒸熟，取出。

【特点】

饺子皮有嚼劲，趁热食用，馅心鲜香爽口。能为孕妇提供动物性、植物性混合蛋白质、丰富的碳水化合物、脂肪、无机盐和维生素。

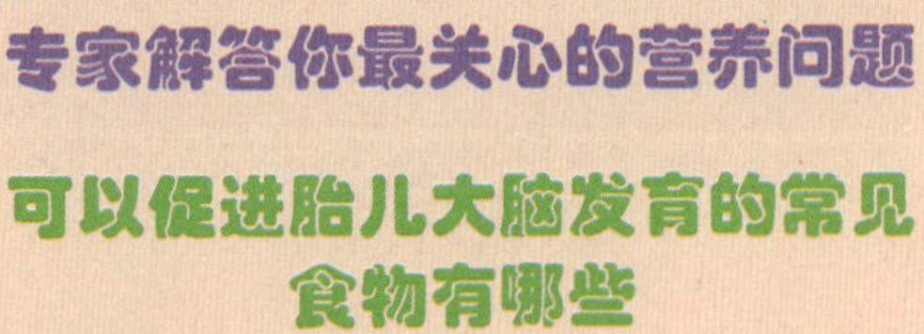

专家解答你最关心的营养问题

可以促进胎儿大脑发育的常见食物有哪些

大脑中的营养成分主要包括脂类、钙、B族维生素、维生素C、蛋白质和糖类。如果孕妇在饮食中保证这六种营养素的摄取，就可以促进胎儿的大脑发育，让宝宝更聪明。

富含这些营养素的食物被称为益智食物，包括芝麻、核桃、大米、小米、玉米、红枣、紫菜、牛羊肉、肌肉、苹果、香蕉、猕猴桃、芹菜、番茄、胡萝卜、藕等。

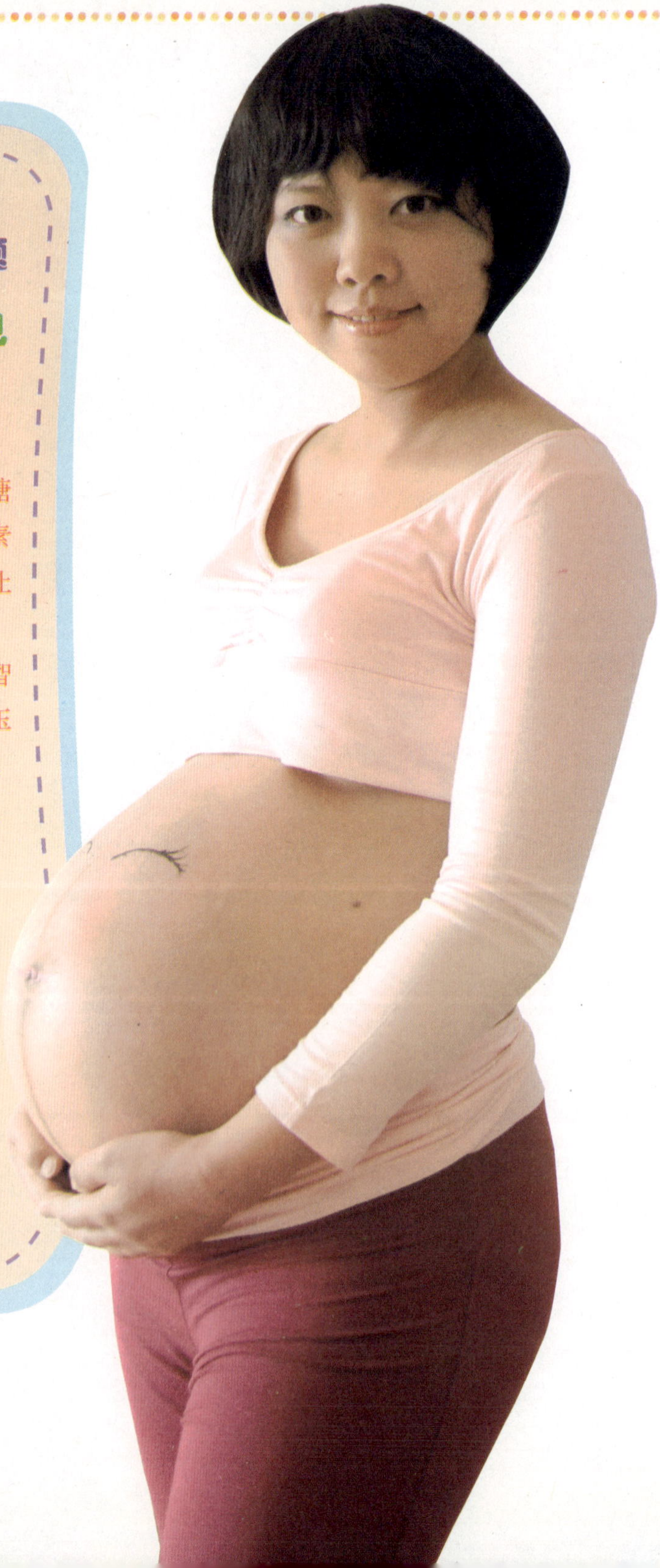

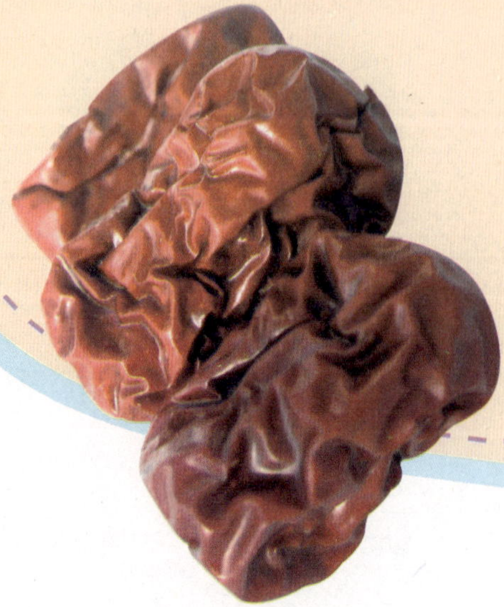

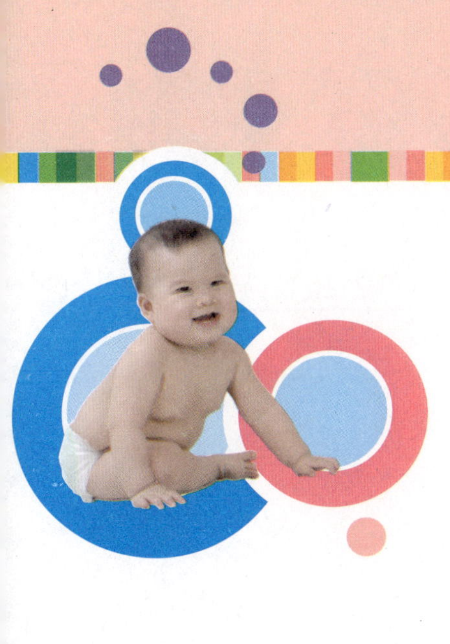

第七章　孕晚期营养与妈妈宝宝变化（8～10个月）

进入孕晚期以后，胎儿和孕妇的营养需求与孕中期相似，仍需要合理补充蛋白质、脂肪、糖类、矿物质和维生素。但是，如果孕妇不能控制热量的摄入，摄入过多肉类，就会使体重激增，很有可能出现妊娠期高血压疾病、妊娠糖尿病和妊娠中毒症，还会使胎儿过大，增加分娩困难。可见，越是临近分娩，孕妇越要合理调配饮食，为即将到来的分娩做好充分的营养准备。

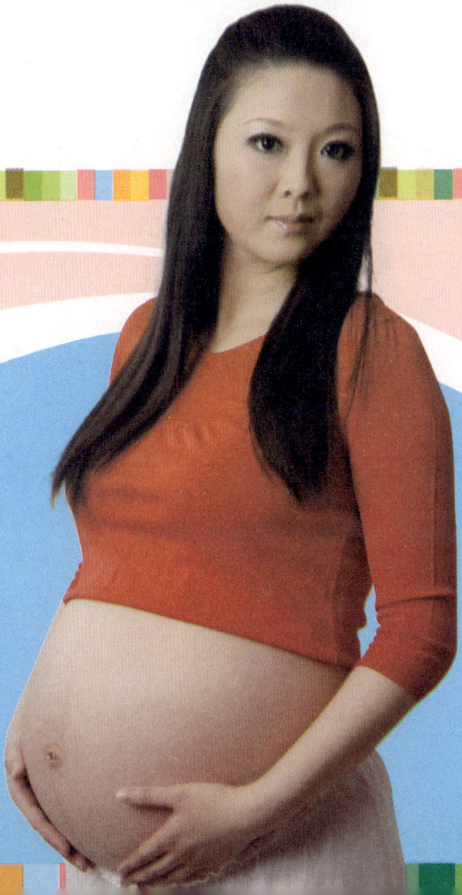

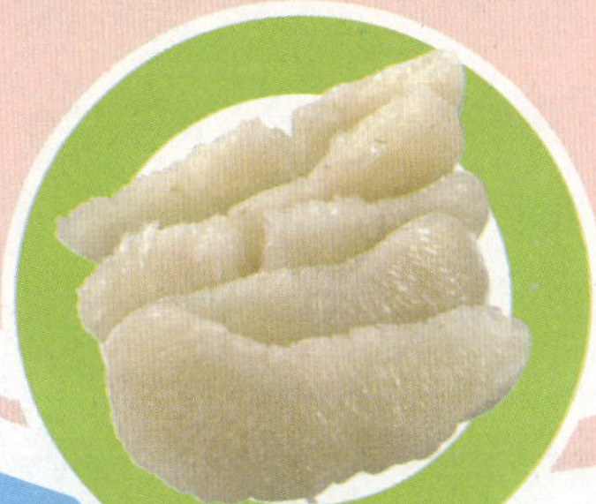

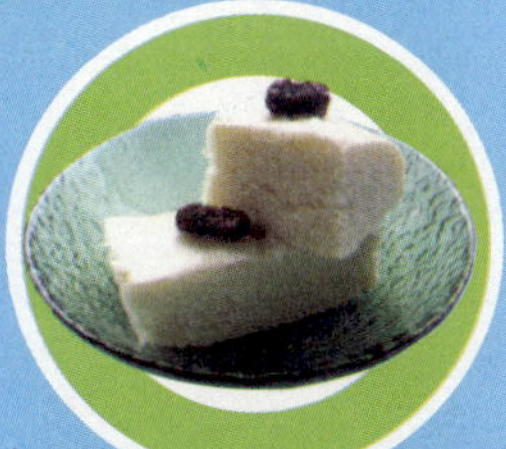

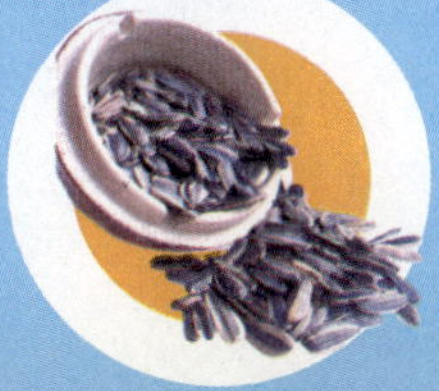

第七章 孕晚期营养需求特点

摄入足量的钙

怀孕全过程皆需补充钙，但孕晚期钙的需求量显著增加，一方面母体钙的贮备增加，另一方面胎儿的牙齿、骨骼钙化加速。胎儿体内的钙，一半以上是在孕期的最后2个月贮存下来的。当孕妇钙的摄入量不足时，胎儿可动用母体骨骼中的钙，致使孕妇发生软骨病。

保证热量

孕晚期胎儿生长发育迅速，孕妇的新陈代谢增加，因而需要补充热量。另外，胎儿在孕晚期开始储存脂肪和糖原，因而孕妇应保证充足的能量，以便为胎儿的生长发育提供足够的营养基础。需要注意的是，在怀孕的最后一个月，应适当减少脂肪和碳水化合物的摄入量，避免造成巨大儿。

补充足够的脂肪酸

脂肪酸可以增加胎儿的大脑神经细胞的体积，并加速其髓鞘化。在脂肪酸中，尤其需要补充亚油酸，同时亚油酸需要在维生素B_6的作用下转化成花生四烯酸，满足胎儿大脑的生长发育需求。

合理补充维生素和蛋白质

维生素对孕妇的健康非常重要，可以使孕妇精力充沛、免疫力增强、易于分娩。对胎儿来说，维生素可以促进其毛发、皮肤、眼睛及其他器官的发育。

孕晚期是胎儿迅速生长时期，也是胎儿和孕妇体内储存蛋白质最多的时期，因此，孕妇应多补充优质蛋白质。

第七章 孕晚期的膳食安排

少吃动物肝脏

动物肝脏中蛋白质含量占其体内蛋白质总量的1/3以上，另外，优质蛋白质、维生素A、维生素B_2、维生素B_{12}、叶酸和血红素铁等的含量也非常丰富，还能有效预防妊娠缺铁性贫血。动物肝脏是孕晚期不可缺乏的物质，然而不可每日食用，每周吃1次就够了。

多吃豆类蛋白质

孕晚期除了要从禽肉、鱼类、蛋类和奶中摄取蛋白质外，还应注重摄取豆类蛋白。豆腐和豆浆是优质蛋白质的较好来源，既保留了豆类中的营养成分，又去除了豆类中不利于消化的因子，增强了蛋白质的消化利用率。

保证植物油的摄入

植物油中含有丰富的必需脂肪酸和维生素E，可以避免胎儿肌肉萎缩和发育畸形。此外，孕妇应多吃芝麻、花生、核桃、豆油和芝麻油，保证维生素E的摄取量。

适当控制饮食

孕晚期的食品，应该以量少、丰富多样为主。饮食的安排应该采取少吃多餐的方式，多吃富含蛋白质、无机盐、维生素，但热量不高的食物。

这一时期较之前期更需要补充营养，所以孕妇对于饮食的调理更要审慎。

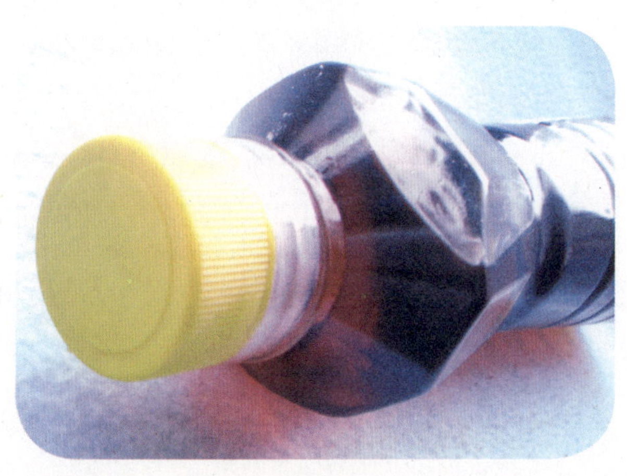

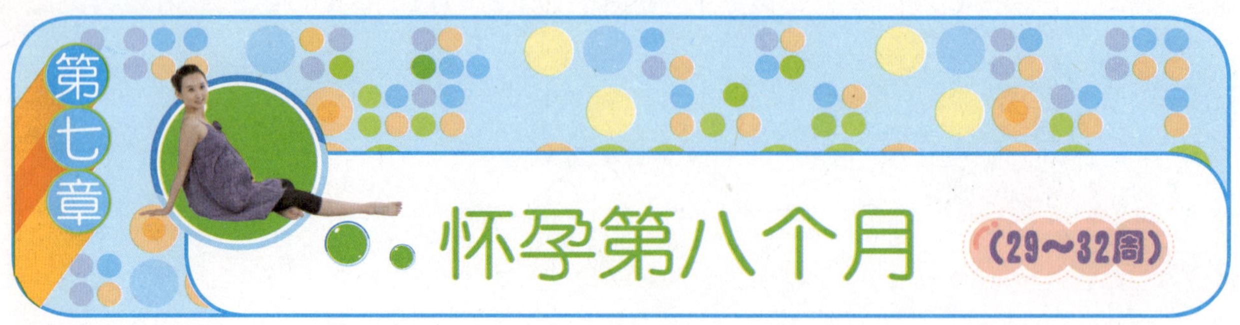

第七章 怀孕第八个月（29~32周）

第二十九周

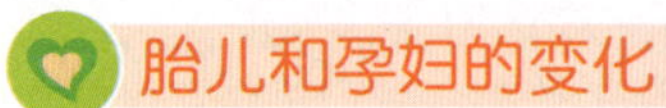

胎儿和孕妇的变化

胎儿的发育状况

怀孕进入第8个月时，胎儿的眼睛已经完全睁开，但眼皮呈浮肿状态。另外，随着脂肪层的生长，胎儿的皮肉开始变厚，皮肤呈深红色，胎脂较多，有皱褶。此时胎儿面部胎毛开始脱落，但皱纹仍很多，原来长满全身的胎毛开始渐渐减少，只有肩膀和背部等极少的部位仍然长有胎毛。眉毛和睫毛已经完全长成，头发和指甲也开始慢慢增长。

孕妇的身体变化

随着胎儿的逐渐长大，孕妇的体重也在迅速增长。这时的胎儿体重约为新生儿的1/3或1/2，余下的体重将在剩余的7周时间内长成。这一时期孕妇的腹部更显凸出，子宫底高28~31厘米，腹中几乎没有多余的空间。由于胃和肺受到子宫的挤压，孕妇会感到呼吸困难，食欲不振。随着临产期的临近，胎头下降进入骨盆腔，子宫底将会自动下滑，上述不适感就会随之消失。

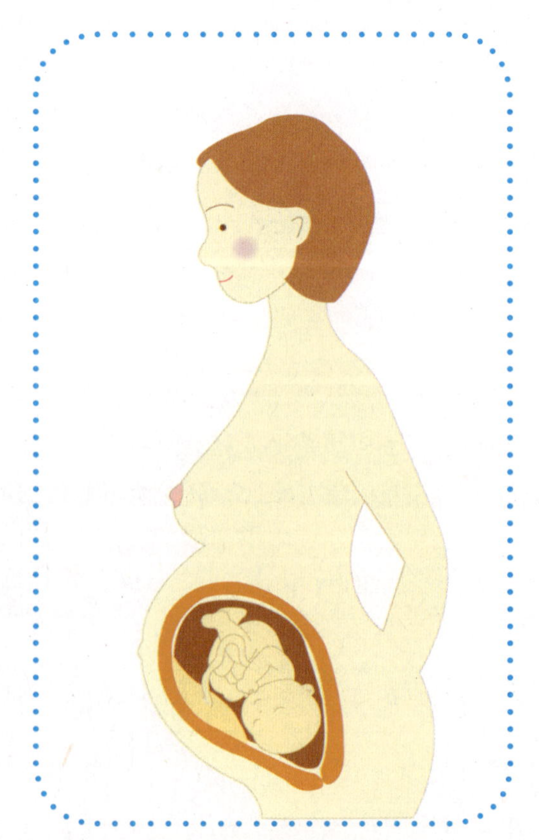

需要的营养

营养生理特点

进入第29周，胎儿需要补充有利于骨骼、皮肤、毛发发育的营养元素。孕妇需要合理摄入维生素、蛋白质，保证必需的热量，但不能吃胆固醇和脂肪含量高的食物。

需要的营养素

与胎儿的生长发育相适应，在第29周，孕妇应在坚持孕晚期饮食的总原则上，注重补充维生素、钙、锌等。

常吃鱼

鲫鱼有滋补健胃、利水消肿、通乳、清热解毒的功效，对各种水肿、浮肿、腹胀、乳汁不通皆有益，特别是对孕妇胎动不安、妊娠性水肿有很好的食疗效果。鲫鱼营养价值极高，营养素全面，特别是其所含的蛋白质质优、齐全、容易被消化吸收，有和中开胃、活血通络的功效。民间常给产妇炖食鲫鱼汤，既可以补虚，又有通乳催奶作用。因此，多吃鱼对孕妇有很大的补益作用。

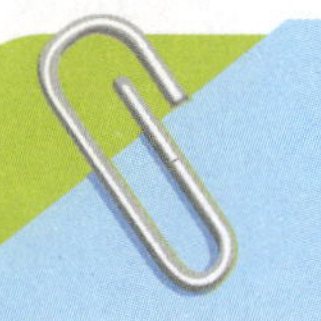

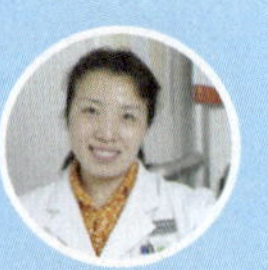

专家提醒

煎焦的鱼最好不要吃，因为鱼煎焦后会产生强致癌物质苯并芘，它的毒性比黄曲霉素还要高。

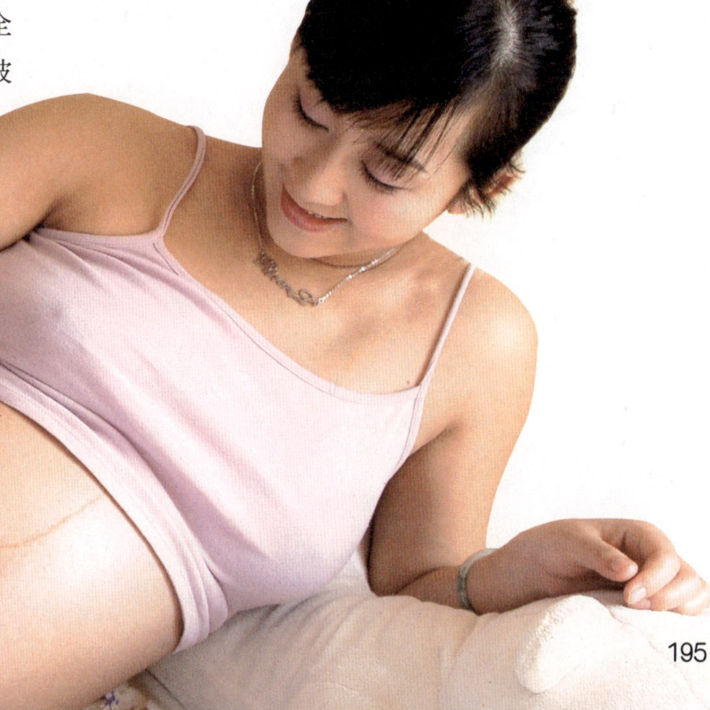

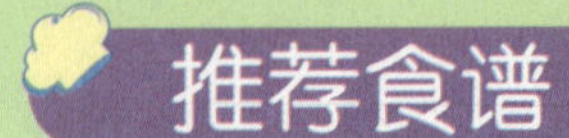

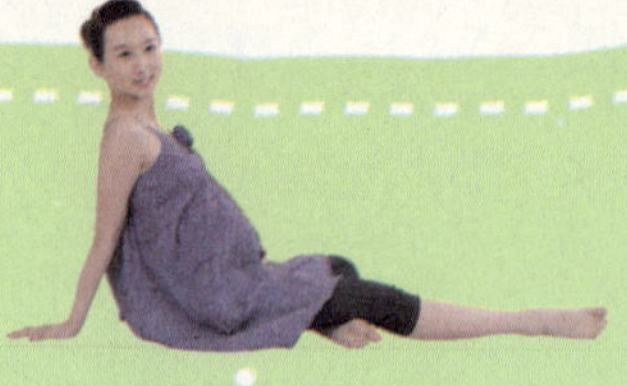

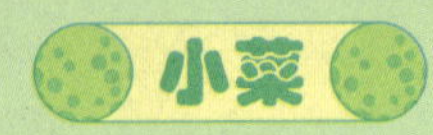

麻酱白菜

【原料】

主料：大白菜心300克。

辅料：山楂100克，芝麻酱100克，白糖适量。

【做法】

1. 将大白菜心切成细丝，放入盆内。

2. 将山楂洗净，去核，切成薄片，也放入盆内。

3. 将芝麻酱用凉开水化开，倒在白菜上，加入白菜，拌匀，盛入盘中即可。

【特点】

香甜脆爽。含有孕妇必需的蛋白质、必需脂肪酸、粗纤维、钙、磷、铁、维生素C、尼克酸等多种营养物质。

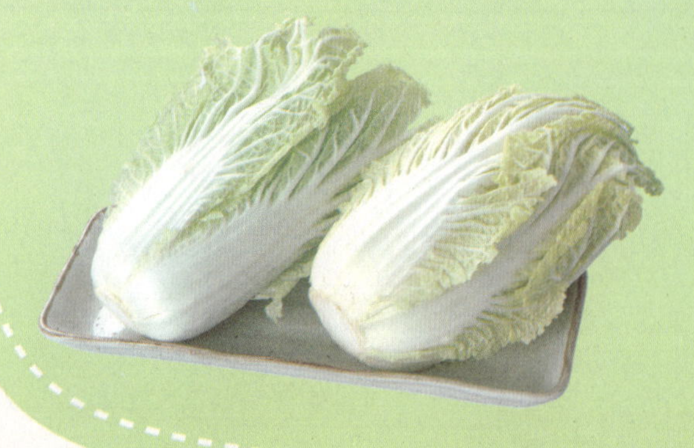

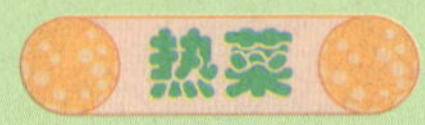

贵妃牛腩

【原料】

主料：牛腩500克，红萝卜250克，姜（切片）25克，葱（切段）2棵，辣豆瓣酱、番茄酱、酒各1汤匙，甜面酱1/2汤匙，八角1粒，香菜少许油。

辅料：盐1/4茶匙，糖1汤匙，生抽3汤匙，牛腩汤2杯，水淀粉少许。

【做法】

1. 红萝卜去皮洗净，切成角形。

2. 牛腩洗净，放入开水中煮5分钟，取出冲净，再放入开水中煮20分钟，取出切厚块，汤留用。

3. 烧热锅，下油2汤匙爆香姜片、葱段、辣豆瓣酱、番茄酱、甜面酱等，加入牛腩爆炒片刻，加酒，放入辅料及八角烧开，改慢火煮30分钟，加入红萝卜煮至熟，以少许水淀粉勾芡，上碟时放上香菜即成。

【特点】

肉类中，以牛肉的营养最高，能增强孕妇体力，补充原气。红萝卜含有大量维生素A，能增强抵抗力，保持良好视力，更是胎儿牙齿、头发和指甲的生长所必需的营养素。

藕丝糕

【原料】

主料：鲜藕1500克，糯米粉500克。

辅料：青梅50克，瓜子仁50克，红樱桃50克，白糖适量。

【做法】

1. 将鲜藕洗净，削去皮，切成细丝，再用清水淘洗干净，捞出控去水。把青梅、红樱桃切碎。

2. 把糯米粉与藕丝掺和，并加少量清水拌匀。

3. 蒸笼上铺上笼布，再放上木框，将拌好的藕丝粉倒在木框内，铺平，撒上青梅、红樱桃、瓜子仁，用旺火蒸20分钟至熟，取出晾凉，切成小方块，摆在盘内，撒上白糖即成。

【特点】

凉甜适口，糖质丰富，能供给孕妇较多的热能、多种维生素和矿物质。

专家解答你最关心的营养问题

梦见什么食物就是缺乏什么营养吗

在很多人中间流行“梦见什么食物，就是缺乏什么营养”的说法，其实这是一种不科学的说法。梦是大脑皮层兴奋活动的表现，也许因为在白天看到或听到别人谈论某种食物，给你留下了深刻的印象，在大脑皮层的作用下重现在梦中，并不是缺乏营养的表现。有些孕妇因为偏好某种食物，做梦都在进食这种食物，醒来后更加偏爱这种食物，从而导致营养素不均衡。可见，孕妇应该根据自身的营养状态，科学摄取营养。

第三十周

胎儿和孕妇的变化

胎儿的发育状况

怀孕第30周，男宝宝的睾丸向阴囊移动；女宝宝的阴蒂变得比较明显，阴蒂还在小阴唇的外侧，但在分娩数周之前会进入小阴唇的内侧。胎儿的头部变大许多，基本的身体器官和各自功能大部分已经具备，但自行呼吸和保持体温尚有困难。

孕妇的身体变化

进入第8个月时，有些孕妇出现了尿失禁现象，表现在打喷嚏或放声大笑时，尿液就会不知不觉地流出，甚至有时移动一下身体也会流出尿液。这是由子宫压迫膀胱引起的，是孕期的正常反应，分娩后会自然消失。要想减轻尿失禁现象，平时一旦有尿意就要及时排出，不要憋尿，症状严重时可使用卫生巾，尽量保持阴部干燥。

需要的营养

营养生理特点

孕妇应继续加强对胎儿整体生长发育有益的营养成分，避免营养缺乏。与此同时，由于胎儿越来越大，压迫母体的呼吸和胃肠系统，常使孕妇胃部灼热，因而孕妇应吃些易于消化、减轻胃灼热的食品。

需要的营养素

除了继续补充钙、铁、锌、蛋白质和碳水化合物等营养素之外，孕妇应补充维生素A、维生素C和B族维生素，以便促进胎儿全面发育和增强子宫壁的收缩能力，减少分娩困难。

吃一点零食可拓宽养分的供给渠道

这一时期对孕妇的饮食要求是，既要保证营养，又要避免吃得过多而导致肥胖，要想达到这一要求，实在不好掌握。专家建议，如果在正餐之外吃一点零食，比如葵花子、西瓜子、南瓜子等，就可以轻松达到这两点要求。但瓜子含的脂肪太多，不宜过多食用。

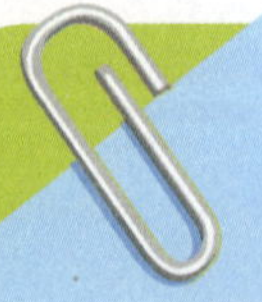

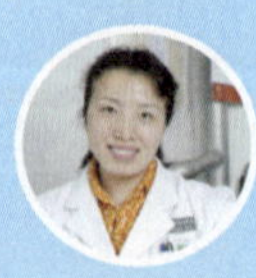

专家提醒

孕妇适当吃些瓜子，如南瓜子、葵花子等。南瓜子富含蛋白质、脂肪、糖类、铁、磷、钙、维生素B_1、维生素B_2、烟酸、胡萝卜素等。葵花子中的亚油酸含量非常丰富，可以转化为DHA，对促进胎儿的智力发育具有重要作用。

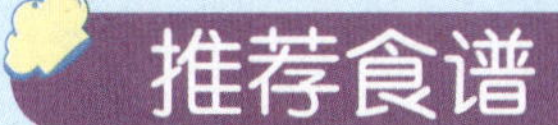

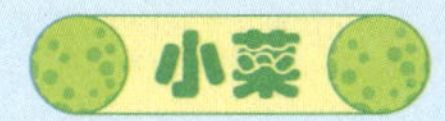

冰糖炖木瓜

【原料】

主料：长形小木瓜1个。

辅料：冰糖适量。

【做法】

1. 买1个熟木瓜（外皮金黄的），在瓜顶切开一小截作盖，用匙挖去木瓜子。

2. 将冰糖放进木瓜内，盖上木瓜盖子，用牙签弄稳。

3. 将木瓜放锅中，隔水炖上一小时即成。饮汁吃木瓜，清甜有益。

【特点】

这款甜品有清润燥热之功效，更能帮助孕妇健胃、助消化。

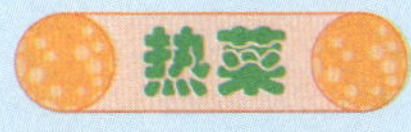

荷包鲫鱼

【原料】

主料：鲫鱼350克，精肉200克。

辅料：油100克，葱、姜、酱油、料酒、糖、盐、味精少许。

【做法】

1. 鲫鱼从背脊开刀，挖去内脏，洗净，在身上刮几刀。

2. 将精肉切成细末，加盐、味精拌匀，塞入鲫鱼背上刀口处。

3. 片刻后将鱼下油锅，两面煎煮，放入料酒、酱油、葱、姜、糖即成。

【特点】

味道鲜美，能为孕妇提供丰富的不饱和脂肪酸和蛋白质。

莲子鸡头粥

【原料】

主料：空心糖莲子50克，鸡头米50克，糯米100克。

辅料：鲜莲叶1张，桂花卤10克，白糖150克，清水1500克。

【做法】

1. 鲜莲叶洗净，用开水烫过待用。

2. 将糯米淘洗干净后放入锅内，加入空心糖莲子、鸡头米及清水，上火烧开，转用小火煮成粥。粥好撤火，覆以鲜莲叶，盖上盖，5分钟后拿掉莲叶，加入白糖、桂花卤即可食用。

【特点】

滋养之品，可补益心脾，对孕期肿胀有一定疗效。

专家解答你最关心的营养问题

小腿水肿在饮食上应注意什么

在饮食上，患有妊娠中毒症的孕妇应注意：

第一，摄取足够的优质蛋白质和必需脂肪酸。孕后期正是胎儿发育的旺盛时期，需要足够的优质蛋白质。同时由于患者有蛋白尿产生，会在尿液中损失一部分蛋白质，所以，除了并发严重的肾炎者外，一般不限制蛋白质的摄入，应当多吃植物油。

第二，限制水分和食盐的摄入。水分在体内的积蓄是引起水肿的重要原因。根据中毒症状严重程度的不同，对水分和食盐的限制也不同。程度较轻者自己适当调节即可，严重者必须进行治疗。

第三十一周

胎儿和孕妇的变化

胎儿的发育状况

怀孕第31周，胎儿的肺功能基本形成，羊水量也慢慢减少。胎儿反复练习睁眼和闭眼，虽然在一定程度上能辨别黑暗和光明，但是视力非常弱，视野在20～30厘米之间。

孕妇的身体变化

孕妇出现胸口发闷、胃部难受、呼吸急促等症状，这种现象一般到怀孕第37～38周时可以得到缓解。为了减轻呼吸急促的症状，孕妇坐姿应当端正，睡觉时最好在头部和肩膀处垫枕头或软垫。

需要的营养

营养生理特点

本周孕妇仍会出现胃痛、胃热，伴有心悸、气短等症状，因此，应吃一些可以平喘安胎的食物，避免吃刺激性食物。同时，孕妇应均衡摄入营养素，不要滥补，避免生出巨大儿。

需要的营养素

在第31周，孕妇应继续补充蛋白质、维生素、钙、铁等元素，并保持适当的能量供给。

少吃鱼腥

豆腐、菌类食物中含有丰富的蛋白质、钙、磷、钾、镁、食物纤维、热量，不含胆固醇，非常适合孕晚期孕妇食用。而鱼腥味很大的鱼类应该少吃，以免对胎儿脑神经有害。

每周吃一次海带

在整个孕晚期，孕妇每周至少吃一次海带。海带中含有丰富的碘、磷、钙等矿物质，其钙的含量是牛奶的10倍，磷的含量高于蔬菜。海带对预防高血压、肥胖症、水肿等有很好的功效，海带中的碘对促进胎儿脑部发育很有帮助。

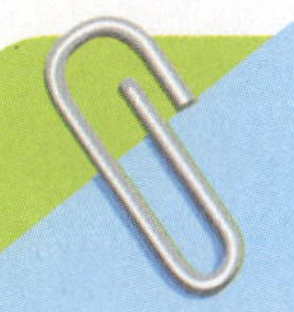

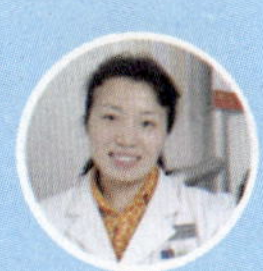

专家提醒

海带可以凉拌，也可以做汤。在食用海带之前，一定要用清水泡两个小时，中间换两三次水，以去除污染物。在熬煮海带汤时，海带一定要后放，不加锅盖大火煮5分钟即可。由于海带性寒，因此在烹调时最好放入蒜蓉、姜汁等性热的食物，还要少放油，才能保证海带的营养。

推荐食谱

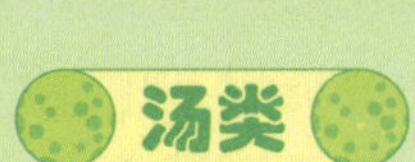

汤类

猪心党参黑豆汤

【原料】

主料：猪心1个，党参15克，黑豆1/4杯。

辅料：冬菇6个，葱1根，姜1片，盐适量。

【制法】

1. 黑豆预先浸过夜，冬菇浸软去蒂。

2. 猪心洗去血污，切成2块，放入沸水中略焯盛起。

3. 党参略冲洗后放入煲内，注入2杯清水，以中火煲成1杯水待用。

4. 注入适量水于煲中，放入猪心煲约10分钟，除去水上的浮油及泡沫，然后加入姜、葱及黑豆以小火煲约1小时，放入冬菇、党参和盐，改以中火煲约30分钟便可饮用。

【特点】

猪心对于孕妇虚悸气逆、心虚等有疗效，配以党参煲成汤，更能使血行通顺，补血强心。

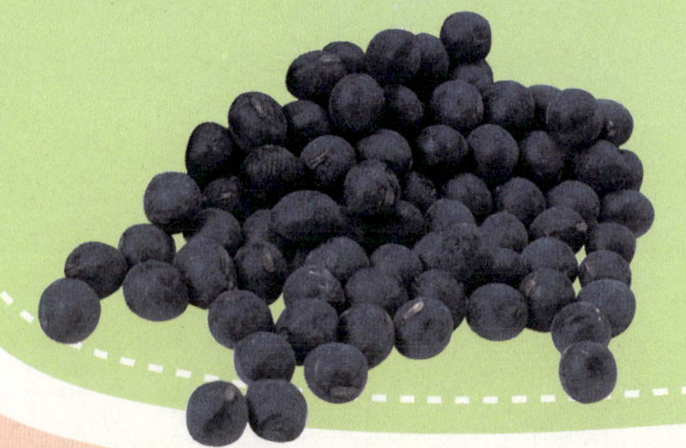

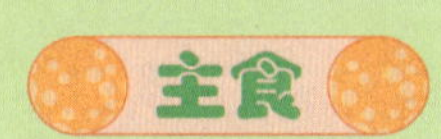

主食

小米面发糕

【原料】

主料：小米面1000克，面粉100克。

辅料：红小豆250克，鲜酵母20克。

【做法】

1. 将红小豆煮熟，备用。

2. 将面粉加鲜酵母、多量的温水和成稀面糊，静置发酵。待发酵后，再加入小米面和成软面团发好。

3. 将蒸锅内水烧开，铺上屉布，把和好的面团先放入1/3，用手蘸清水轻轻拍平，将煮熟的红小豆撒上1/2，铺平。再放剩余面团的1/2拍平，将余下的熟小豆放上，铺平。最后将面团全部放入，用手拍平，用刀蘸水切几条线（便于上汽和起锅），盖严锅盖，用旺火蒸15分钟即成。

【特点】

含有丰富的蛋白质、碳水化合物、维生素B_2。

第三十二周

胎儿和孕妇的变化

胎儿的发育状况

第8个月时，胎儿身长为41～44厘米，体重1.5～1.7千克，头围在30厘米左右。32周末时，胎动明显减缓，只做左右转动脑袋等一些小动作。此时胎儿已长成了新生儿的模样，头自然朝下，变为正常胎位，身体蜷曲，脂肪继续生长。以脑为主的神经系统及肺、胃、肾等脏器的发育近于成熟。

孕妇的身体变化

肩膀疼痛

进入孕晚期，为了支撑日益沉重的腹部，孕妇的肩膀会因极度疲劳而疼痛，越临近分娩，肩膀的疼痛越加重。另外，会出现牙龈出血，而且由于局部血液循环受到影响，有痔疮的孕妇，痔疮会更加严重，甚至出血。

呼吸困难

随着胎儿的逐渐长大，孕妇的体重也在迅速增长。这时的胎儿体重约为新生儿的1/3或1/2，这一时期孕妇的腹部更显凸出，孕妇会感到呼吸困难，食欲不振。

专家解答你最关心的营养问题

怎样搭配饮食避免巨大儿

研究证实，孕晚期孕妇的体重增加超过标准，很容易因过胖而导致妊娠期糖尿病、妊娠期高血压疾病，并会生出巨大儿。而由于巨大儿需要摄入更多营养素，但自身的摄入力非常有限，因而容易生病。在分娩过程中也会加剧孕妇的痛苦，延长分娩时间，加重产道损伤和出血率。为避免巨大儿，我国孕妇在孕晚期每天要吃800克主食、两瓶牛奶和300克以上的蔬菜。

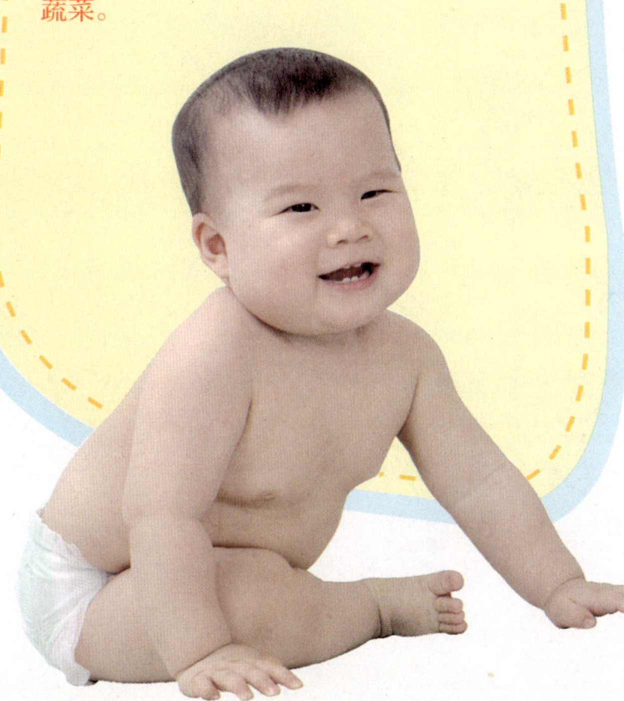

需要的营养

营养生理特点

在第32周，孕妇应多吃防治痔疮的蔬菜、水果，保证食物纤维的摄入量。另外，要注重从饮食上调节身体疼痛，减轻分娩痛苦。

需要的营养素

为了减轻分娩痛苦，增加皮肤弹性，孕妇应多吃富含骨胶原、富含优质蛋白质的鱼类、鸡肉等。另外，花生、核桃和芝麻等富含不饱和脂肪酸的食物，应适量摄取，芹菜等粗纤维食物也是不可缺少的。

花样翻新的加餐

孕晚期营养素的摄入比以往增多，加餐时也要注意均衡营养和食物多样化。孕妇可以在加餐中变换食物的种类，如牛肉干、鱼片、豆腐干、饼干、鸡蛋等，并将蛋白质和淀粉的量各控制在25克。

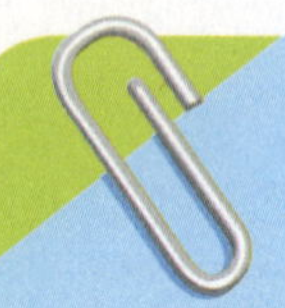

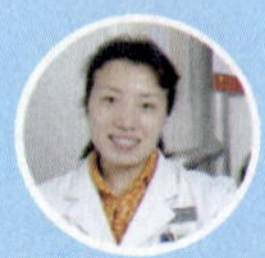

专家提醒

加餐时，孕妇通常喜欢吃甜食，最好选择水果。水果既可以补充糖分、纤维素，又可以补充维生素，提供能量。要注意的是每日摄入的水果不能超过500克，否则会加重糖代谢。

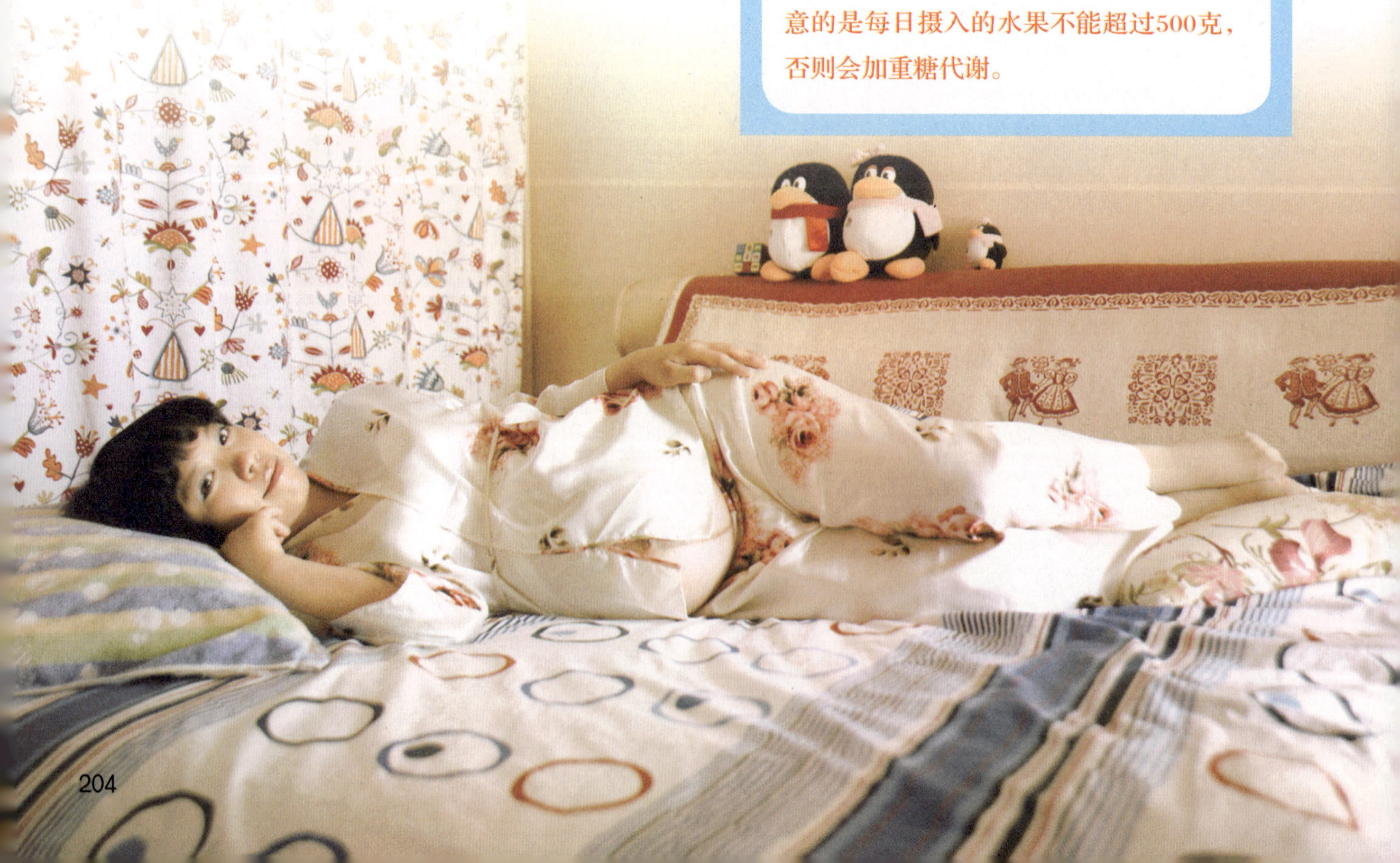

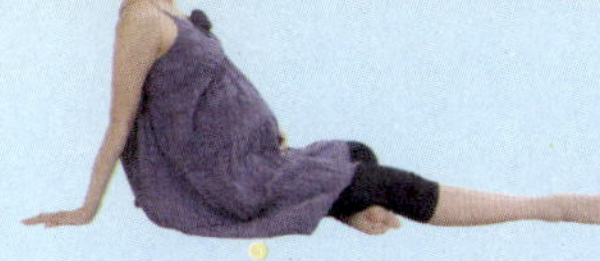

推荐食谱

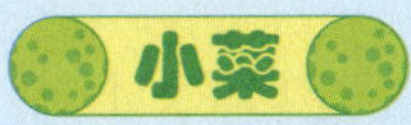

香蜜菜

【原料】

蜂蜜80克，麻油35毫升。

【做法】

1. 将一杯开水晾凉待用。

2. 把麻油和蜂蜜混匀，加入凉开水调服。早晚各一次。

【特点】

润肠增津，滑肠通便。对于孕妇肠道津枯便秘、痔疮患者有一定疗效。

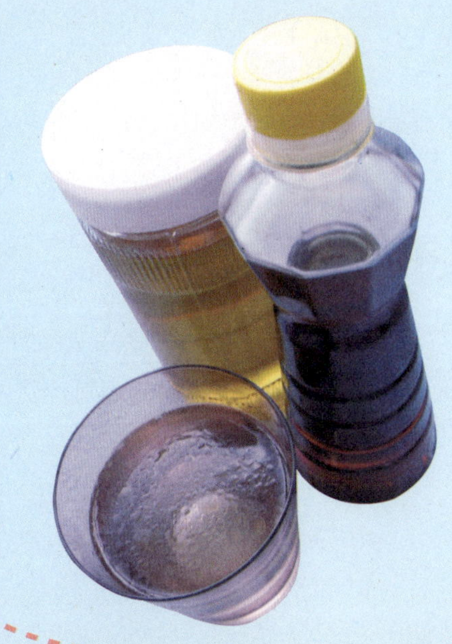

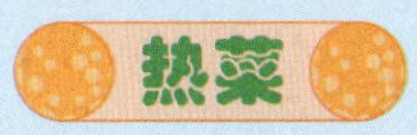

青绿青衣片

【原料】

主料：小白菜、青衣鱼肉各400克，红萝卜花数片，蒜茸半茶匙，酒2茶匙，姜2片，油、盐、水淀粉适量。

辅料：蛋白、油各1汤匙，淀粉1茶匙，姜汁、盐、酒各半茶匙，麻油、胡椒粉各少许，盐、糖各1/2茶匙，生抽1茶匙，水淀粉1/4茶匙，麻油数滴，清水2汤匙。

【做法】

1. 小白菜洗净，切成两段，以姜片、油、盐炒至八成熟，盛起滴干。

2. 青衣鱼肉洗净抹干，对着直纹切厚片，加入辅料拌匀腌20分钟，泡嫩油。

3. 烧热锅，下油一汤匙爆香蒜茸、红萝卜花，鱼肉回锅，加酒，加入小白菜及水淀粉兜匀即可上碟。

【特点】

碧绿青衣片营养丰富，而且小白菜含有丰富的纤维素，能帮助孕妇消化。

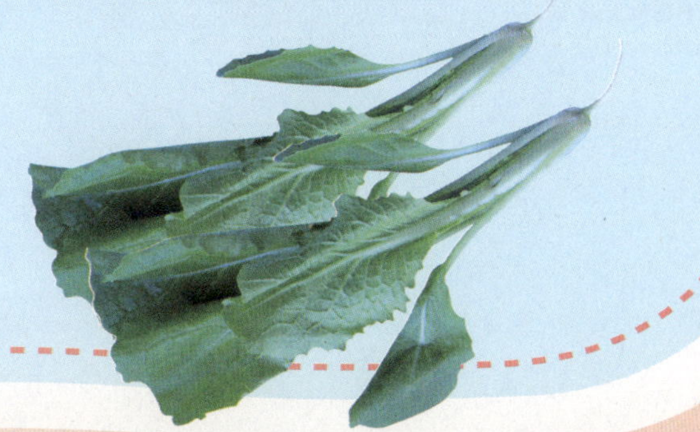

松子仁粥

【原料】

主料：松子仁30克，粳米100克。

辅料：精盐少许。

【做法】

1. 将松子仁打破，取洁白者，洗净，沥干水，研烂如膏，待用。

2. 将粳米淘洗干净，待用。

3. 在煮锅中加清水适量，放入松子膏和粳米，置炉火上煮，烧开后改用中小火煮至米烂汁黏，点入少许精盐调味，即可食用。

每日可食1～2次。

【特点】

润肠通便，对辅助治疗孕妇便秘、痔疮有一定效果。

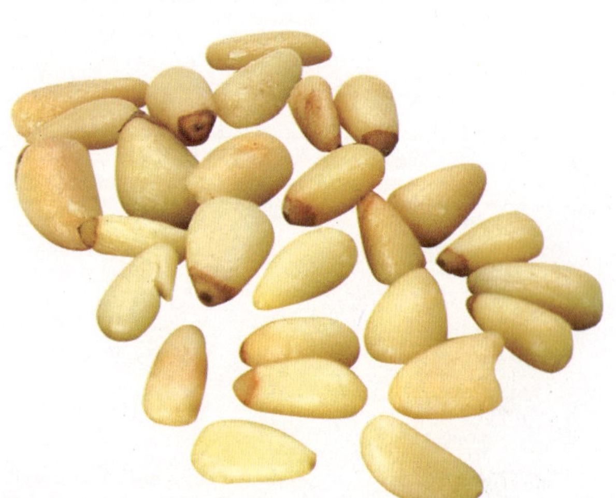

专家解答你最关心的营养问题

防止胎膜早破的饮食有哪些

胎膜早破会造成早产、感染、剖宫产、脐带脱垂等，还会增加胎死的概率。研究发现，胎膜早破的孕妇在孕晚期的血清铜下降，从而延缓胶原纤维的成熟和合成，发生胎膜早破。我国营养学会推荐孕妇每日摄入2～3毫克的铜。含铜丰富的食物有牡蛎、口蘑、海米、紫菜、南瓜子、核桃和芝麻等。在补铜的同时，一定要注意摄取锌元素的量，每日不要超过30毫克，否则会造成铜不易被吸收。

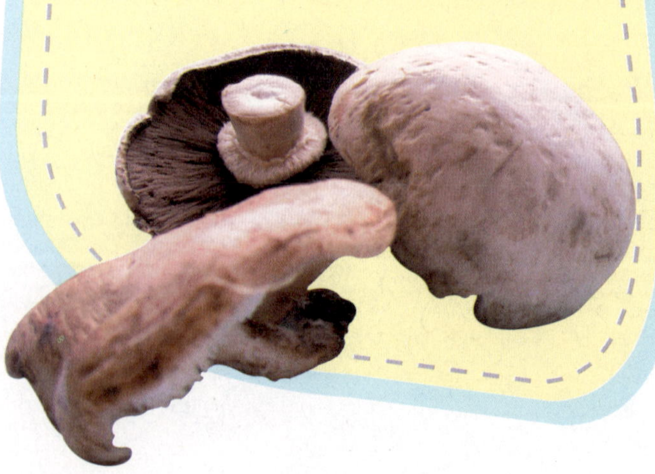

第七章 怀孕第九个月（33～36周）

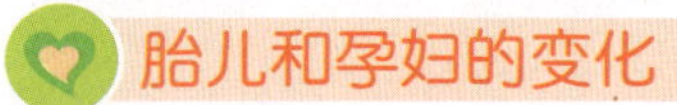

第三十三周

胎儿和孕妇的变化

胎儿的发育状况

怀孕第33周，这一时期的胎儿，性器官发育完全。男胎睾丸大多下降至阴囊，女胎大阴唇隆起，开始发育。这时胎儿其他身体部位的发育基本停止，内脏器官发育基本成熟，具备了较强的呼吸和吸吮能力，在宫内可吞咽羊水，继续做呼吸练习。胎儿每天从膀胱里排出约0.5升的尿液，消化道分泌物及尿液都排泄在羊水里。

孕妇的身体变化

孕妇的腹部又鼓又硬，肚脐都凸露出来，时常有不同程度的胎坠感。随着产期临近，孕妇的心理负担越发加重，心情烦闷、性欲降低。

需要的营养

营养生理特点

孕晚期胎儿生长速度已达高峰，胎儿各个器官的生长发育更趋成熟，胎儿的大脑皮层、神经系统、肺部发育增快。可以说，孕晚期是胎儿加速成熟的阶段。胎儿出生时的体重一半是在孕晚期长成的，而且胎儿出生后的一些体能来源，也主要是通过孕妇在孕晚期的饮食得以储备。

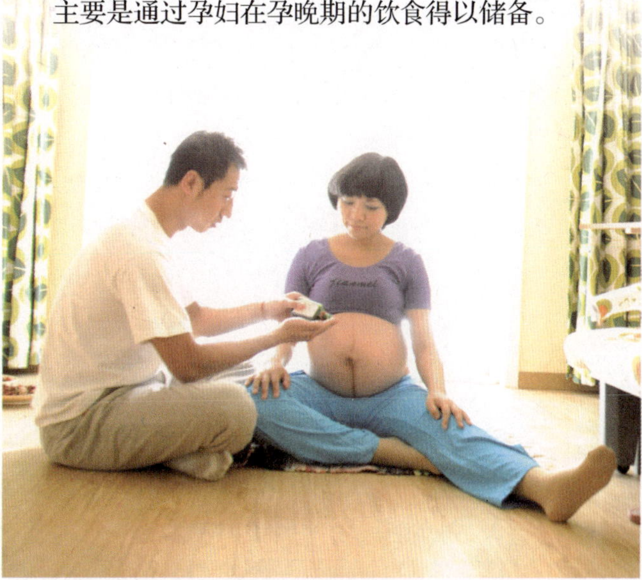

需要的营养素

在孕晚期，蛋白质的摄入量要比孕中期每天增加10克，要增加富含蛋白质的豆制品，如豆腐和豆浆等；多食用海产品，如海带、紫菜等；多食用坚果类食品。牛奶的摄入量应增加到每天500毫升或在孕中期的基础上再增加200毫升。

钙的补充

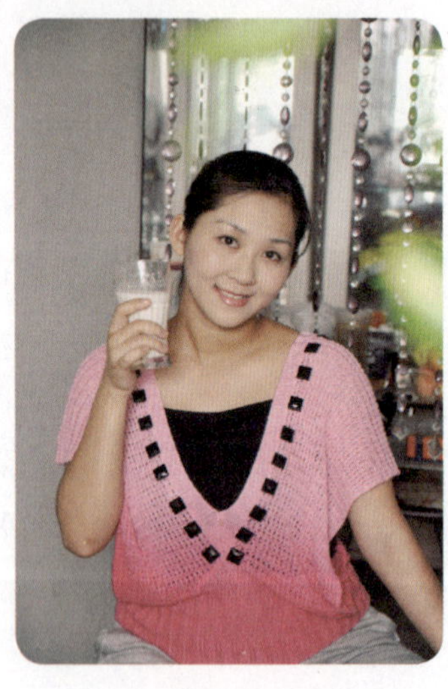

孕晚期孕妇应多吃含钙丰富的食品，每天钙的供给量要比孕中期增加400～500毫克，也就是在孕晚期，孕妇每日应摄取1500毫克钙。这样才能有效预防手足抽搐、骨质疏松，并有效减少宝宝出生后得佝偻病的概率。

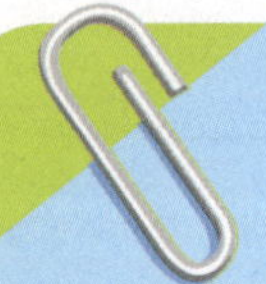
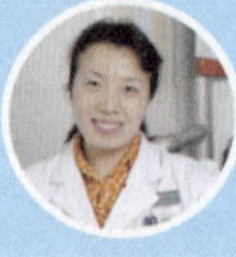

专家提醒

在这一过程中，同样要重视补充铁。在孕晚期，胎儿体内每日会增加5毫克铁的贮存，以满足出生后4～6个月红细胞铁的需要。

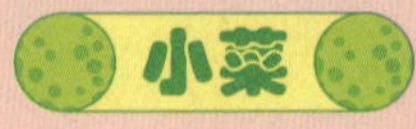

推荐食谱

小菜

核桃明珠

【原料】

主料：去衣核桃肉150克，中虾400克，芦笋粒3汤匙，红萝卜粒2汤匙，蒜茸1/2茶匙，酒1茶匙，油、盐适量。

辅料：盐、糖、淀粉1/4茶匙，蛋白、油各1汤匙，麻油、胡椒粉各少许。

芡汁料：蚝油1茶匙，淀粉半茶匙，盐、糖1/4茶匙，麻油数滴，清水2汤匙。

【做法】

1. 去衣核桃肉放入开水中煮3分钟，取出滴干，放入热油中炸至微黄色盛起。

2. 中虾去壳，切双飞去肠，用盐擦洗干净，冲水吸干水分，加入辅料拌匀，泡嫩油盛起。

3. 烧热锅，下油一汤匙爆香蒜茸，加入芦笋、红萝卜略炒，放入虾，加酒，下芡汁料及核桃肉，兜匀上碟即成。

【特点】

核桃是滋养食品，有补血的功效，常吃能使皮肤光滑。虾含有大量蛋白质，配合含丰富纤维素的芦笋，最适宜孕晚期食用。

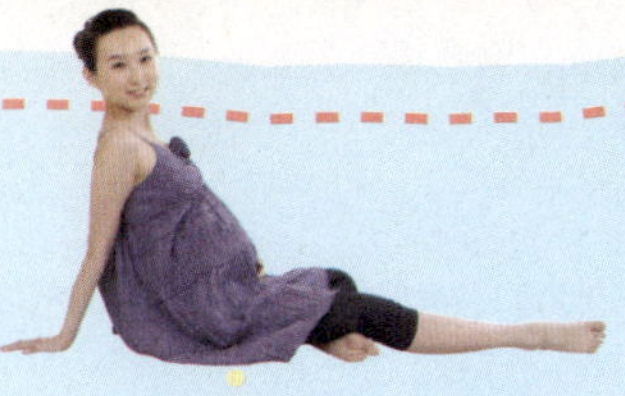

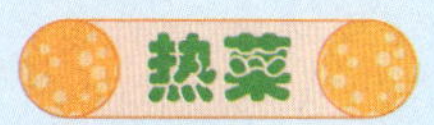

红枣黄芪炖鲈鱼

【原料】

主料：鲈鱼1条，黄芪25克，红枣4粒。

辅料：姜2片，酒1茶匙，开水3杯，盐适量。

【做法】

1. 鲈鱼去鳞及内脏，洗净抹干。

2. 黄芪洗净，红枣去核洗净。

3. 鲈鱼、黄芪、红枣、姜、酒同放入炖盅内，注入开水。隔水炖3小时，下盐调味即可趁热供食。

【特点】

黄芪具有补气增血的作用，鲈鱼有滋补、安胎的功用，这道菜是治疗妊娠水肿、胎动不安的最佳食品。

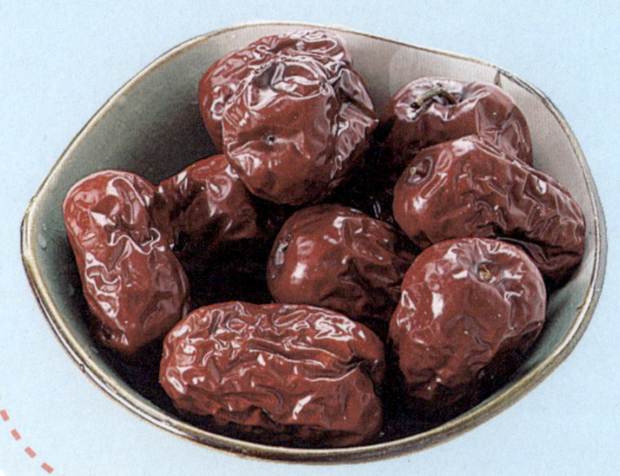

主食

猪肝菠菜茄面

【原料】

主料：面条200克，菠菜100克，番茄100克，猪肝70克，花生10克。

辅料：花生油、盐、酱油、葱、姜、花椒、麻油、高汤适量。

【做法】

1. 将菠菜在开水中煮3分钟捞出，放入凉水中投凉。

2. 将葱、姜切丝备用，将菠菜、番茄切成小段。

3. 将猪肝切片，用开水焯。锅内放花生油烧热，放入肝片炒散，撒入葱丝、姜丝，加盐和酱油翻炒盛出。

4. 另起锅倒入花生油烧热，放入花椒炸香捞出，再放入菠菜、番茄和盐翻炒。

5. 将开水倒入锅中，放一勺高汤，水开后放入面条煮熟，再放番茄、猪肝和菠菜，滴入麻油即可。

【特点】

鲜香扑鼻，可以为孕妇提供铁、锌和维生素。

专家解答你最关心的营养问题

药物对营养的影响作用

有些药物会阻止叶酸、B族维生素和维生素K的吸收利用，只能在体内白白浪费掉，从而导致营养素缺乏和胎儿发育缺陷。有些药物进入人体后会使孕妇恶心、呕吐，从而导致食欲不振和营养缺乏。药物不仅影响营养素的摄入、吸收和利用，还会加速营养素的流失。因此，孕妇在孕期应坚持体力活动，从饮食上增强免疫力，应在医生指导下用药。

第三十四周

胎儿和孕妇的变化

胎儿的发育状况

在第34周，胎儿的头部开始向骨盆方向下降，头盖骨还非常柔软，尚未完全闭合，其他骨骼都已变得结实。

孕妇的身体变化

怀孕9个月是子宫长到最大的时候，孕妇身体上的静脉曲张更加明显，而且腿部还常常出现痉挛和疼痛，腹部有时也感到抽痛。

需要的营养

营养生理特点

在第34周，胎儿的发育开始为出生做准备，孕妇应预防妊娠期糖尿病、妊娠中毒症和妊娠期高血压疾病，避免生出巨大儿。所以孕妇应平衡饮食，防止肥胖。另外，孕晚期由于胃肠功能减弱，消化能力降低，孕妇容易出现便秘。

需要的营养素

这一时期，孕妇应减少高脂肪、高热量食物的摄入，确保优质蛋白、维生素、膳食纤维、钙和铁元素的足量摄取。

合理控制进食量

本周主要控制脂肪和糖类食物的摄入，主食不应超过每日的标准摄入量。在摄入动物性食物时，要选择脂肪含量低的肉类和蛋类，如鸡肉、鱼类、虾、蛋类和牛奶。而猪肉、牛肉等脂肪含量较高的食物应少吃。同时，为了补充优质蛋白质，应增加豆类食物的摄入量。

适当摄入膳食纤维

为了防止便秘，避免早产，孕妇应注意摄取富含膳食纤维的食物，比如芹菜、油菜、小白菜、空心菜、菠菜、香蕉、梨、苹果、玉米面、小米、燕麦和全麦面包等。

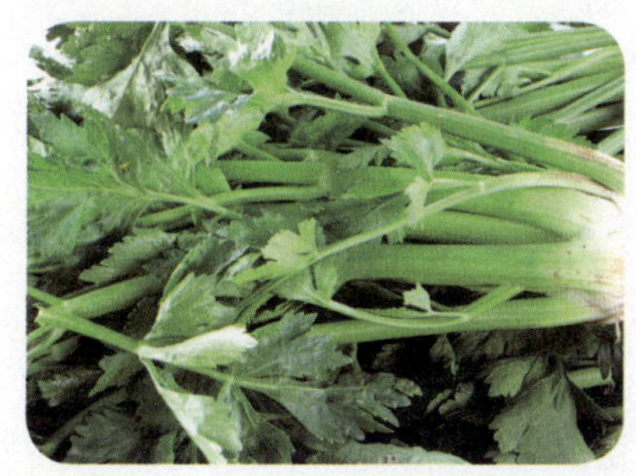

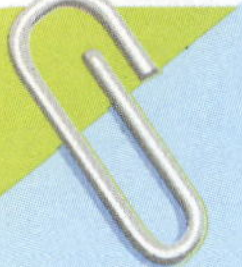

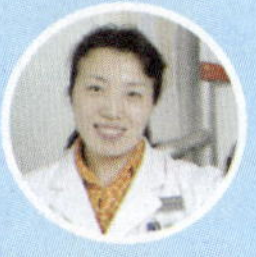

专家提醒

孕晚期由于胃部受子宫的挤压，使胃内容量相应减小。为了保证营养素摄入充足，应尽量选择体积小、营养价高的食品，因此，主食不宜再增加，可增加优质蛋白质的摄入。

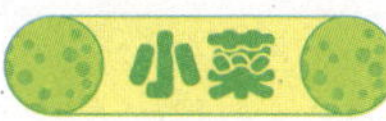

推荐食谱

小菜

干煸苦瓜

【原料】

主料：苦瓜2个。

辅料：盐、味精、姜、葱适量。

【做法】

1. 将苦瓜剖开去子，洗净，切成薄片，放入少量盐调味。
2. 将葱切成断，姜切成片。锅内放油加热，放入葱、姜煸香捞出，再放入苦瓜，翻炒。
3. 待水分炒干时，放入盐和味精即可。

【特点】

清脆微苦，富含孕妇所需的膳食纤维、维生素C和多种矿物质。

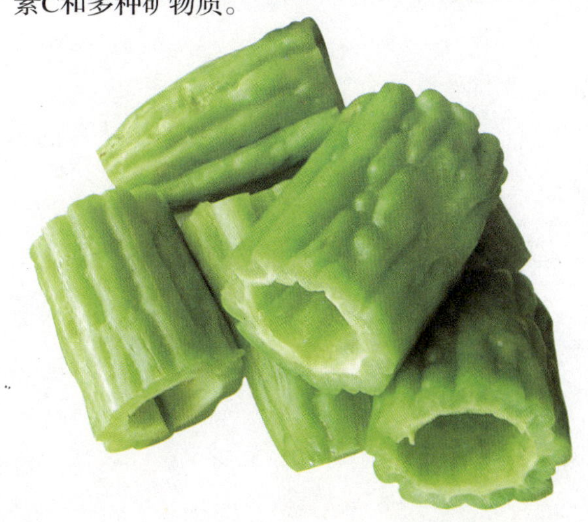

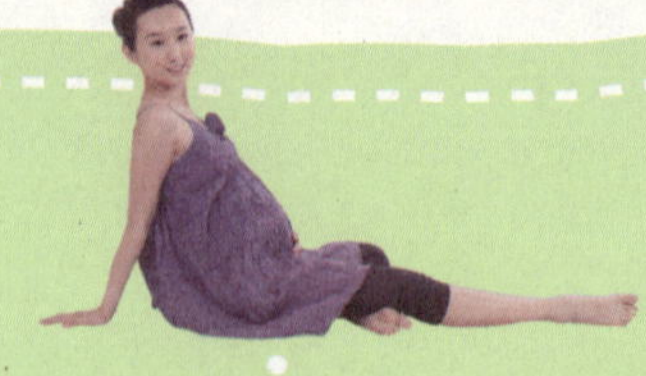

热菜

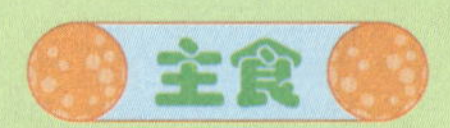

西芹鸡柳

【原料】

主料：西芹、鸡肉各300克，红萝卜、姜各数片，蒜（切片）2粒，酒1茶匙，油、盐适量。

辅料：盐1/4茶匙，蛋白1/2个，淀粉1茶匙，麻油、胡椒粉各少许，油1汤匙。

芡汁料：盐、糖1/4茶匙，生抽1茶匙，淀粉1/2茶匙，麻油、胡椒粉各少许，清水2汤匙。

【做法】

1. 鸡肉切条，加入辅料拌匀，腌15分钟，泡嫩油待用。

2. 西芹去筋切条，以油、盐略炒盛起。

3. 烧热锅，下油1汤匙爆香姜片、蒜片、红萝卜，加入鸡柳，加酒，放入西芹及芡汁料兜匀上碟即成。

【特点】

孕晚期常有便秘现象发生，应大量摄取纤维质含量丰富的蔬菜，如西芹、芦笋，它们更含有丰富维生素，并有辅疗孕妇黄疸病和妊娠期高血压疾病的功效。

鲜贝蒸饺

【原料】

主料：面粉100克，猪肉50克，鲜贝、冬笋各50克。

辅料：白糖、盐、葱、姜、料酒适量。

【做法】

1. 将面粉和水揉成光滑的面团，备用。

2. 将猪肉剁成馅，鲜贝洗净，沥干水分，冬笋煮熟后切成末。

3. 将笋末放入肉馅中，再加入盐、白糖、料酒、葱、姜搅拌均匀。

4. 将面团捏成剂子，擀成饺子皮形状，放馅，蒸熟即可。

【特点】

味道鲜美，富含孕妇所需的钙质。

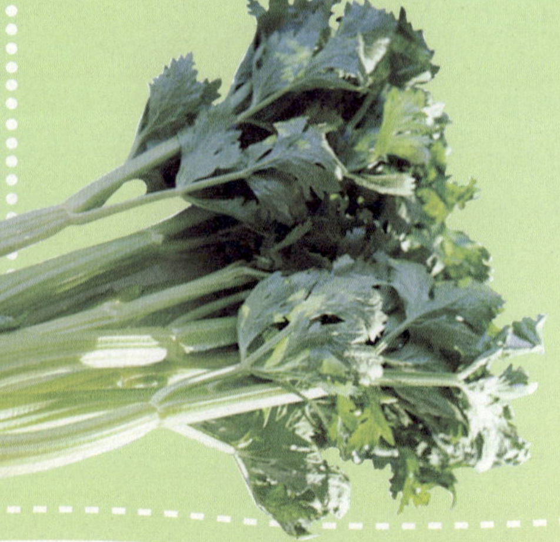

专家解答你最关心的营养问题

预防孕晚期便秘的食物有哪些

随着孕晚期孕妇活动的减少，肠蠕动也会相应减少，以致食物残渣长期滞留在肠道中不得排出，从而形成便秘。下面，我们就来认识几种常见的预防便秘和痔疮的食物。

含膳食纤维的食物：玉米、高粱、小麦、麦麸、燕麦等粗粮。

蔬菜、水果：芹菜、菠菜、卷心菜、白菜、油菜、扁豆、香蕉等。

食物种子：核桃仁、松仁、瓜子、杏仁等。

植物油：花生油、芝麻油、玉米油等植物油以及芝麻酱。

奶制品：牛奶、酸奶等。

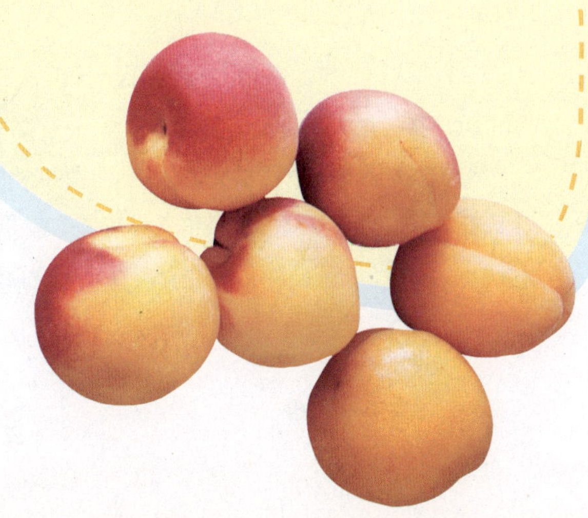

第三十五周

胎儿和孕妇的变化

胎儿的发育状况

胎儿的肤色随着白色脂肪的堆积，变成粉红色，而且皮肤上的褶皱逐渐减少，覆盖在皮肤上起保护作用的胎脂也渐渐变厚。胎儿的视神经开始发挥机能，对弱光有反应，会不停地眨眼。

孕妇的身体变化

怀孕第35周时，子宫底上升到了胸口部位，底高达到35厘米左右。这使得孕妇的胃、肺、心脏都受到了前所未有的压迫，因而这一时期呼吸就变得更为困难，胸部闷堵的程度也最为严重，随之带来的各种不适反应也将增多。一是食欲大减，易导致便秘或痔疮的产生。二是呼吸分外急促而紧迫，以致不能很好地躺下休息。三是腿部感到刺痛、骨盆部位会出现麻木痉挛现象。

需要的营养

营养生理特点

第35周，孕妇会经常出现食欲不振、便秘和腰腿疼痛，以及抽筋现象。然而此时胎儿的发育仍在继续，因此孕妇应合理补充营养素，继续为胎儿提供充足的养料。

需要的营养素

在这一阶段，孕妇应补充蛋白质、钙、铁、锌及丰富的维生素和纤维素，这有利于维持自身的体力，缓解浮躁情绪和水肿现象，减轻便秘痛苦和腰腿疼痛。

保持良好的饮食习惯

为了打发无聊的时间，很多孕妇习惯边看电视边吃东西，不知不觉就摄入了过多食物。尤其是肥胖的孕妇，更喜欢吃薯片、薯条、汉堡、甜食、糖果等零食。这些食物含有大量的热量和脂肪，如果过多进食，可造成脂肪堆积和营养素的缺乏。

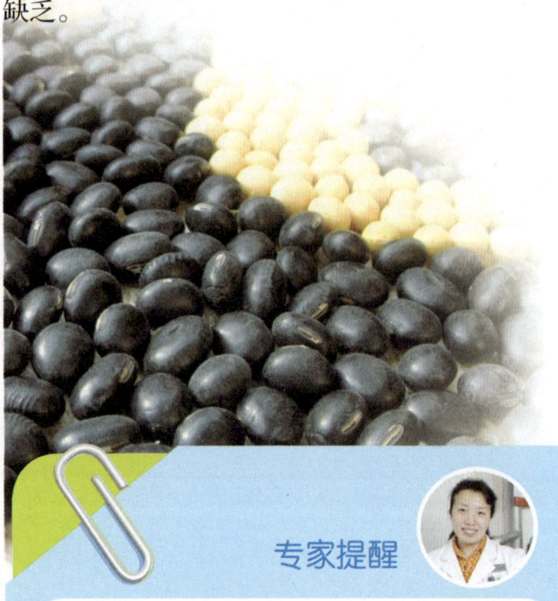

专家提醒

孕晚期应该控制脂肪的摄入量，保持优质蛋白和食物纤维的摄入，这样才能补充能量，便于消化。

推荐食谱

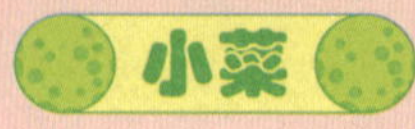

小菜

蜜拌鲜藕

【原料】

主料：鲜藕500克。

辅料：酱油、醋、白糖、麻油、姜丝、干辣椒丝、水适量。

【做法】

1. 将鲜藕去皮，切片，洗净放入开水中焯一下，捞出控水，放入盘中。

2. 锅内放少许麻油加热，放入姜丝、干辣椒丝爆香，再放入醋、酱油、白糖和少量水，烧制片刻，浇在藕片上即可。

【特点】

酸甜爽口，富含维生素和矿物质，具有增进孕妇食欲、清热润肺的作用。

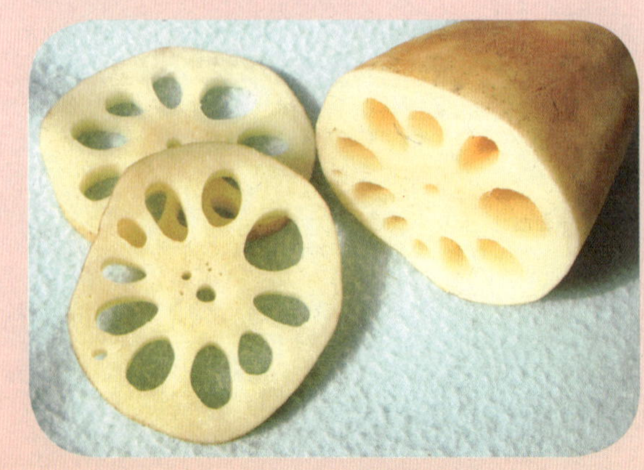

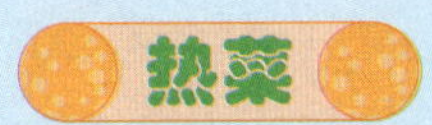

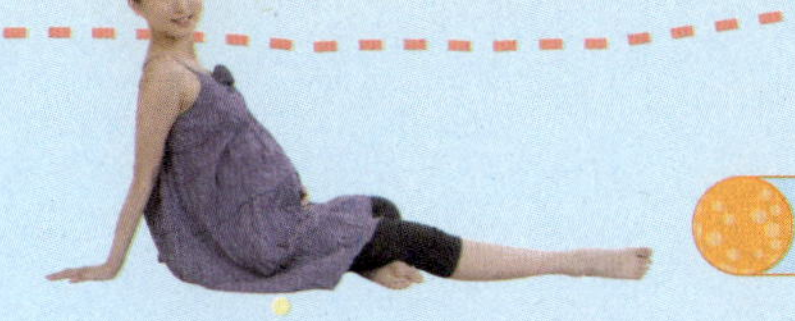

热菜

核桃猪腰汤

【原料】

主料：猪腰1个、核桃仁100克，红枣10个。

辅料：盐。

【做法】

1. 将猪腰剖开，切去中间的白筋，用清水浸泡2小时，中间多换几次水以去除异味。

2. 红枣浸软去核，备用。

3. 将核桃仁与猪腰、红枣一起放在锅内熬煮2小时后放入盐，即成。

【特点】

核桃可健脑，主要用于治疗孕妇腰腿疼痛。

主食

猪肾粥

【原料】

主料：猪肾一对，粳米100克。

辅料：葱花、姜丝、精盐、味精各适量。

【做法】

1. 先将猪肾切开，去除脂膜，用水冲洗净，切成细块，待用。

2. 把粳米洗净，与猪肾一起入锅、加清水适量，同煮，待粥熟后，放入葱花、姜丝，搅匀再放入精盐、味精调味，即成。

【特点】

猪肾能强肾健骨，消除疼痛，解除疲倦，可以有效降低胎动不安和早产的可能。

专家解答你最关心的营养问题

工作女性应怎样摄入营养

除了远离有辐射的工作环境，经常保持良好的情绪外，在工作时千万不要忘记加强营养。要保证每日蛋白质、热量、钙、铁、锌及多种维生素的供给。简言之，就是保证摄入充足的新鲜蔬菜、水果、鱼类、豆制品等。

需要注意的是，怀孕后要放弃寒凉性的饮料。野菊花茶和决明子，有“主渲泻”的副作用，一定要引起重视。尤其是决明子茶，长期饮用轻则引发月经不规律，重则使子宫内膜不正常，从而诱发早产。因此，孕期喝白开水最安全，用红枣、枸杞等暖性质材泡茶，也是安全的。

第三十六周

胎儿和孕妇的变化

胎儿的发育状况

怀孕第36周，胎儿的体重2.6～2.75千克，身长44～46厘米，身体的各个器官已完全发育成熟，胎动明显减少，已经进入准备出生的阶段。此时曾经布满胎儿全身的胎毛几乎全部消失，仅在肩膀、胳膊、腿或者身体的褶皱部分还有残留，皮肤被厚厚的胎脂所覆盖，便于胎儿顺畅地从产道里分娩出。在最后的一个月，胎儿仍在继续成长，但包围胎儿的羊水却在减少。

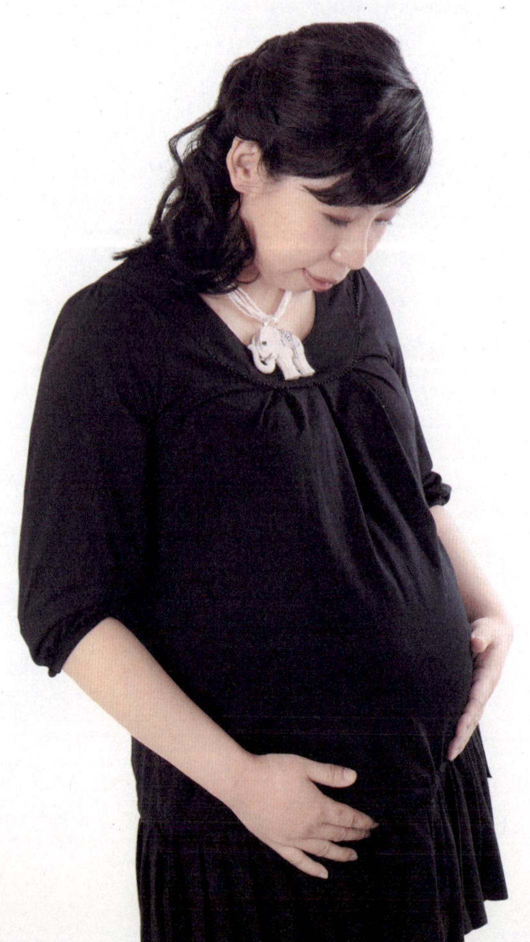

孕妇的身体变化

随着胎儿的下沉，上腹部不再是满满当当的了，而是出现多余的空间，胃、肺、心脏的挤压终于减轻，孕妇的呼吸变得舒畅。但是骨盆和膀胱会出现更大的压迫感，尿意更频繁了。

需要的营养

营养生理特点

在第36周，很多孕妇因为身体越来越笨拙，胃肠受到挤压而失去胃口，重新出现食欲不振、呕吐症状。但这时孕妇仍需补充营养，为分娩做准备。因此，孕妇应及时改善这种状况，合理补充营养。

需要的营养素

蛋白质、脂肪、碳水化合物、食物纤维、钙、锌、铁、镁、维生素C、B族维生素等。

睡前吃小吃可缓解呕吐

孕晚期的食欲不振和呕吐常常让孕妇苦恼不已，如果不及时纠正这种厌食现象，将会造成胎儿发育迟缓、反应迟钝等。孕妇可以在正餐之前适当吃些小吃、零食或点心，尤其是睡前最好也吃一点饼干、面包或牛奶，以免空腹睡觉出现呕吐状况。

孕妇不能用水果制品代替新鲜水果

水果制品包括果汁、罐装水果和果脯等干果制品。果汁是经压榨后提取的，会造成食物纤维、维生素C的部分损失。果脯是新鲜的水果用糖腌制而成的，含糖量高，维生素含量少。而干果是水果经脱水而成的，损失了很多维生素。可见，水果制品中的营养成分低于新鲜水果，不可代替新鲜水果在孕期的营养价值。

孕妇应选择新鲜水果补充维生素和食物纤维，而非水果制品。

适当补充镁元素

在孕晚期，镁的作用更加明显，它一方面可以调节孕妇的紧张情绪，另一方面又可以增强孕妇的肌肉收缩能力，使肌肉更放松，从而利于减轻分娩痛苦，减少早产的概率。

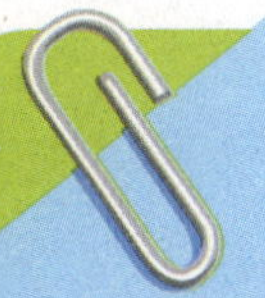

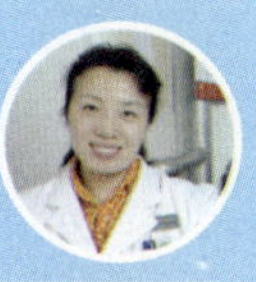

专家提醒

缺乏镁元素会影响人的中枢神经系统、心脏、大脑、肌肉、骨骼，以及胃肠道功能。在整个孕期，孕妇每日应摄入400毫克镁。含镁较多的食物有牛奶、鱼类、肉类、海鲜、苹果、香蕉、豆腐、豆类、坚果类、深绿色蔬菜、小麦、全谷类等。

推荐食谱

小菜

炝腐竹

【原料】

主料：腐竹200克，香菇20克，菠菜心10棵。

辅料：精盐、料酒、味精、花生油、花椒各适量。

【做法】

1. 将腐竹用温水泡2小时，至泡透柔软时捞出，用刀从中间一劈为二，然后再切成3厘米长的段，放入沸水锅中汆透，捞出控净水，盛入盘内。

2. 将香菇洗净，用温水泡开。把菠菜心用开水烫过，一并放入腐竹盘内。再放入精盐、味精料酒。

3. 锅中放入花生油烧热，放入花椒炸出香味，捞出花椒。将花椒油倒入腐竹盘中，调拌均匀，扣上一个碗，焖一会即可。

【特点】

营养丰富，鲜香味美。含有孕妇所需的蛋白质、必需脂肪酸、碳水化合物、钙、磷、铁、粗纤维、维生素B_2及尼克酸。

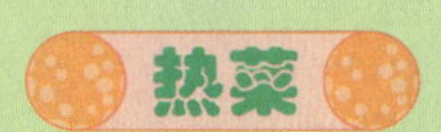

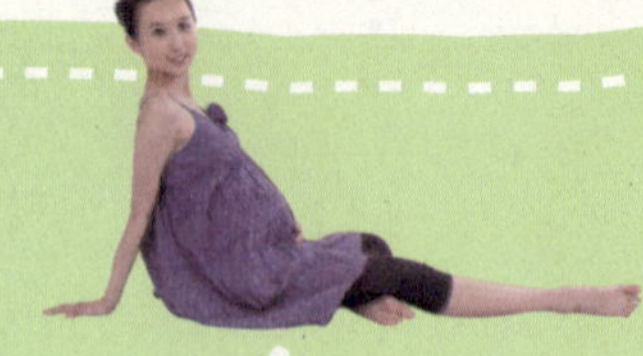

栗子烧白菜

【原料】

主料：嫩白菜500克，去皮熟栗子50克。

辅料：笋片25克，水发木耳10克，淀粉5克，花生油、白糖、精盐、料酒、味精、高汤各适量。

【做法】

1. 将嫩白菜用刀轻拍下，切成3厘米的正方块，栗子切成片。

2. 将笋片洗净。把较大的木耳破开，洗净。

3. 锅置火上，倒入花生油，油热时将白菜下入炸软捞出，控净油，放入汤锅内浸一下，除去浮油。

4. 将净锅置于火上，添入高汤。将白菜、栗子、笋片、木耳、白糖、精盐、料酒放入锅内，烧至汁浓菜烂，用淀粉勾芡，加入味精，翻匀装入盘内即成。

【特点】

菜烂汁浓，甜咸适口。含有孕妇所需的维生素B_1、维生素B_2、维生素C和粗纤维。此外，还含有蛋白质、多种矿物质及糖。

莲子糯米粥

【原料】

主料：莲子50克，糯米100克。

辅料：白糖适量。

【做法】

1. 将莲子用温开水浸软，去皮、芯后，清水洗净，待用。

2. 把糯米淘洗干净，用清水浸泡1～2小时，捞出沥干，待用。

3. 将煮锅刷洗净，放入莲子、糯米，清水适量，置于火上，煮成粥，加入白糖调味，即可供食用。

【特点】

补中益气，清心养神，健脾和胃，养胎。适用于治疗孕妇腰部酸痛，常食可以养胎，防止习惯性流产。

专家解答你最关心的营养问题

钙可以减轻阵痛吗

钙除了具有促进胎儿骨骼和牙齿发育，预防婴幼儿佝偻病和孕妇骨质疏松等作用外，还具有减轻阵痛的作用。在孕晚期，将钙和维生素D一起食用，可以减轻孕妇对痛苦的感应能力。有营养师建议孕妇在分娩前吃2000毫克的钙片，再喝一杯牛奶，可以有效减轻分娩痛苦。

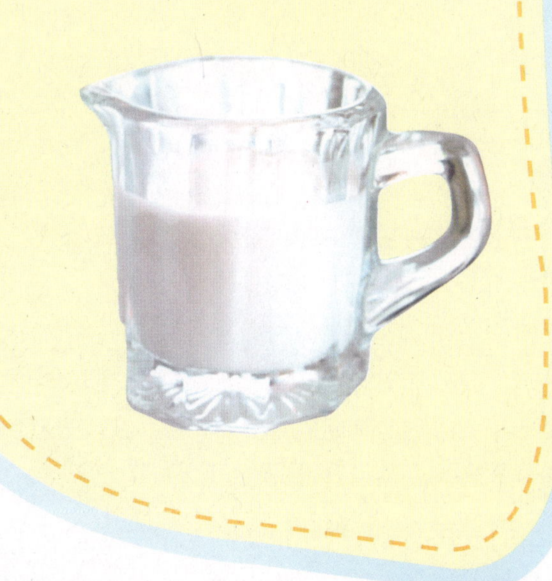

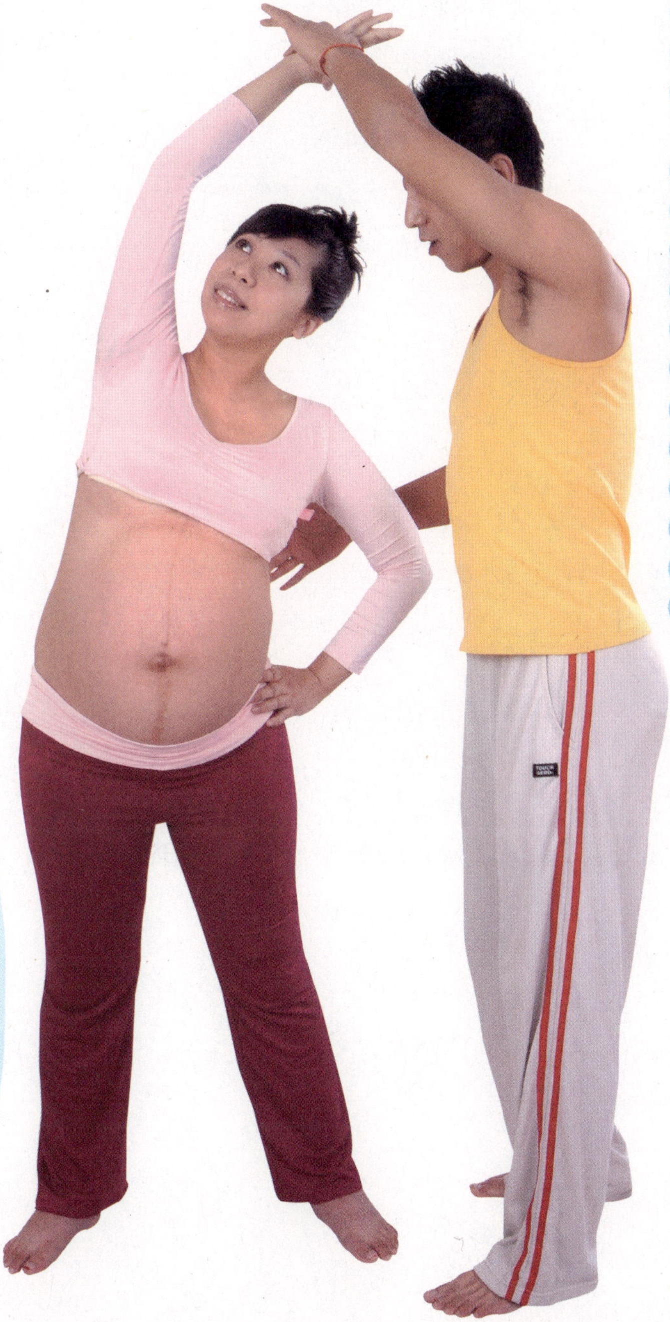

第七章 怀孕第十个月（37~40周）

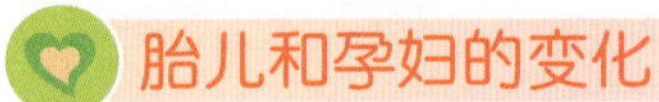

第三十七周

胎儿和孕妇的变化

胎儿的发育状况

这一时期胎儿的体重持续增加。每天脂肪的生成量达到26克以上，大脑内部开始形成髓鞘（包裹着神经纤维），这在出生以后仍会持续。胎儿还在不断地从母体接受抗体（因为胎儿不能独立制造抗体），使胎儿在一定时间内避免患上感冒或风疹等疾病。

孕妇的身体变化

从第37周开始，孕妇的腹部不再增大，腹部凸出部分有稍减的感觉，胃和心脏的压迫感减轻，尿频、便秘更加严重，下肢也有难以行动的感觉。而且腹部时常有收缩和疼痛感，有时甚至以为阵痛已经开始。因此，孕妇一定要仔细分辨，如果这种收缩和阵痛是没有规律和不规则的，就不是真正的阵痛，而是身体准备适应生产时出现的假阵痛，属于正常现象。而且越临近预产期，假阵痛就出现得越频繁，但只要稍加休息疼痛感就会消失。

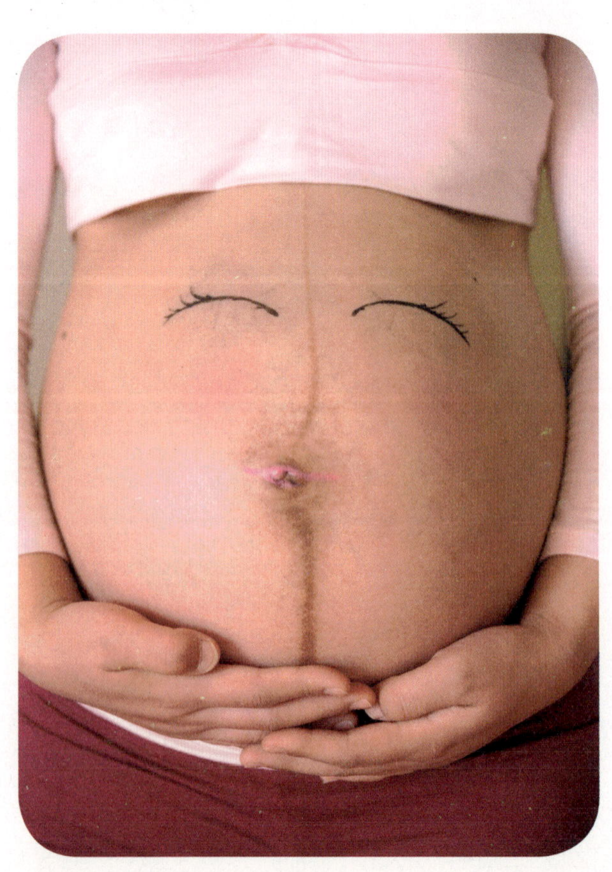

需要的营养

营养生理特点

在第37周，阵阵发作的宫缩疼痛极大地影响了孕妇的胃口，使她因为疼痛而食不下咽，有时甚至会出现恶心现象。但尽管如此，也不能不吃或少吃，这样对即将到来的分娩有不利影响，孕妇会因胃中缺食而乏力，进而导致产程的延长和其他不利情况的发生。因此，要学会宫缩间歇期进食的“灵活战术”。

需要的营养素

饮食以富含糖分、蛋白质、维生素，而且容易消化的食物为好。可根据自己的爱好，选择蛋糕、面汤、稀饭、肉粥、点心、牛奶、藕粉、苹果、西瓜、果汁等多样食品。每天进食4～5次，少吃多餐。

科学进食预防高血压

孕晚期，胎儿发育基本成熟，适当控制进食量，特别是高蛋白、高脂肪的食物，以免给分娩增加困难。此外，脂肪性食物里含过多的胆固醇，会使血液的黏稠度急剧升高，血压升高，孕妈妈可能会因此患上妊娠期高血压疾病。

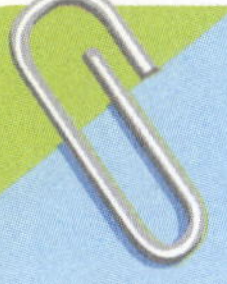

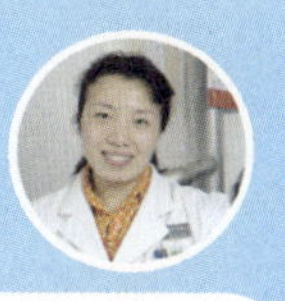

专家提醒

在防止妊娠期高血压疾病的同时，也要有效预防血压过低。血压可以使母体吸收各种养分和氧气，再通过胎盘传输到胎儿的血液中。如果母体血压过低，就会减少母体对养分的吸收，造成母体疲倦乏力，而这少量的养分也不足以孕育健康强壮的宝宝。因此，孕妇应每天关注自己的血压变化，既要防止血压高，又要避免血压低。

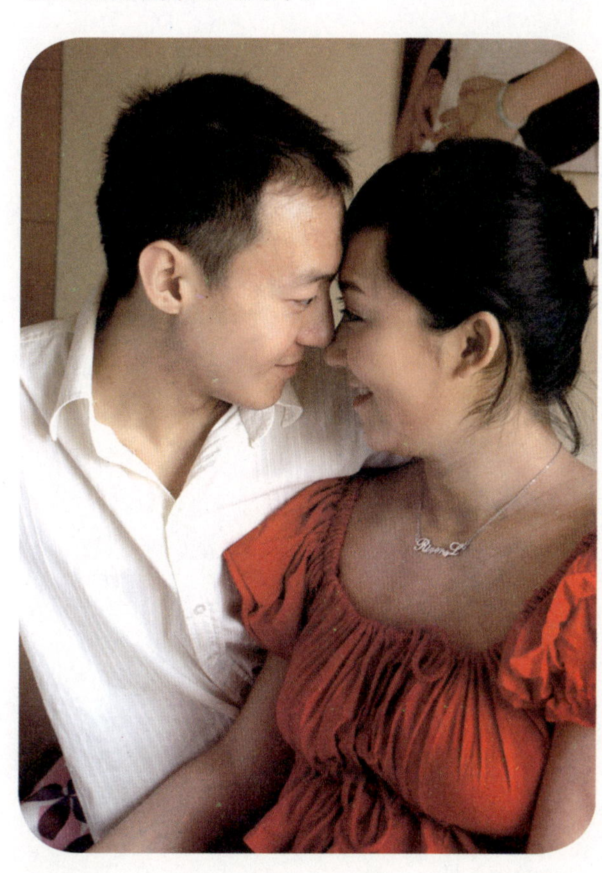

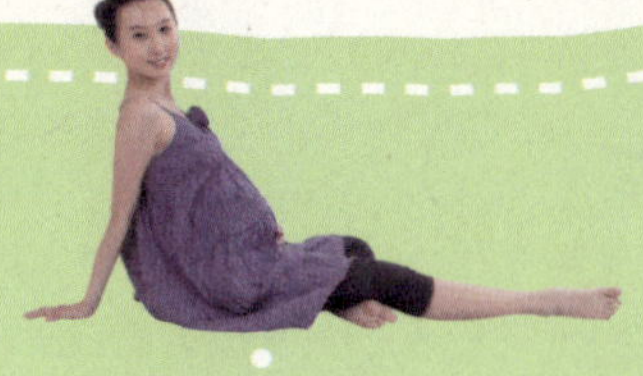

推荐食谱

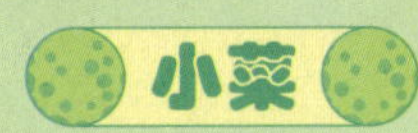

凉拌豆角

【原料】

主料：豆角500克。

辅料：盐、味精、大蒜、酱油、醋、麻油适量。

【做法】

1. 将豆角去两头，切成小段，洗干净。放入沸水中焯一下，捞出控水。

2. 将大蒜去皮捣成蒜泥，放入酱油、醋、麻油、盐、味精拌匀，倒在豆角上，拌匀即可。

【特点】

色泽碧绿，富含孕妇所需的维生素、矿物质、蛋白质和膳食纤维。

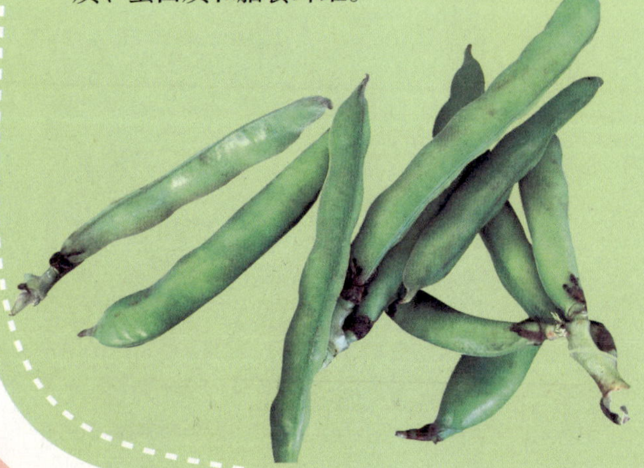

热菜

东坡豆腐

【原料】

主料：老豆腐40克，水发香菇2个，小白菜心2个，火腿6克，冬笋14克。

辅料：花生油、葱、姜、料酒、盐、面粉、毛汤适量。

【做法】

1. 将葱、姜切成末，将冬笋和火腿切成片，备用。

2. 将豆腐切成长块，撒入盐、面粉。将油锅加至八成热，放入豆腐块炸至金黄，捞出控油。

3. 锅内放油加热，放入葱末、姜末、毛汤、料酒、盐、豆腐块、白菜心、火腿片、冬笋片，先用小火慢炖，再用大火收汁，即可。

【特点】

含有丰富的钙和铁，可缓解孕妇缺铁性贫血和腰腿痛，促进胎儿骨骼和牙齿发育。

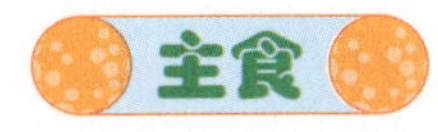

山药鸡子黄粥

【原料】

山药30克，熟鸡子黄3个。

【做法】

1. 将山药切成块，磨成粉末，加入凉开水调成山药浆。

2. 将山药浆倒入锅内，用小火熬并用筷子不断搅拌，煮沸后加入鸡子黄，继续熬煮即可。

【特点】

可用于体虚乏力，脾气不足造成的孕妇便秘和痢疾。

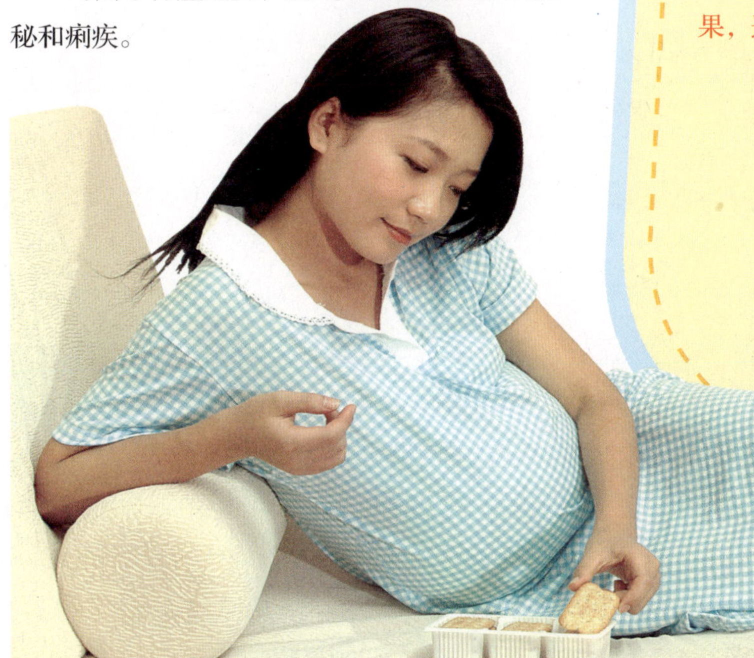

专家解答你最关心的营养问题

怎样预防孕晚期食欲不振和消化不良

本周孕妇容易出现食欲不振和消化不良的症状，再加上肚子愈来愈大，用餐、行动等方面都会感到不便。孕妈妈宜选择容易消化的食物，并分多次进食。此时还容易有贫血症状，要摄取足量的铁质，避免进食盐分太重的食物。含防腐剂、人工色素、味精的方便面、加工食品等更要少吃。同时，也不宜多吃含水分太多的水果，避免引起浮肿症状。

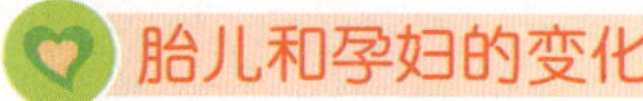

第三十八周

胎儿和孕妇的变化

胎儿的发育状况

在第38周，胎儿的身体几乎充满了整个子宫，背部弯成弓形，双手向前合拢。由于胎盘里分泌的激素的影响，胎儿的胸部都会鼓起来，这种现象出生后就会消失。随着时间的推移，胎儿的身体开始朝向骨盆的下边，这是在为出生做准备。

孕妇的身体变化

随着产期的逐渐临近，孕妇子宫底的高度达到最大值，为36～40厘米。临产前会出现“见红”，就是阴道会流出少量血性分泌物，是胎膜部分剥离及宫颈黏液栓脱落的混合物，是临产的先兆，一般见红后24～48小时内会发生规律宫缩。

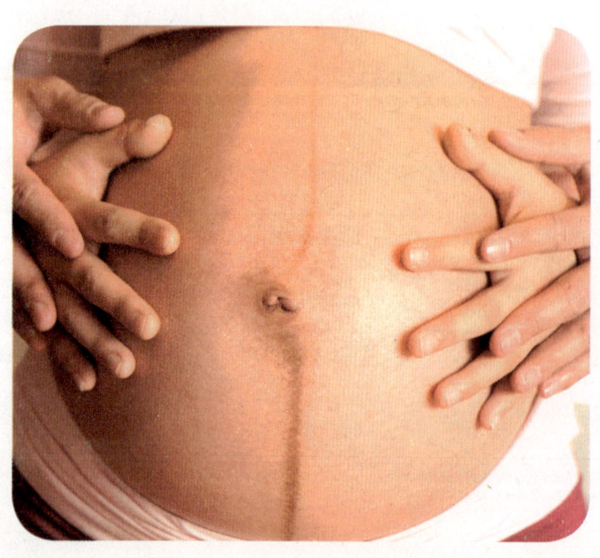

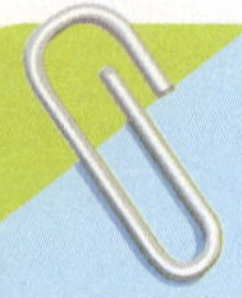

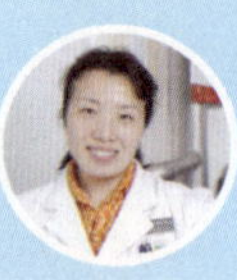

专家提醒

饮食上要吃些容易消化吸收和富有营养的食物，如牛奶、鸡蛋、新鲜的蔬菜、水果等。要保证有充足的睡眠时间，每天最好有1个小时左右的午睡时间。还应该做些力所能及的轻微运动，这对分娩有好处。

需要的营养

营养生理特点

在第38周期间，孕妇应继续补充胎儿所需的维生素和矿物质，预防妊娠期高血压疾病，防止因分娩紧张而出现食欲不振等。

需要的营养素

产妇分娩时需要足够的力量，而产力来源于食物。当前很多营养学家和医生都认为巧克力是最佳分娩食品。其理由，一是因为巧克力营养丰富，含有大量的优质碳水化合物，而且能在很短的时间内被人体消化吸收和利用；二是由于巧克力体积小，发热多，吃起来很方便。因此，产妇临产前吃几块巧克力，可望缩短产程，顺利分娩。

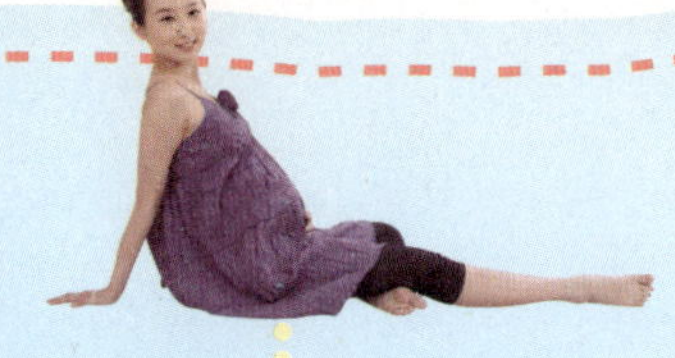

推荐食谱

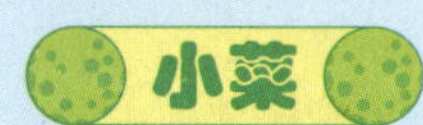

拌三鲜

【原料】

主料：大虾、海参各100克，鸡胸肉50克，黄瓜30克，冬笋10克。

辅料：盐、酱油、麻油适量。

【做法】

1. 将海参用水发好，和鸡胸肉一同洗净，斜切成片。

2. 将大虾去头、须、爪和揪去脊背上的虾线，洗净，斜切成片。

3. 将冬笋和黄瓜洗净，切成菱形。

4. 将海参、虾、冬笋和鸡胸肉放入沸水中焯熟，控水，盛入盘中，再放入黄瓜、盐、麻油、酱油调匀即可。

【特点】

富含孕期所需的维生素、膳食纤维、钙、蛋白质等。

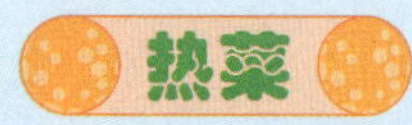

香菇鸡翅

【原料】

主料：鸡翅8个，香菇15克。

辅料：花生油、料酒、葱、姜、盐、白糖适量。

【做法】

1. 将鸡翅去翅尖，切成两段，放入开水中焯一下。

2. 将葱切成段，姜切成片。

3. 锅内放花生油加热，放入葱、姜煸香。倒入开水，放入鸡翅、香菇、料酒、白糖、盐，水开后撇去浮沫，用小火煮烂，待汤汁变浓时即可。

【特点】

色泽诱人，富含孕期所需的蛋白质、碳水化合物、钙和维生素。

鸡蛋鱼子饼

【原料】

主料：鱼子25克，鸡蛋1个。

辅料：植物油、料酒、盐、姜适量。

【做法】

1. 将鱼子洗净，放入鸡蛋中搅匀，放入盐、姜、料酒。

2. 锅内放植物油加热，将鸡蛋倒入锅中呈圆饼状，煎熟即可。

【特点】

富含孕妇所需的卵磷脂、铁、锌等矿物质。

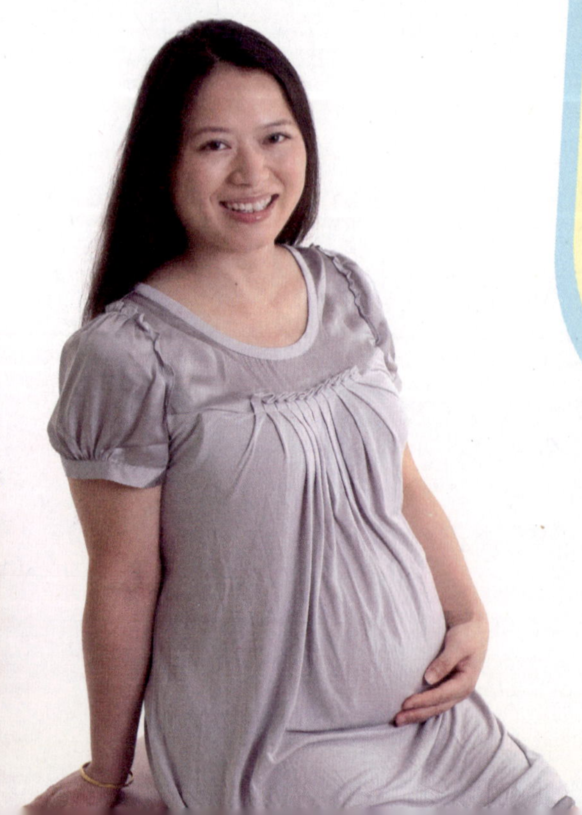

专家解答你最关心的营养问题

孕妇为什么不能多吃冷饮

孕妇多吃冷饮能使胃肠血管突然收缩，胃液分泌减少，消化功能降低，从而引起食欲不振、消化不良、腹泻，甚至引起胃部痉挛，出现剧烈腹痛现象。

孕妇的鼻、咽、气管等呼吸道黏膜往往充血并有水肿，如贪吃大量冷饮，充血的血管突然收缩，血流减少，可导致身体局部抵抗力降低，使潜伏在咽喉、气管、鼻腔、口腔里的细菌与病毒乘机而入，引起嗓子痛哑、咳嗽、头痛等，严重时还能引起上呼吸道感染或诱发扁桃体炎等。

当孕妇喝冷水或吃冷饮时，胎儿会在子宫内躁动不安，胎动会变得频繁。因此，孕妇吃冷食一定要有节制，切不可因贪吃冷食，而影响本身的健康和引起胎儿的不安。

第三十九周

胎儿和孕妇的变化

胎儿的发育状况

在第39周，胎儿身体的脂肪层继续生长，皮肤上的汗毛，特别是脸上和背部的汗毛大部分都已消失，手指甲和脚趾甲已经长出指端外。胎儿的心脏、肝脏、消化器官、泌尿器官等都已发育完全。胎儿的肠道里充满暗绿色的粪便，有时在分娩过程中会排泄一部分，但大多在出生后数日内才排泄出来。

孕妇的身体变化

如果孕妇腹部感到针扎似的疼痛，并且这种疼痛以30分钟或1小时为间隔持续发生（阵痛的时间间隔因人而异），周而复始，间隔越来越短。那么一旦阵痛间隔时间小于30分钟，不要慌张，沉着地按事先做好的计划，做住院准备。

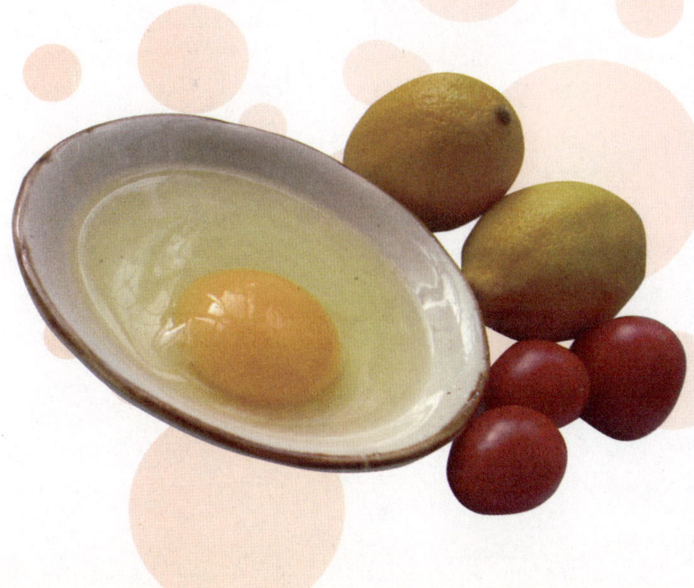

需要的营养

营养生理特点

为了促进胎儿的发育，维持母体的健康水平，孕妇应多吃增加肌肉弹性和自身体力的食物，防止体重增加过快。

需要的营养素

这一时期孕妇应多吃富含维生素K、维生素C的食物，而且食物要容易消化吸收。另外，孕妇还应摄入优质蛋白质、钙、铁、锌等矿物质。

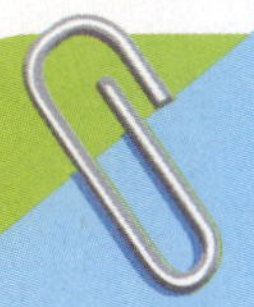

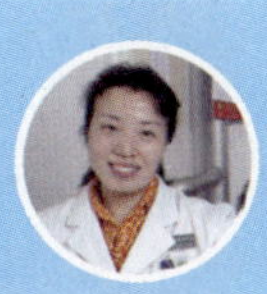

专家提醒

在菜肴制作上，应以切、煮、蒸、焯等烹调方法进行深加工，以减少胃的负担和便于吸收。此外，应增加菜肴的种类，制定丰富的食谱，如牛奶、紫菜、猪排骨、菠菜、豆制品、胡萝卜、鸡蛋等。口味要清淡一些，做菜的时候尽量使用天然调味料，并选择减少盐分的烹饪方法，如为了增加汤的味道，可以加入鱼或海带、紫菜、虾等鲜香食物。尽量不要吃快餐、速成食品和加工食品。

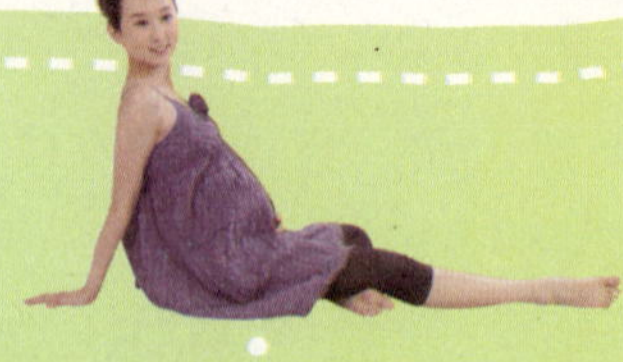

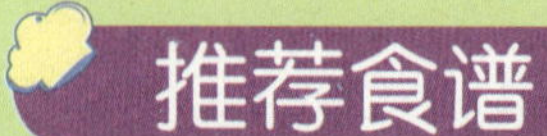

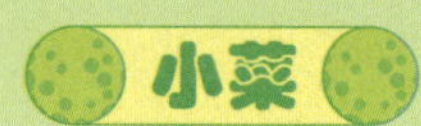

四喜蒸蛋

【原料】

主料：熟鸡胸肉100克，蘑菇50克，鸡蛋2个，海米15克，冬笋50克。

辅料：色拉油、酱油、料酒、葱姜汁、盐、味精、胡椒粉适量。

【做法】

1. 将鸡蛋打碎搅拌均匀，将海米泡软切成粒。

2. 把冬笋、蘑菇、熟鸡胸肉混匀，放入水、料酒、酱油、葱姜汁、盐、味精、胡椒粉、色拉油拌匀，再放入鸡蛋和海米，蒸20分钟即可。

【特点】

鲜嫩滑软，富含孕妇所需的蛋白质、钙、磷、铁、锌和多种维生素，可有效预防妊娠期高血压疾病。

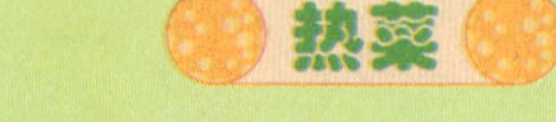

肉炒三丝

【原料】

主料：猪肉30克，芹菜丝100克，豆腐丝20克。

辅料：花生油、酱油、料酒、盐、葱丝、姜丝、水淀粉适量。

【做法】

1. 将猪肉切丝，用水淀粉、酱油、料酒拌均匀。

2. 锅内放花生油加热，放入拌好的肉丝，大火快炒，盛出备用。

3. 锅内放花生油加热，放入葱丝、姜丝煸香，再放入芹菜丝、豆腐丝，炒至八成熟，再放入肉丝、料酒和酱油，大火炒熟即可。

【特点】

色香味美，富含孕期所需的蛋白质、膳食纤维等。

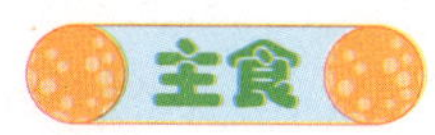

香椿蛋炒饭

【原料】

主料：米饭250克，猪瘦肉70克，香椿芽120克，鸡蛋2个。

辅料：精盐、花生油、水淀粉适量。

【做法】

1. 将猪瘦肉洗净，切丝，放入碗内，加水淀粉、精盐和半个鸡蛋清拌匀。将剩余的鸡蛋打碎，拌匀。香椿芽洗净，切碎，备用。

2. 锅内放油，加热，放入肉丝炒散，盛出。

3. 锅内放油，加热，再将肉丝和鸡蛋、香椿倒入，用旺火炒匀，倒入米饭翻炒，盛盘即可。

【特点】

富含孕期所需的蛋白质、碳水化合物、矿物质和维生素。

专家解答你最关心的营养问题

锌可以减少生产时间吗

锌可以增强子宫内有关酶的活性，促进子宫肌收缩，从而在分娩过程中起到把胎儿驱出子宫腔的作用。当产妇体内缺锌时，子宫肌的收缩力就会减弱，无法自行驱出胎儿，因而需要借助产钳、吸引等外力才能娩出胎儿。因此，产妇缺锌，不但会增加分娩时的痛苦，而且还有可能导致产后出血过多及并发其他妇科疾病的可能，对产妇的健康造成不利的影响。

孕妇对锌的需要量要比一般人多，如果在孕期不注意补充，就容易造成锌的缺乏。所以孕妇要多吃一些含锌丰富的食物，如猪肝、猪肾、瘦肉、鱼、紫菜、牡蛎、蛤蜊、黄豆、绿豆、蚕豆等。还要吃一些坚果类的食品，如花生、核桃、栗子等。特别是牡蛎，含锌量最高，应适当多吃一些。

第四十周

胎儿和孕妇的变化

胎儿的发育状况

在第40周，胎儿的体重为3.0～3.4千克，身体长度为48～51厘米（约为头的4倍）。胎儿的头部嵌于母体骨盆之内，活动比较受限。

孕妇的身体变化

随着预产期的临近，子宫逐渐变得潮湿柔软，且富有弹性，这是在为胎儿的出生做准备。

需要的营养

营养生理特点

在第40周，马上要面临分娩，孕妇必须坚持一日三餐。既不能吃得太多，又不能不吃，避免过胖和过瘦，为分娩做好营养保障，注意吸收可以增强阴道弹性的食物。

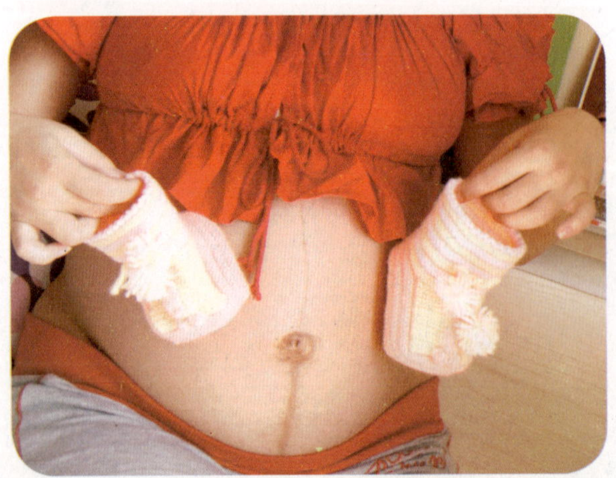

需要的营养素

孕妇应继续补充钙、锌等矿物质和蛋白质、食物纤维、维生素等，以便储备适当的能量，减少分娩的痛苦。

合理控制体重的方法

并非少吃就能减肥，食物的选择很重要。做到以下几点，对控制体重有帮助：

早餐要吃得好，中餐要吃得饱，晚餐要吃得少；吃生菜、水果时尽量不加沙拉酱，以水果取代餐后甜点；吃肉时应去皮，不吃肥肉，只吃瘦肉部分；浓汤类只吃固体内容物，少喝汤；用开水或不加糖的饮料及果汁，代替含糖饮料及果汁；注意食物的种类及吃的分量；尽量用煮、蒸、炖、凉拌、红烧、烤、烫、烩、卤的烹调方式，少用油炸、油煎的烹调方式；煮饭、买菜前，先算好吃饭人数及分量，避免吃剩菜。

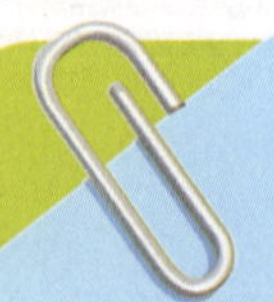

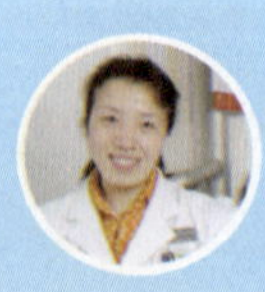

专家提醒

接近预产期时，胎儿会向下滑动，胃的压迫减轻许多，孕妇的食欲也就随之恢复。这时很容易吃多。因此，这一时期孕妇一定要管好自己的嘴巴，避免临产前体重大增，造成分娩困难。

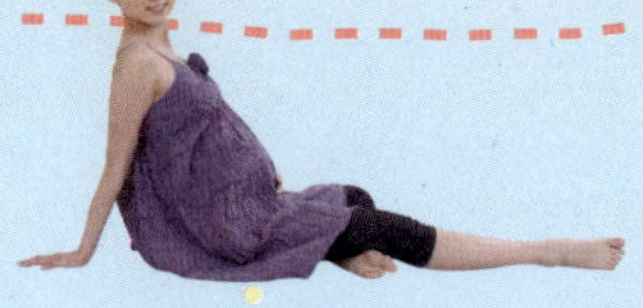

推荐食谱

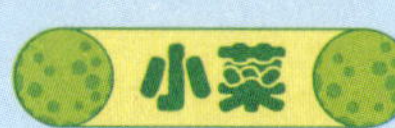

小菜

炒脆藕

【原料】

主料：藕2节，泡红辣椒1个，嫩姜1块。

辅料：盐、味精、白糖、麻油适量。

【做法】

1. 将藕切片，放在白糖水中浸泡10分钟左右，捞出控水。

2. 将红辣椒和嫩姜切成丝。

3. 锅内放麻油加热，放入藕片快炒2分钟，放入姜、辣椒、盐、味精翻炒，淋上麻油即可。

【特点】

富含孕妇所需的碳水化合物和维生素。

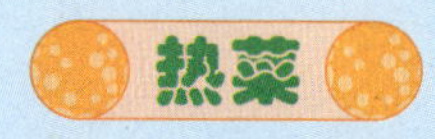

热菜

八宝素烩

【原料】

主料：冬瓜200克，胡萝卜2个，莴苣1根，冬笋1根，蘑菇6个，西兰花1/4个。

辅料：色拉油、鸡油、高汤、盐、味精、料酒、胡椒粉适量。

【做法】

1. 将冬瓜、胡萝卜、莴苣、冬笋切成小片，将蘑菇切成两半，西兰花掰成小朵。

2. 锅内放高汤烧开，放入主料烫熟，捞出控水，浸泡在凉水中。

3. 锅内放入刚才烧好的汤，放入盐、料酒、胡椒粉，开锅后撇去浮沫，等菜快软时放入鸡油和味精即可。

【特点】

含有孕妇所需的维生素、矿物质和膳食纤维，能有效控制体重。

陈皮白糖海带粥

【原料】

主料：海带、粳米各100克。

辅料：陈皮、白糖适量。

【做法】

1. 将海带用水泡发，切成碎块。陈皮浸透，洗净。

2. 将粳米洗净，加水煮开，放入海带、陈皮，用小火熬煮，并不断搅拌。

3. 煮熟后放入白糖调味。

【特点】

可以补充临产前孕妇的血气，并使孕妇情绪稳定，利于分娩。

专家解答你最关心的营养问题

出现阵痛后应怎样进食

如果出现了有规律的阵痛后，要在做好心理准备的同时，立即去医院待产。住院前应当吃些容易消化的汤类或者果汁类食物，因为一旦阵痛开始，进食比较困难，有可能会出现呕吐。

去医院也应准备一些食物，比如牛奶、煮熟的鸡蛋、巧克力等，以便在阵痛间歇补充能量。

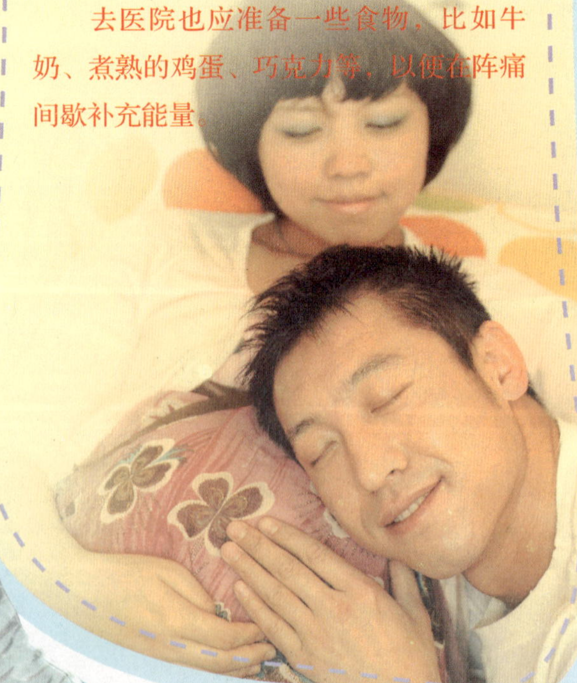

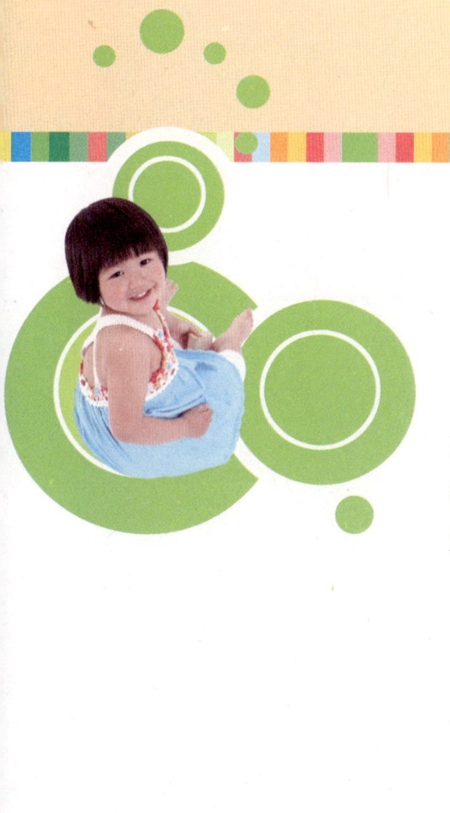

第八章　月子期间的营养

月子期间要重视补充营养，以便使产妇尽快从分娩的劳累中恢复过来，并为宝宝的哺育做好充足的准备。月子期间的营养也要注意全面而均衡，既要防止营养素的缺乏，缺少母乳，又要避免营养过剩，使产妇过于肥胖。

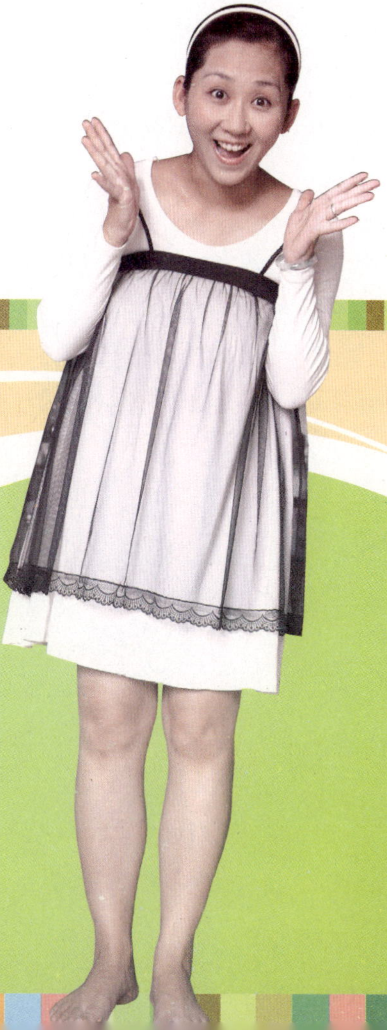

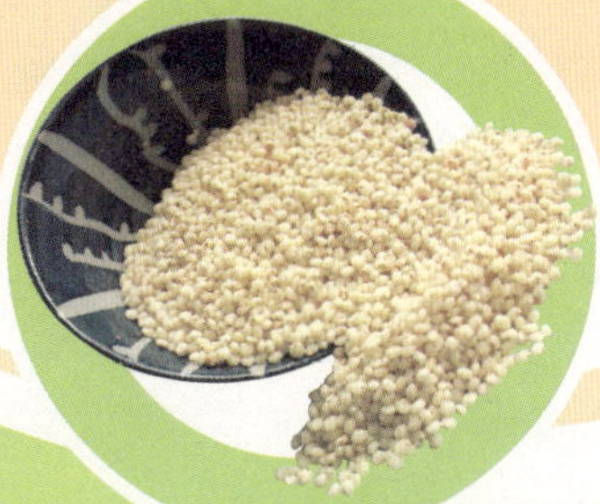

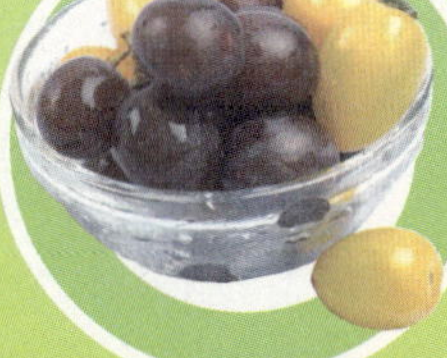

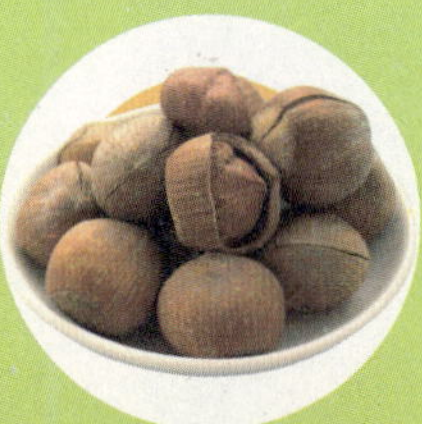

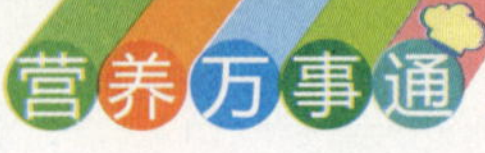

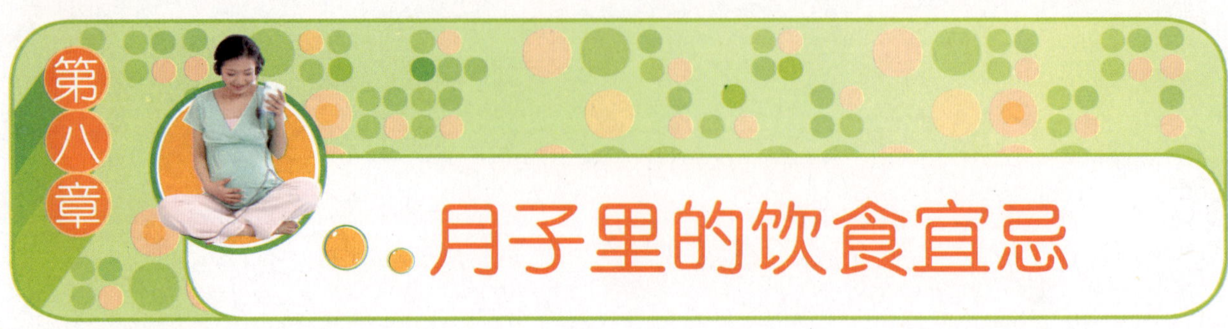

第八章 月子里的饮食宜忌

月子里营养的重要性

产妇产后即面临两大重要任务，一是产妇本身身体恢复，二是哺乳宝宝。两个方面均需要营养，因此营养饮食对于月子里的产妇尤其重要。

产妇由于在分娩时耗力及损血，流失了大量的蛋白质、脂肪、碳水化合物、各种维生素、多种矿物质及水分，因此产后初期会感到疲乏无力，脸色苍白，易出虚汗，且胃肠功能也趋于紊乱，发生食欲不振。再加上乳汁分泌，也会消耗能量及营养素，此时倘若营养调配不好，不仅母亲身体难以康复，容易得病，而且还会影响哺乳及宝宝的生长发育。

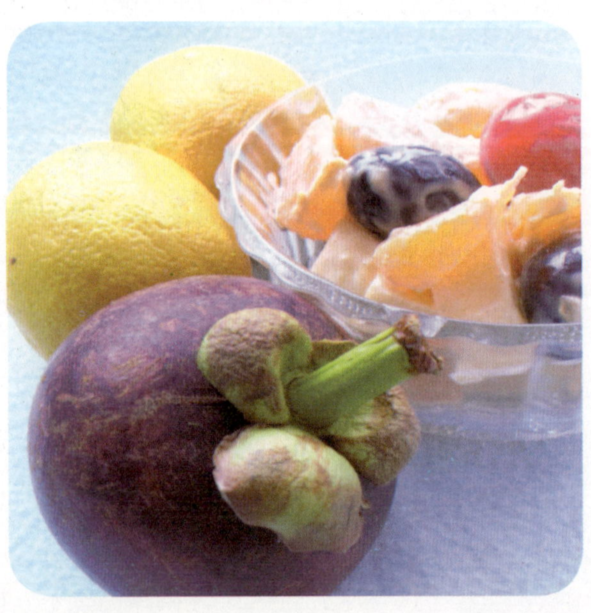

月子里的营养特点

增加餐次

月子期间产妇每日餐次应较一般人多，以5～6次为宜。餐次增多既有利于食物消化吸收，保证充足的营养，又有利于胃肠功能恢复，减轻胃负担。

食物应干稀搭配

干的食物可以保证营养的供给，稀的食物则可提供足够的水分。食物的汤汁既有营养，又可开胃，防止便秘，而单纯饮水则会冲淡胃液，降低食欲。

荤素搭配，避免偏食

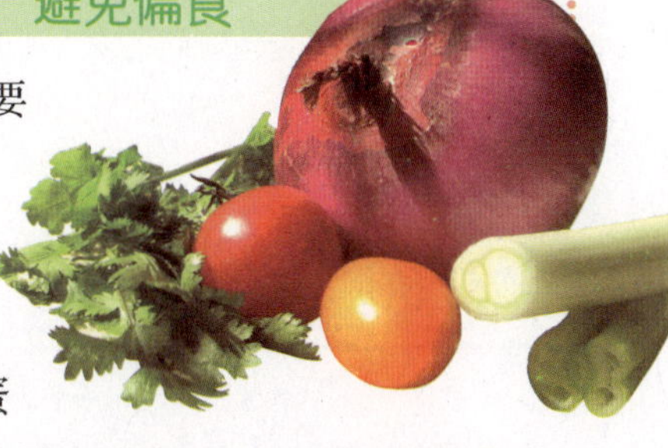

产后产妇需要恢复身体及哺乳，必须适当食用产热量高的肉类食物，但蛋白质、脂肪及糖类的代谢必须有其他营养素的参与才能完成。偏食肉食会使母乳中的蛋白质含量增高，引起宝宝腹泻。

清淡适宜

从科学角度讲，月子里的饮食应清淡适宜，少放葱、姜、大蒜、花椒、辣椒、酒和食盐。中医认为，产妇在月子里身体康复过程中，有许多余血恶露需要排出体外，产伤亦有淤血停留，如食物中加少量调味料，则有利于血行而不促进血凝，有利于淤血排出体外。

禁食生冷食物

月子里对于生冷食物应予禁忌，如西瓜、梨等应少食或不食，否则会出现恶露不下或不尽，产后腹痛、身痛等多种疾病。

月子里的饮食要点

鸡蛋

鸡蛋中蛋白质、铁等营养素含量高，容易被人体吸收利用，还无明显的“滞胃”作用，对于产妇身体康复及乳汁的分泌很有好处。产妇可吃蒸蛋、水煮蛋等，每日以不超过3个为宜。

营养汤

鸡汤味道鲜美，能促进食欲和乳汁分泌

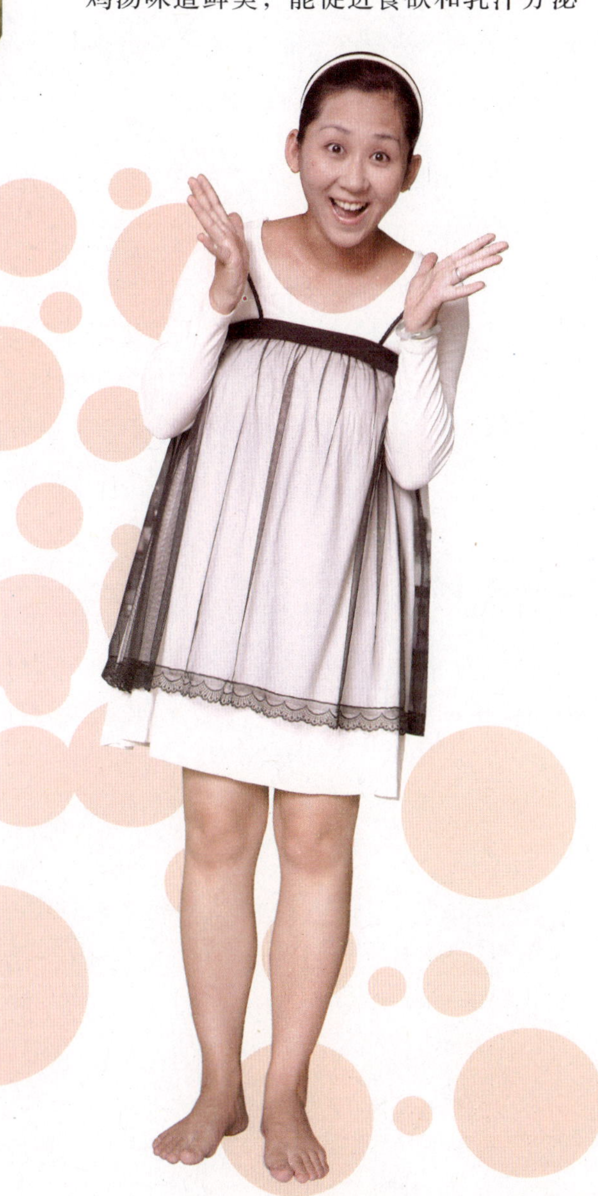

并利于产妇身体康复。也可以用炖猪蹄汤、鲫鱼汤、排骨汤、牛肉汤等与鸡汤轮换食用。

红糖

红糖含铁量比白糖高1倍，而产妇失血较多，吃红糖可以促进生血，能促进淤血排出及子宫复原。

水果蔬菜

月子里要避免吃生冷食物，蔬果类可以温热或者做熟后食用，以保证维生素的摄入。

米粥

稀饭或小米粥除含有多种营养成分外，还有利于大便排出。米粥质烂，并含有较多水分，有利于消化及吸收。

挂面

挂面营养较全面，在汤中加入鸡蛋，食用方便，富有营养且易消化。

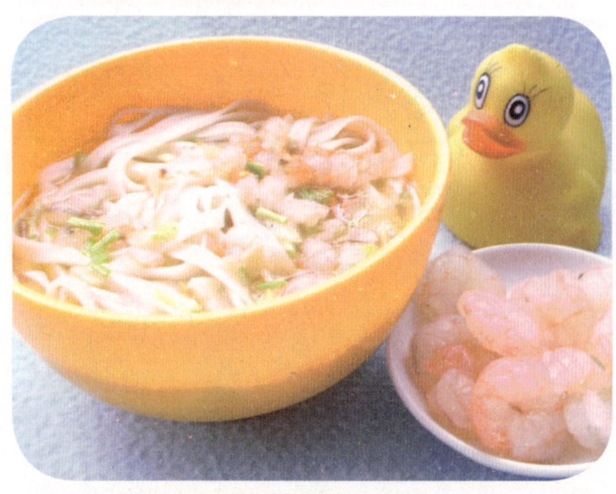

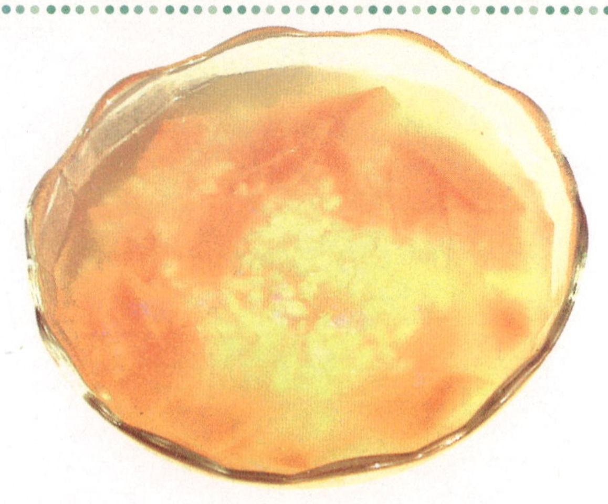

剖宫产后排气前禁止进食

剖宫产比正常分娩要求的营养素要高，产后恢复也比较慢。在剖宫产术后的6小时以内，麻醉药还在发挥作用，如果立即进食会造成产妇呛咳、呕吐等。在术后排气以前绝对禁止进食，排气是肠蠕动的标志，只有在肠蠕动恢复后方可进食。

导尿管拔出后应多喝水

产妇在导尿管拔出以后，最好能增加饮水量。因为插导尿管本身就可能引起尿道感染，再加上阴道排出的污血很容易污染到尿道，所以通过多饮水、多排尿可冲洗尿道，以防泌尿系统感染。拔出导尿管后可下地大小便，每3小时排尿1次。因为过胀的膀胱会影响子宫的正常收缩，可能引起产后大出血。

肠蠕动恢复后应吃流质食物

产妇在肠蠕动恢复后，起初应进食流质类食物，如鱼汤、鸡汤、蛋汤、果汁、米粉、稀饭等，以后可进食半流质食物，如小米粥、大米粥、煮烂的面条、肝泥和肉末等，然后再进食固体食物。要注意的是，必需分多次进食，以后可以适当补充各种矿物质、维生素、蛋白质和脂肪。一般肠蠕动后的第3～4天可吃固体食物。此外，产妇可适当口服人参蜂王浆、鹿茸、阿胶等。最好暂时不吃生冷水果，或煮一下再吃。

应吃蔬菜水果

蔬菜水果中还含有丰富的维生素和纤维素，多种维生素是产妇组织修复和分泌乳汁必不可少的原料之一；纤维素还有促进肠蠕动的作用，可以防止便秘。因此，产后不吃蔬菜和水果的习俗是错误的，产妇应适当多吃些新鲜蔬菜和水果。

忌辛辣、坚硬食物

在月子里，产妇一定要忌食辛辣温燥和过于生冷的食物。辛辣温燥之食，可助内热，而使产妇上火，引起口舌生疮，大便秘结或痔疮发作。母体内热，可通过乳汁影响到婴儿，使婴儿内热加重。所以，产妇在1个月内应少食韭菜、大蒜、辣椒、酒等。

坚硬食物易损伤脾胃，影响消化功能，还易使牙齿松动疼痛。

多吃鲤鱼

据中医研究，鲤鱼性平味甘，利于小便，有解毒的功效，能治水肿胀满、肝硬变腹水、妇女血崩、产后无乳等病症。鱼类含有丰富的蛋白质，可提高子宫的收缩力，帮助撵余血。

少吃油炸食物

产妇体质虚弱，应多吃营养丰富易消化的食物，以利早日恢复身体健康。但油炸食物较难消

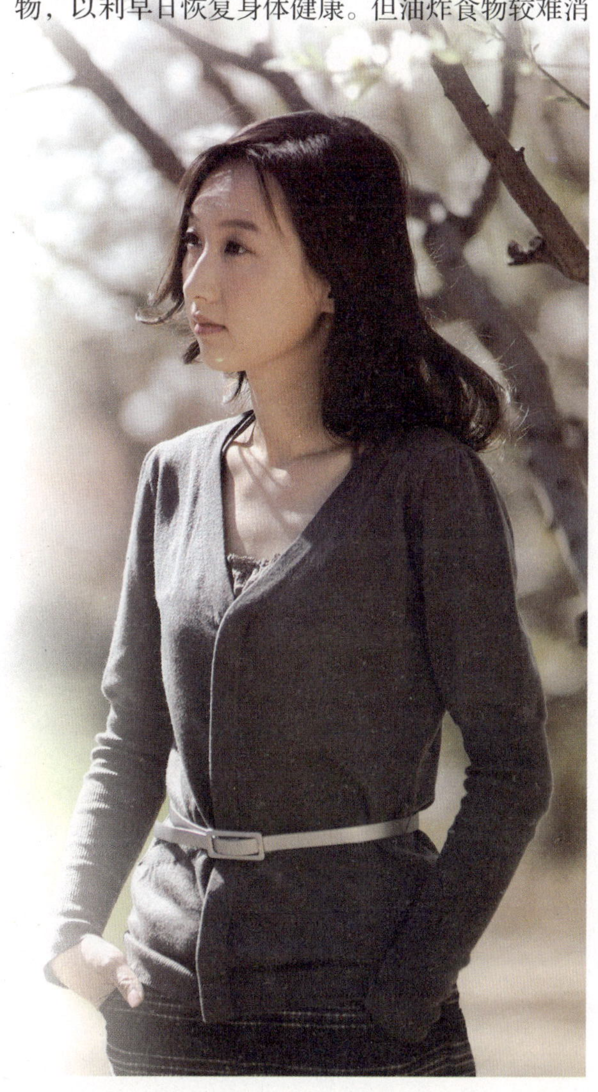

化，产妇的消化能力又很弱，并且油炸食物的营养在油炸过程中已经损失很多，比面食及其他食物要差，所以产妇要少吃油炸食物。

产后1周内不宜吃人参

人参含有多种有效成分，其中某些成分能对人体产生广泛的兴奋作用，对人体中枢神经的兴奋作用，能导致服用者出现失眠、烦躁、心神不安等不良反应。而刚生完宝宝的产妇，精力和体力消耗很大，十分需要卧床休息。如果此时服用人参，反而会因兴奋难以安睡，影响精力恢复。

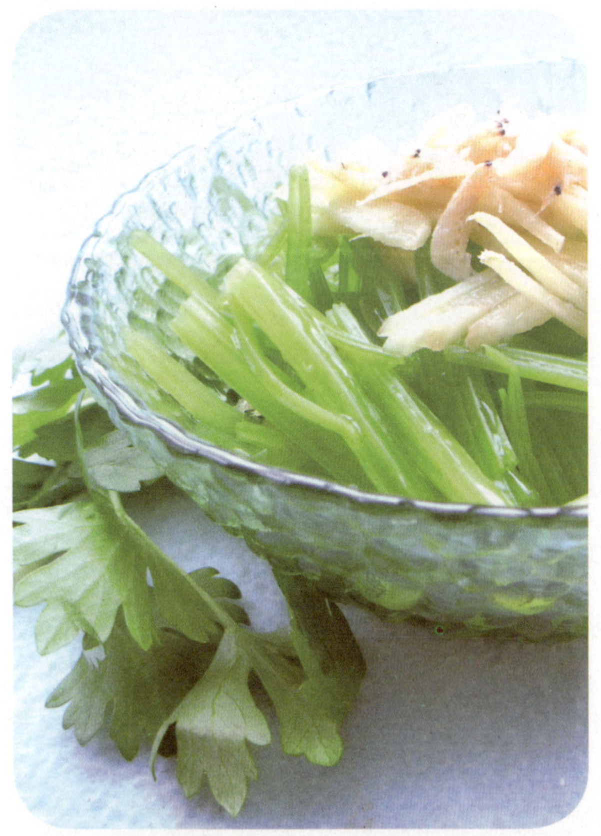

人参是大补元气的药物，服用过多，可促进血液循环，加速血液的流动。产妇内外生殖器的血管多有损伤，服用人参，有可能影响受损血管自行愈合，造成流血不止，甚至大出血。

老母鸡应1周后吃

民间传统认为老母鸡具有活血调经、益气催乳、暖胃补虚的作用，有利于产妇分娩后身体的康复和乳汁的分泌。经过长期的生活实践证明，哺乳期间吃老母鸡确实有好处。但哺乳期吃老母鸡也是有讲究的，在产后的头一星期内不宜吃老母鸡，因为老母鸡体内含有的雌激素会导致产妇体内的雌激素和孕激素含量降低而使乳汁分泌减少。一周后再吃不但不会有影响，还可以增强产妇体质。

滋补过量损害健康

在分娩后滋补过量是无益有害的，不但浪费钱财，而且有损产妇身体健康。这是因为：

第一，滋补过量容易导致产妇过胖，产妇过胖会使体内糖和脂肪代谢失调，引起各种疾病。

第二，产妇营养过剩，必然会使奶水中的脂肪含量增多。如果婴儿消化能力较差，不能充分吸收，就会出现脂肪泻，长期慢性腹泻，还会造成营养不良。

第三，因受产妇奶水脂肪含量过多的影响，还会使宝宝发育不均，行动不便，成为肥胖儿。

忌吃巧克力

产妇在产后需要给新生儿喂奶，如果过多食用巧克力，对哺乳婴儿的发育会产生不良的影响。这是因为，巧克力所含的可可碱，会通过母乳被宝宝吸收，结果导致宝宝消化不良，睡眠不稳，哭闹不停。吃巧克力容易上火，对产妇伤口愈合不利。

不要急于节食

产妇所增加的体重主要为水分和脂肪，如授乳，这些脂肪根本就不够用，还需要动用产妇身体内储存的脂肪。为了保证哺乳需要，产妇一定要多吃钙质丰富的食物，每天最少要吸收2600～3200千卡的热量。如果产妇在产后急于节食，这些哺乳所需的成分就会不足，使新生儿营养不良。

忌吸烟喝酒

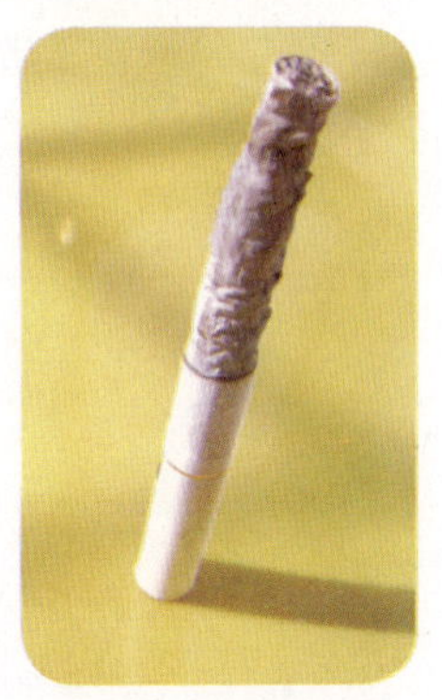

吸烟可以使乳汁减少，烟中还含有尼古丁等多种有毒物质，这些有毒物质也会浸入乳汁中。如果宝宝吃了这样的乳汁，也会有害。而且吸烟时呼出的烟雾、气体，也会直接危害宝宝的健康。酒精可进入乳汁，少量饮酒对宝宝无影响，但大量饮酒可引起宝宝沉睡、深呼吸、触觉迟钝、多汗等症状，有损宝宝健康。

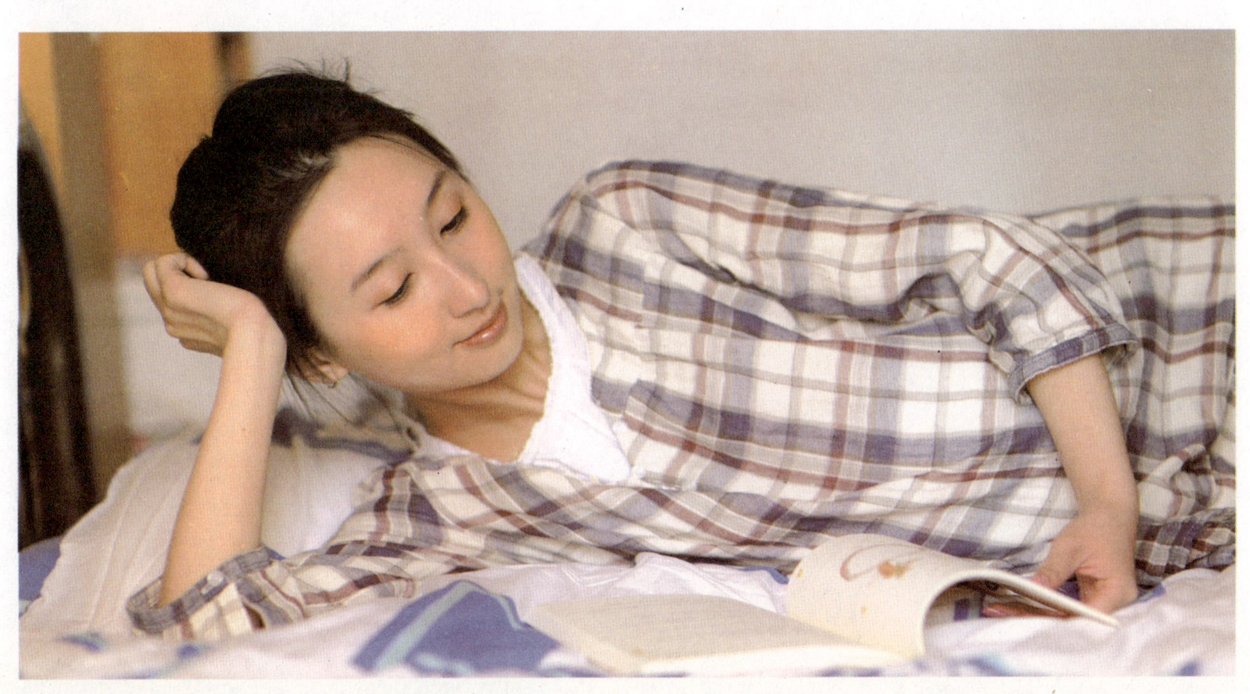

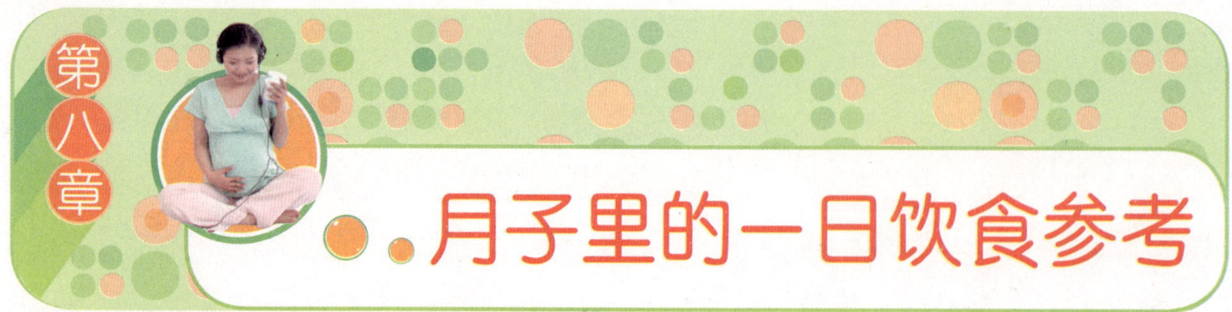

第八章 月子里的一日饮食参考

食谱Ⅰ

早点：小米粥50克，红糖12克，馒头50克，鸡蛋2个，牛奶25克，白糖10克。

午餐：花卷150克，骨头汤面50克，酱牛肉100克，虾米烧白菜1碗（含白菜200克，虾米10克）。

午点（加餐）：番茄面条加鸡蛋（面条100克，鸡蛋1只，番茄100克）。

晚餐：豆浆1碗，米饭150克，红烧带鱼100克，肉片炒油菜（瘦肉25克，油菜100克），橘子1个。

食谱Ⅱ

早点：小米粥100克，红糖12克，馒头50克，鸡蛋2个，豆浆1碗。

午餐：馒头或米饭200克，肉丸子配小白菜（瘦猪肉50克，小白菜250克），骨头香菜汤1碗。

午点（加餐）：下午3时左右喂奶后，番茄鸡蛋汤面（挂面100克，鸡蛋1只，番茄100克）。

晚餐：豆浆1碗，米饭200克，红烧带鱼100克，白菜豆腐汤1碗（白菜100克，豆腐50克）。

上述两例食谱每天可向产妇提供3110千卡热量，这是为了保证哺乳的需要。如果产妇乳汁已无，或已不再喂奶，则应尽快恢复正常人的饮食量，即减少热量1000千卡，否则会发胖。

每日建议饮食量如下：

牛奶：300～500克。

瘦肉（包括脏腑、鸡鸭、鱼虾）：150～300克。

鸡蛋：2～3个。

豆类（包括豆制品）：50～100克。

蔬菜（尽量多用绿叶菜）：500～750克。

谷类（可用部分粗粮）：500～750克。

红糖：20～50克。

水果：每日200～250克。

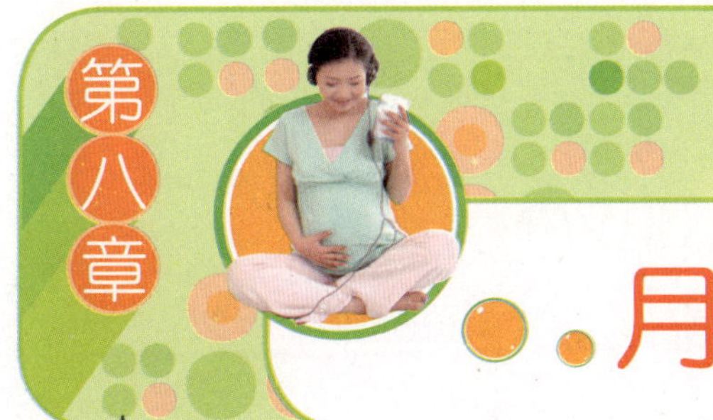

第八章 月子里的营养食谱

产后一周饮食

虾仁芙蓉蛋

【原料】

主料：虾仁50克，鸡蛋清6个。

辅料：黄酒、淀粉、葱、鸡精、盐适量。

【做法】

1. 将虾仁去头尾、爪、须和虾线，洗净，放入10克淀粉、1克盐和少量蛋清拌匀。将葱切成葱花，备用。

2. 在剩余蛋清中放入2克盐、鸡精和水搅拌均匀，倒入碗盆中蒸7分钟，即成芙蓉蛋。

3. 锅内放油加热，放入虾仁，待虾仁炒成粒后，将油倒出，放入葱花和黄酒，浇在芙蓉蛋上即可。

【特点】

富含产后所需的蛋白质、钙、磷、铁等，能帮产妇增强体力，补充血液。

产后补钙饮食

海带焖饭

【原料】

主料：粳米200克，水发海带60克。

辅料：盐适量。

【做法】

1. 将粳米淘洗干净，海带切成小块。

2. 将水、米放入锅内煮开后再熬制15分钟，放入海带，不断搅拌，煮10分钟后收汁，放入盐，再用小火焖15分钟即可。

【特点】

富含钙、碘和蛋白质，海带和粳米同食可提高吸收率，产后补钙效果好。

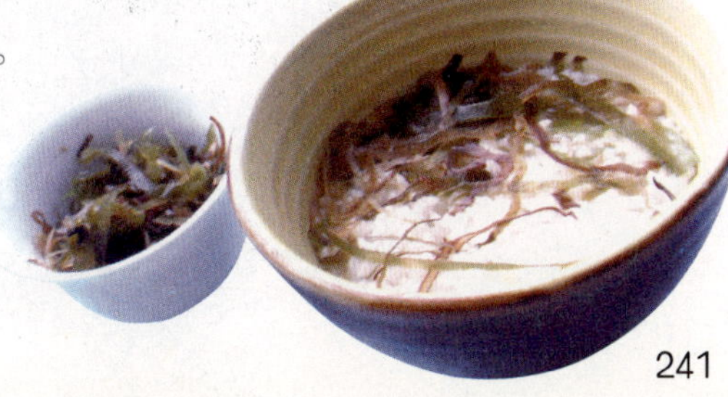

产后补血饮食

菠菜鸡肝汤

【原料】

主料：鸡肝4副、菠菜250克。

辅料：生姜1片，盐适量。

【做法】

1. 鸡肝洗净，每副约切成四五块，然后放入有姜汁1汤匙的沸水内略煮，以除去腥味。

2. 菠菜洗净，切成适当长度待用。

3. 在汤煲内注入适量清水，煮沸后放入姜片及鸡肝。待汤再煮沸后，加入菠菜同煮。

4. 汤再度滚起，便可加盐调味，饮汤吃肝及菜。

【特点】

如果不喜欢用鸡肝，还可改用其他动物肝脏，同样有补血的功能。菠菜含丰富铁质及维生素，但是注意不宜生吃，最宜做汤。

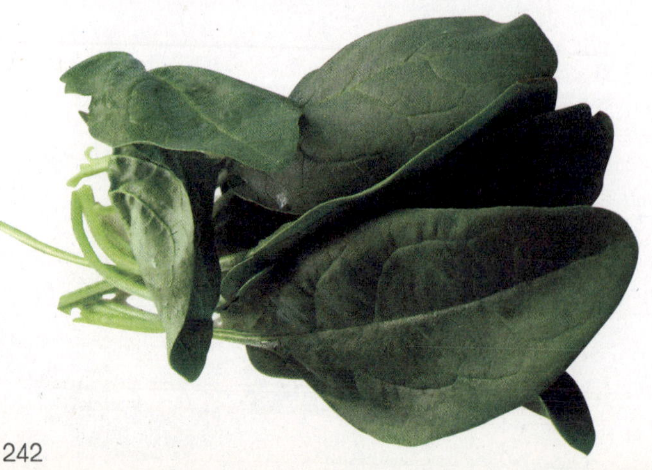

产后排恶露饮食

米酒蒸螃蟹

【原料】

米酒15升，螃蟹适量。

【做法】

将螃蟹洗干净，放入碗内，在锅内放水，隔水蒸至快熟时，加入米酒，再蒸片刻即可。

【特点】

米酒含有丰富的维生素、氨基酸等，可补血、润肺、助消化。螃蟹可滋阴、活血化淤，对产后排恶露很有效果。

鹌鹑蛋鲫鱼汤

【原料】

主料：鲫鱼400克，鹌鹑蛋7个。

辅料：黄酒、盐、鸡精、葱、姜、鸡油适量。

【做法】

1. 给鲫鱼去鳃、鳞、内脏。将鹌鹑蛋煮熟，去壳。葱、姜切成片。

2. 将鲫鱼、姜、葱和黄酒放入汤煲内，放入清水，用大火烧开后再用小火炖25分钟。

3. 放入鹌鹑蛋、鸡精、盐和鸡油再煮片刻即可。

【特点】

鹌鹑蛋可补血，鲫鱼可去恶露，两者同食是去恶露的好食物。

第八章

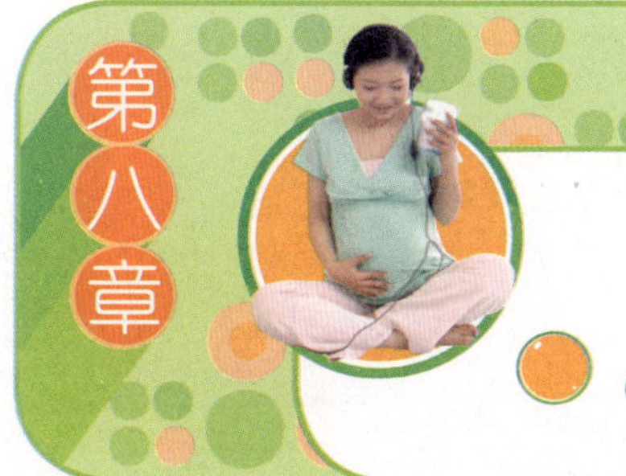

哺乳妈妈的营养关系着宝宝的健康与智慧

哺乳妈妈的营养

对婴儿来说，母乳是最有营养的食物，而哺乳妈妈摄入的营养素直接影响乳汁的合成。哺乳妈妈的营养包含自身的营养需求和宝宝的健康需求，必需注意以下几点。

补充优质蛋白质

如果哺乳妈妈体内缺乏优质蛋白质，就会减少泌乳量。70%的食物蛋白质可以转化为乳汁蛋白质，如果蛋白质的生物价值减少，那么转化率也会下降。所以，哺乳妈妈除了满足自身对蛋白质的需求外，每日还要额外摄取30克蛋白质。

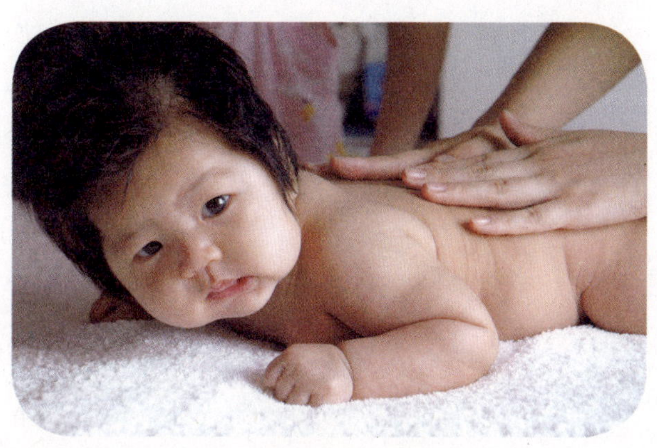

补充充足的热量

哺乳妈妈本身的活动、基础代谢要消耗很多热量。同时，将营养素转化为乳汁的过程中也要消耗能量，这就要求哺乳妈妈根据泌乳量和自身的体重，合理摄入热量，保证健康状态。

足够的脂肪

食物脂肪中的不饱和脂肪酸也会影响哺乳妈妈乳汁的多少，如果哺乳妈妈摄入的不饱和脂肪酸越多，乳汁中的不饱和脂肪酸也就越多。另外，婴儿必须从乳汁中摄取足够的脂肪，以便完善脑部发育。

保证充足的矿物质

在矿物质的供给中，钙的供应量非常重要。为了保持母乳中钙的恒定，哺乳妈妈的身体会自动从体内骨骼组织中抽取钙质，以弥补乳钙的不足。而常规的饮食不能满足乳钙的含量，在泌乳高峰时，哺乳妈妈体内的钙代谢是负平衡，这就需要每天补充足够的钙和维生素D。

摄入足够的维生素

在脂溶性维生素中，只有维生素A可以少量通过乳腺，而大部分水溶性维生素都能够自由通过乳腺。因此，哺乳妈妈应注意补充维生素，特别是水溶性维生素。

摄入大量的水分

当哺乳妈妈身体中的水分不足时，会直接使泌乳量减少。除了多喝水之外，哺乳妈妈应多喝各种汤，以保证乳汁中含有充足的水分。

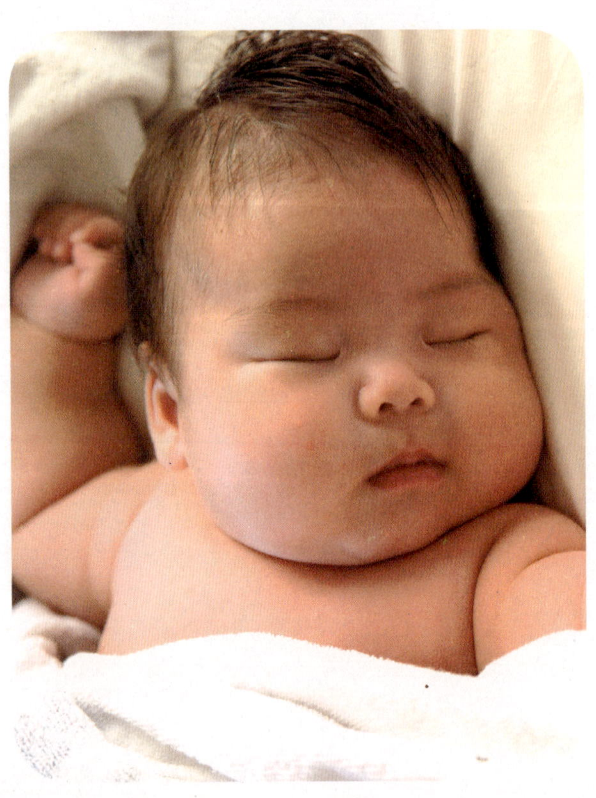

哺乳妈妈的饮食

为了保证婴儿的健康成长，哺乳妈妈每日的泌乳量为500～1000毫升，多者可达2000毫升。为了泌乳的需要，妈妈每日应保证摄入2600～3200卡热量，而这些热量均需从食物中获取。因此，哺乳妈妈的营养应合理均衡，做到菜肴荤素搭配、粮食粗细搭配，应多吃些肉、鱼、蛋、奶、豆制品、新鲜蔬菜及时令水果。

可以使乳汁增多的食物

蛋类

鸡蛋含较高的蛋白质和铁以及其他营养素，容易被哺乳妈妈和宝宝吸收利用，对于产妇身体的康复及乳汁的分泌很有好处。每天可以吃两三个鸡蛋，或煮或蒸，分几次吃。

汤类

鸡汤味道鲜美，能促进食欲及乳汁分泌，有利于产妇身体恢复，哺乳妈妈要适量饮用。也可以用猪蹄汤、鲫鱼汤、排骨汤、牛肉汤等与鸡汤轮换。

粥和挂面

米粥不但含有多种营养素，还含有较高的纤维素。米粥质稀，并含有较多的水分，有利于消化吸收和乳汁分泌。

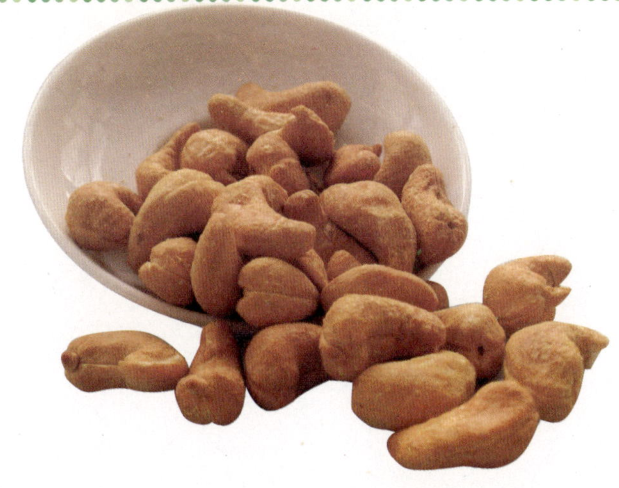

吃什么有利于宝宝大脑发育

母乳中的硫磺酸可促进宝宝的脑部发育，必需脂肪酸关系着神经髓鞘以及大脑的发育。同时，各种微量元素也影响着宝宝的智力发育。如果缺乏铁元素，就会使宝宝易怒、发育迟缓、记忆力下降，进而演化为缺铁性贫血。而缺乏锌、碘、维生素B_1和维生素B_6也会使宝宝的大脑发育受到影响。可见，哺乳妈妈应全面摄入各种食物，保证全面而均衡的能量供给，特别是海带、豆类、深绿色蔬菜、牛奶、牛肉、羊肉、蛋类、谷类、猪肝、牡蛎、核桃、花生、芝麻、苹果。

哺乳妈妈可以吃盐吗

研究证明，食盐中的“钠”会诱发诸如高血压、心脏病等心脑血管疾病。刚分娩的妈妈身体还比较虚弱，盐吃多了会引发此类疾病，而且盐还具有回乳的作用，所以一定要少吃盐。平常也尽量避免吃用盐腌制的食物，多吃清淡的食物。哺乳期间不能吃盐的说法是没有任何科学依据的。哺乳期间不能多吃盐，但也不能一点都不吃。

富含蛋白质的汤类不能多喝

鸡、鸭、鱼肉，还有猪蹄汤、鸡汤、鱼汤这些富含蛋白质的汤类，哺乳妈妈喝后会分泌出丰富的乳汁，有益于宝宝的生长发育。但这些汤富含动物脂肪，哺乳妈妈吃多了会使乳汁中的脂肪含量过高，宝宝吮吸后容易引起便秘、肚子胀等消化不良性疾病，表现为宝宝的大便呈油性或伴有奶瓣，不易排出。所以，要合理、科学地摄入营养，在进补这些营养成分高的食物时，也要多吃一些新鲜的蔬菜、水果、谷类等，使哺乳妈妈体内的酸碱度平衡，乳汁的营养才更全面，有益于宝宝的健康。

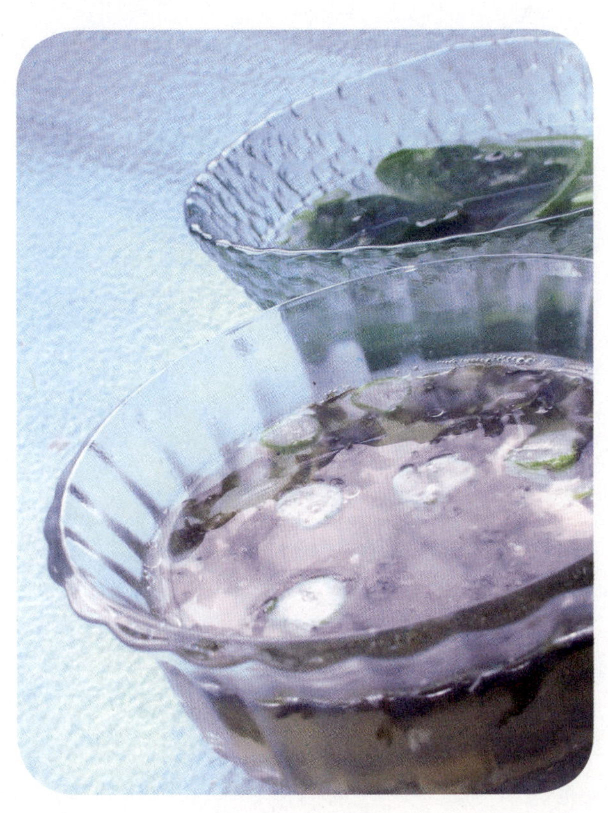

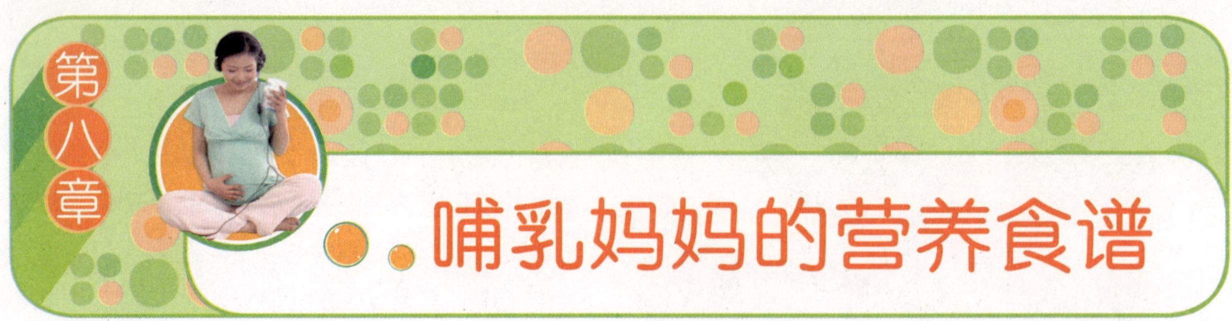

第八章 哺乳妈妈的营养食谱

猪蹄粥

【原料】

猪蹄2个，通草5克，漏芦10克，粳米100克，葱白段少许。

【做法】

1. 将猪蹄洗净，切成小块，煎取浓汤。
2. 将通草、漏芦同煎，取药汁。
3. 然后将猪蹄汤和药汁、粳米同煮粥，待粥将熬成时，放入葱白段稍煮后即可食用。

【特点】

可促进哺乳妈妈的乳汁分泌，能为宝宝提供足够的营养。

花生仁猪蹄汤

【原料】

主料：花生米200克，猪蹄1000克。

辅料：老姜30克，盐25克，葱10克，胡椒粉0.15克。

【做法】

1. 将猪蹄镊毛、燎焦皮、浸泡后刮洗干净，对剖后砍成3厘米见方小块。将花生米在温水中浸泡后去皮，葱切花，姜拍碎。
2. 把大锅置旺火上，加入清水（2.5千克），放入猪蹄，烧沸后捞尽浮沫，放进花生米、生姜。
3. 猪蹄半熟时，将锅移至小火上，加盐继续煨炖。待猪蹄炖烂后，起锅盛入汤钵，撒上胡椒粉、味精、葱花后即可食用。

【特点】

汤白、肉烂，营养丰富，能起到很好的催乳作用。

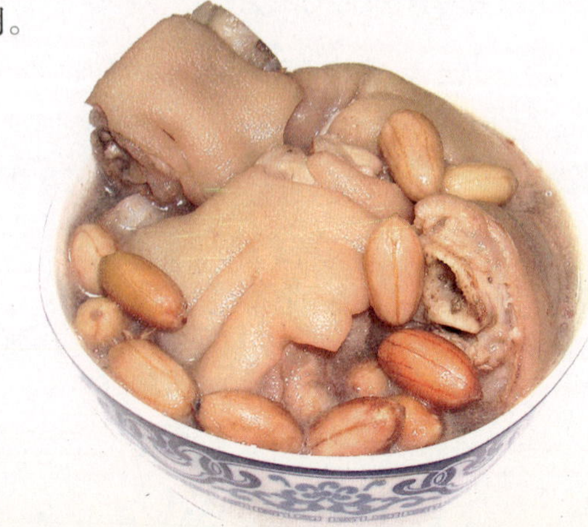

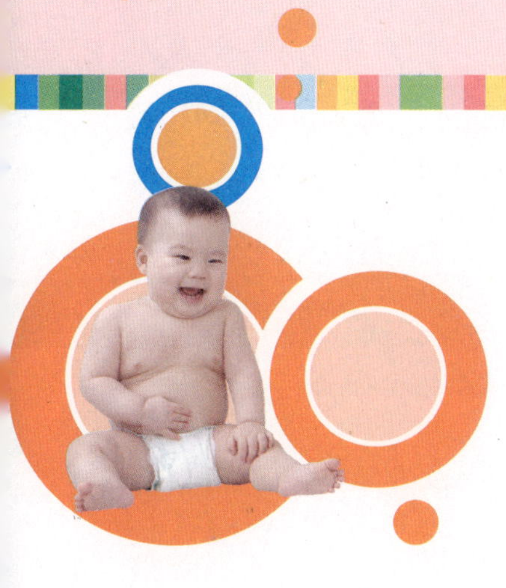

第九章 孕产期常见现象与疾病的饮食调养

怀孕后，随着胎儿的生长发育，母体也会发生一系列的变化来适应这种新状况。胎儿主要通过母体吸收养分，因此，母体的健康状况直接决定着胎儿的发育和健康。当孕妇出现不适症状时，通过饮食调养既安全，又对胎儿的发育有利。

产后，为了自身身体状况尽快和全面地恢复，以及为宝宝提供营养丰富的乳汁，产妇仍需要加强营养。在经历了分娩后，产妇的身体相对虚弱，经常会出现产后贫血，产后出血和恶露不下等情况。而饮食调养则可以扫除以上困扰，使产妇和宝宝更加健康。

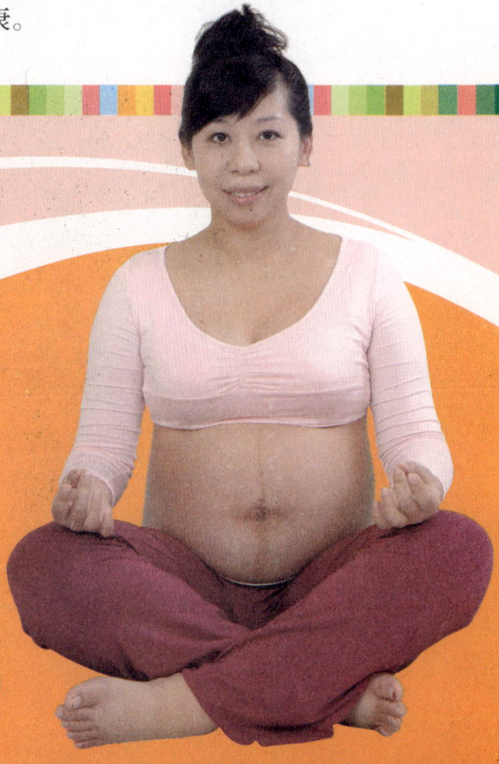

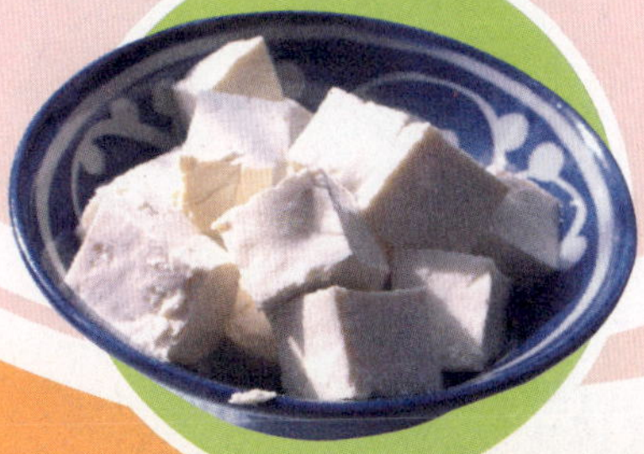

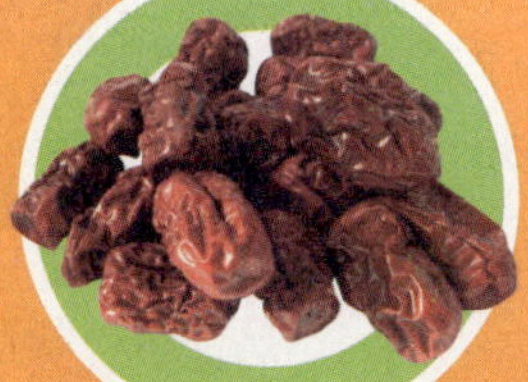

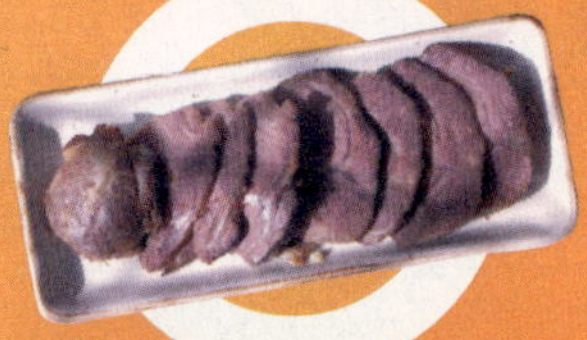

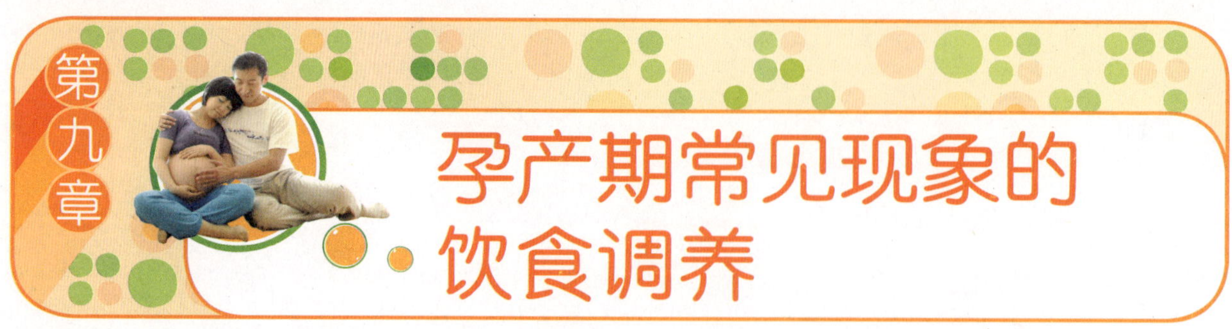

第九章 孕产期常见现象的饮食调养

孕吐

有些孕妇在怀孕初期，常感到恶心，甚至呕吐，通常孕吐会在怀孕4个月后逐渐减轻以至消失。只要注意调节饮食习惯，便可较舒服地度过恶心的阶段。平时，孕妇要少闻油烟味，多吃水果、蔬菜，下面的姜汁炖砂仁和佛手姜汤就可有效缓解孕吐。

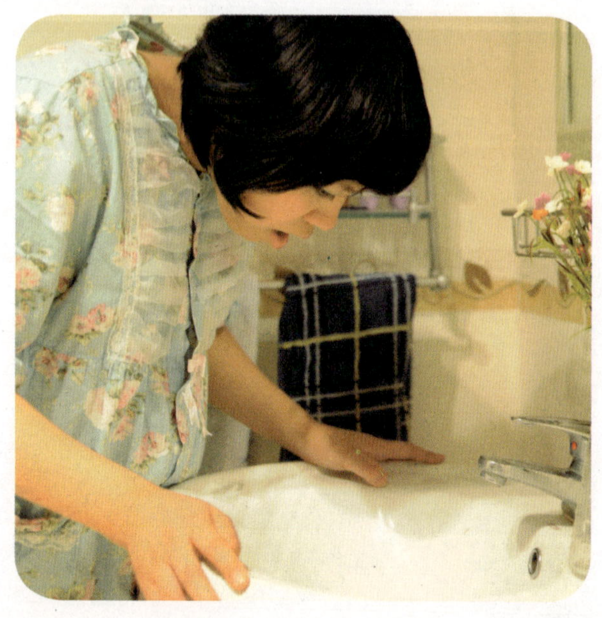

姜汁炖砂仁

【原料】

砂仁5克，生姜汁1汤匙。

【做法】

1. 先将砂仁清洗干净，沥干，捣成粉末，待用。

2. 把碗洗净，将砂仁末、生姜汁放入碗内，加清水半碗，隔水炖半小时，去渣饮汁。

【特点】

温胃散寒，调中止呕。适用于治疗胃寒呕吐，孕期呕吐等症。

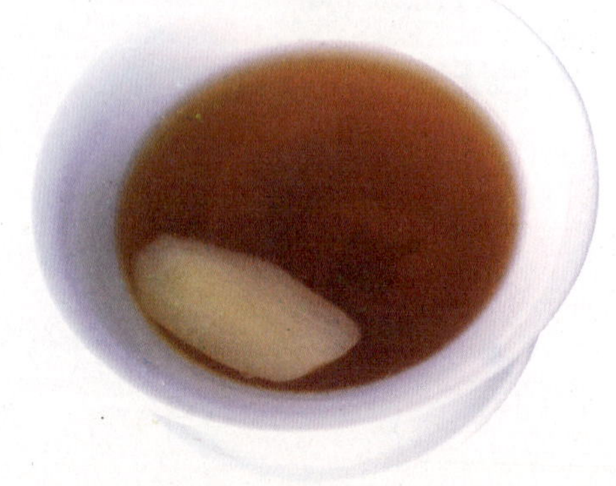

佛手姜汤

【原料】

主料：佛手10克，生姜6克。

辅料：白糖适量。

【做法】

1. 把生姜去皮，与佛手一齐放入清水中洗净，取生姜切成片，待用。

2. 将沙锅洗净，把生姜片、佛手放入锅内，加清水适量，置于火上煮1小时，去渣留汁，加入白糖即成。

【特点】

疏气宽胸，和胃止呕。适用于孕呕吐、肝胃不和而引起的胸脘堵闷，疼痛作胀。

疲倦

刚怀孕时，孕妇常担心胎儿营养不良随着时间的推移，又会因为小宝宝快要出生既兴奋又焦虑，常会导致失眠。如果日间又应付繁忙的家务或工作，自然会感到疲倦不堪，下面这道薏米炖鸡就是不错的选择。

薏米炖鸡

【原料】

主料：瘦鸡1只，薏米50克。

辅料：天门冬7.5克，冬菇3只，白菜、盐少许。

【做法】

1. 将薏米与天门冬预先浸上一夜，洗净待用。

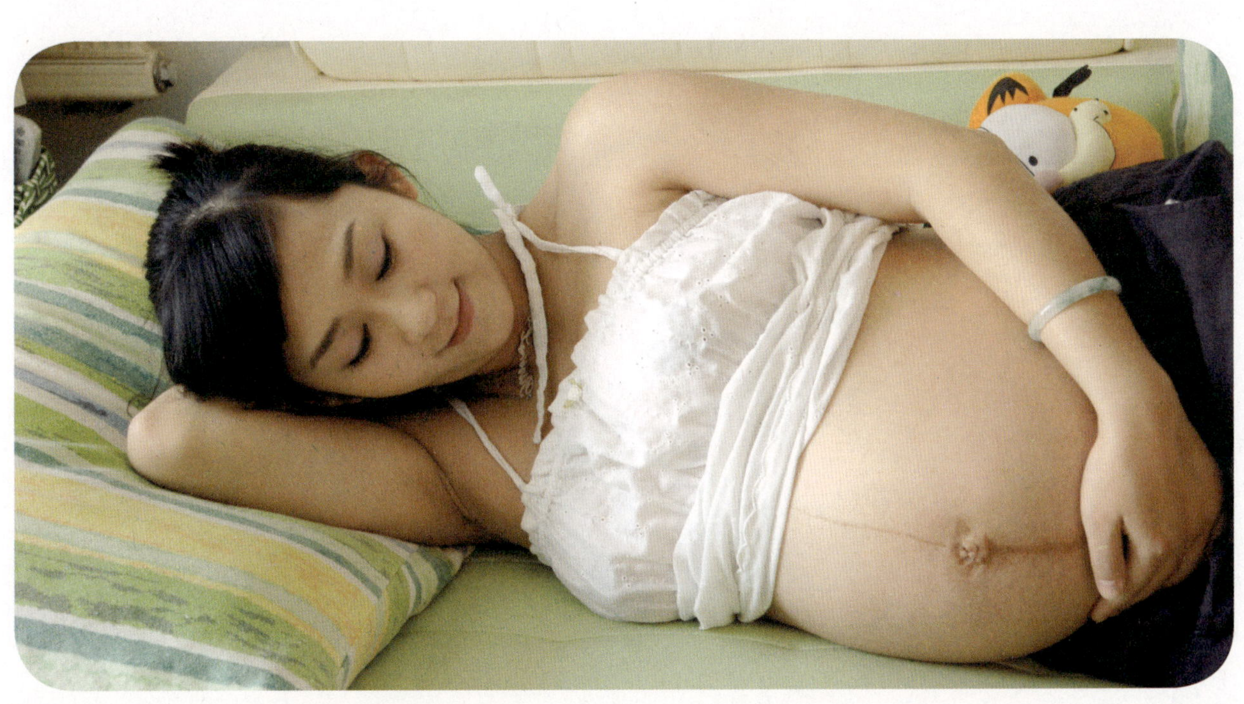

2. 冬菇浸软后洗净去蒂。白菜洗净备用。

3. 鸡去毛洗净，从鸡背剖开，取出内脏后，放入沸水中焯水片刻，取出置清水中冲净。

4. 将鸡放入较大的炖盅内，注入适量沸水，隔水炖约1小时半，然后放入冬菇、薏米及天门冬，再炖约1小时半，再放入白菜，加入盐调味后，再炖一会儿即成。

【特点】

薏米再加上天门冬，有滋养强壮之效，能有效缓解孕期疲倦。

胎动不安

怀孕早期，胎儿在子宫内着床不久，饮食须注意防止胎动不安，造成流产。

养血安胎汤

【原料】

主料：鸡1只，姜2片，石莲子、川续断各12克，菟丝子、阿胶各18克。

辅料：盐适量。

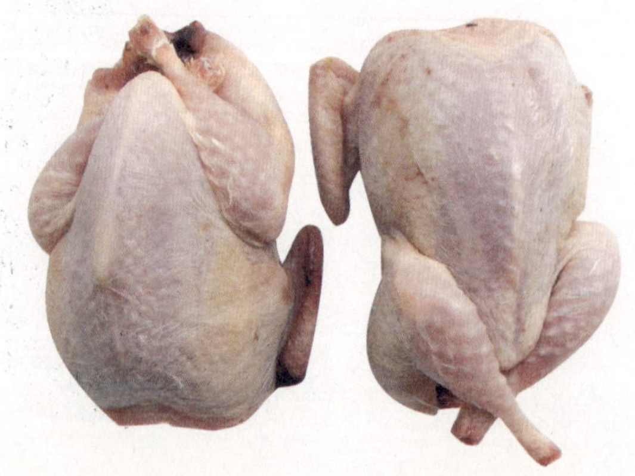

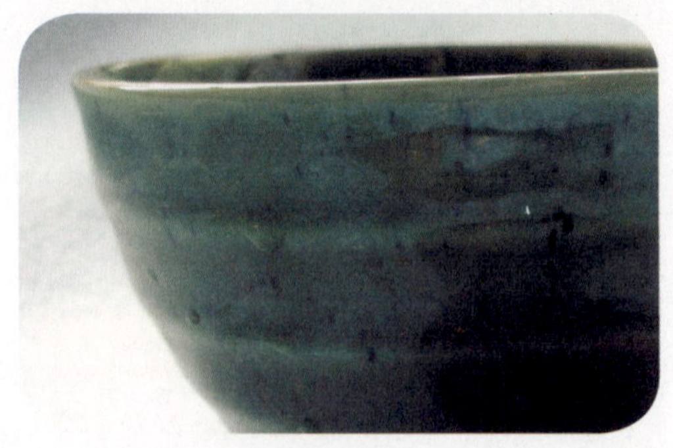

【做法】

1. 鸡洗净，放入沸水中煮3分钟，取出放入炖盅内待用。

2. 将石莲子、川续断、菟丝子放入煲汤袋中，同放瓦煲内，注入清水5杯煎30分钟。

3. 将煎汁加入炖盅内，再放入姜片及阿胶，加盅盖隔水炖3小时，下盐调味后，即可趁热食用。

【特点】

孕妇若有习惯性流产症状，食欲不振、腰痛或下腹附胀等现象，不妨一试。

分泌物增多

怀孕期间白色分泌物（白带）变得较浓且多，这是由于阴道及子宫颈充血，以及荷尔蒙分泌增多所致，是怀孕的必然现象。

莲子圆肉红枣粥

【原料】

主料：莲子20克，红枣25克，桂圆肉10克。

辅料：米1/3杯，水15杯（一人份量），蔗糖适量（随个人喜好添减）。

【做法】

1. 莲子、红枣略浸软，红枣去核洗净。桂圆肉冲洗后待用。

2. 米洗净控干水分，放于煲内，加入清水，煮沸后加入全部材料，用文火煲1小时。

3. 粥不要太稀，煮至差不多时，加入蔗糖后续煮至糖溶解便可。

【特点】

莲子能养心益肾补脾，桂圆肉和红枣都有滋补安神功效。用三者一起熬粥进食，不但有益肠胃作用（一星期吃一两次），对治理妇女分泌物异常亦有功效。

牙痛及出血

孕妇体内的变化会导致牙痛、牙龈炎和出血，需要补充维生素C。

生菜中含大量维生素C，能清理内热，防止牙龈出血。生菜又可以生吃，能完全地保留维生素C，例如西式沙拉或伴吃各类肉松，都非常理想。以下介绍的一款粥品，对减轻牙痛很有帮助。

豆豉咸蛋瘦肉粥

【原料】

主料：豆豉200克，咸蛋2只，瘦肉200克。

辅料：米2/3杯、水20杯、姜1片、生抽1茶匙、糖1/4茶匙、淀粉1/2茶匙、油1茶匙，盐适量。

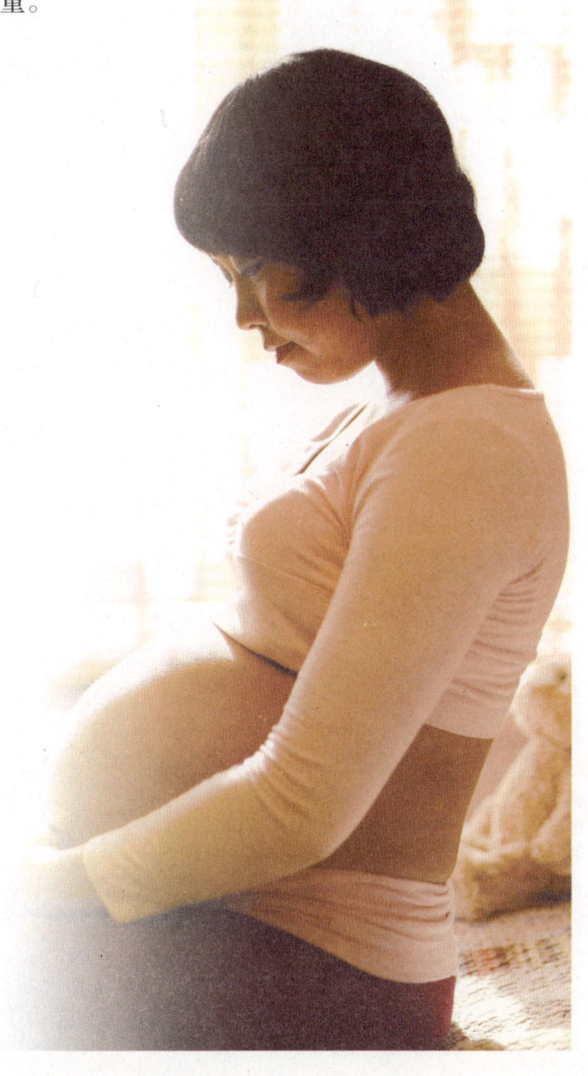

【做法】

1. 豆豉浸约1小时后洗净，抹干水分。

2. 瘦肉切片，加入生抽、糖、淀粉，腌约20分钟。

3. 咸蛋破壳后置碗中，捞起蛋黄部分，用刀稍切碎待用，蛋白待用。

4. 以姜片起油锅，爆炒豆豉待用。

5. 米洗净放入煲内，注入清水，煮沸后加入豆豉、瘦肉、姜，转文火煲1小时半，然后加入咸蛋黄续煮30分钟。

6. 粥煮成后，再加入咸蛋白，用筷子拌匀后再煮10分钟即成。

【特点】

豆豉含有极其丰富的蛋白质，对脾肾有宜，加入咸蛋及瘦肉煲成粥，可平肝肾火，止牙痛。

便秘

受胎儿压迫胃肠道的影响，孕妇常会出现便秘。所以，孕妇应养成良好的饮食习惯，多喝水，适当吃高纤维的蔬菜和水果，以及果汁和含油类较多的坚果，使肠道顺畅。另一方面，要结合自身情况做适量运动，以免肠蠕动减缓，加剧便秘症状。下面的这道美食可有效缓解便秘。

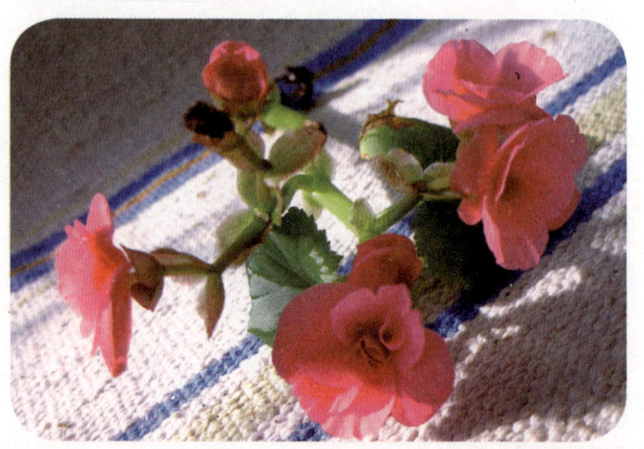

甜椒牛肉丝

【原料】

主料：牛肉、甜椒各200克，蒜苗15克。

辅料：植物油、酱油、甜面酱、味精、盐、淀粉、姜、鲜汤适量。

【做法】

1. 将牛肉去筋洗净，切成丝，用盐、味精和淀粉腌制。将姜和甜椒切丝，将蒜苗切成段。

2. 把味精、酱油、淀粉和鲜汤调成汁，待用。

3. 锅内放油加热，放入甜椒翻炒断生，盛出。

4. 锅内放油加热，放入牛肉丝翻炒，放入甜面酱翻炒片刻，再放入姜丝和甜椒丝炒香，倒入先前调好的汁水，放入蒜苗段，翻炒片刻即可。

【特点】

含孕妇所需丰富的蛋白质、铁、锌、钙等，可以增加肠蠕动，防治便秘。

腰酸背痛

怀孕期间，母体骨盆各关节的韧带变得松弛，支撑脊柱的韧带也变软，令肌肉、腰椎骨及其他关节显得过度紧张。再加上子宫渐大，骨盆又狭窄，身体负担加重，造成腰背疲劳、疼痛。常吃下面的食物可有效缓解这一现象。

红枣羊骨糯米粥

【原料】

主料：羊腿骨2根，红枣30枚，糯米适量。

辅料：红糖适量。

【做法】

1. 将羊腿骨敲碎，加水，与糯米和红枣同煮成粥。

2. 煮烂后放入红糖等调味即可。

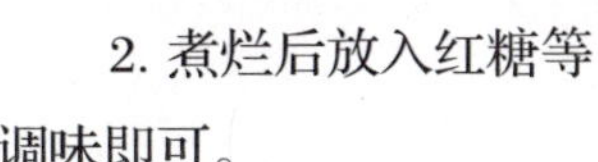

【特点】

补益血气，强健脾胃，是治疗孕妇腰酸背痛的好食物。

腹痛

孕妇常会觉得在下腹部有轻微的刺痛，这是由于子宫日渐增大，导致支撑子宫的韧带过度牵引，因而出现牵扯性的阵阵痛感。以下这款食谱对治疗腹痛很有效。

鸡蛋阿胶粥

【原料】

主料：阿胶30克，鸡蛋4个，糯米100克。

辅料：熟猪油、盐适量。

【做法】

1. 将鸡蛋搅散待用，将糯米洗净，浸泡1小时。

2. 锅内放水烧开，放入糯米烧开，再用小火煮烂。

3. 把阿胶、鸡蛋淋入粥中，搅拌均匀，待滚开两次后，放入猪油、盐，煮沸即可。

【特点】

辅助治疗孕妇腹痛、胎动不安。

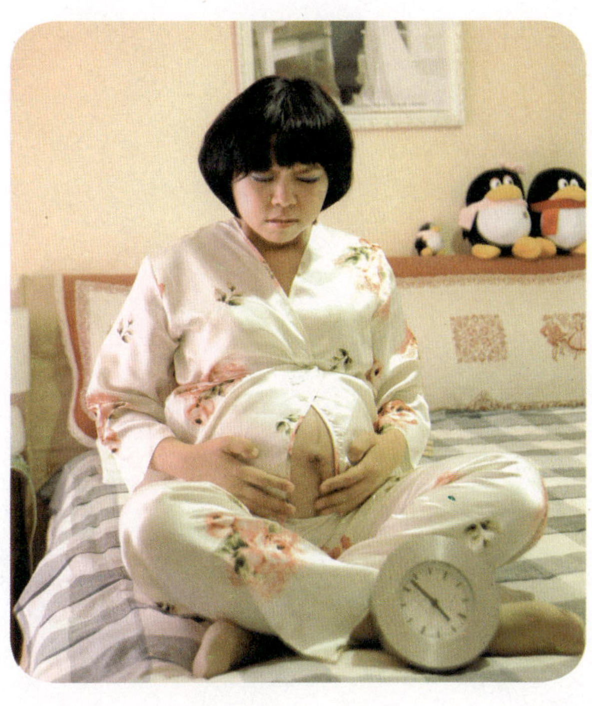

痔疮

由于胎儿大而压迫着肠道，妨碍了直肠内的血液流通，使盆腔器官血液回流减少，常会令孕妇直肠周围的静脉曲张，形成痔疮。不妨试试下面这道菜。

菜花炒番茄

【原料】

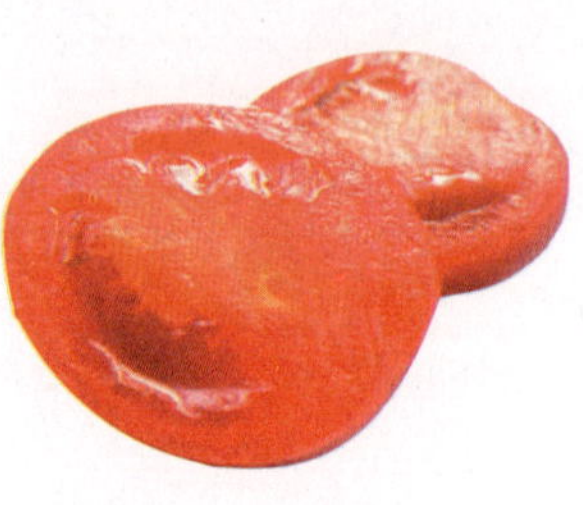

主料：番茄150克，菜花200克。

辅料：鸡精、盐适量。

【做法】

1. 将番茄洗净，切块。将菜花掰成小朵，洗净。

2. 锅内放油加热，先放菜花翻炒3分钟，再放入番茄炒出汁，加入盐和味精翻炒片刻，即可。

【特点】

含有孕期所需丰富的钾、钙和叶酸等，具有很好的防治痔疮的效果。

浮肿

怀孕期间，母体积留大量液体，而下半身的血管又由于受到子宫的压迫而影响血液畅通循环，尤其是双手、脚踝、小腿等部位的液体停滞增加，血液回流受阻，导致出现浮肿的症状。

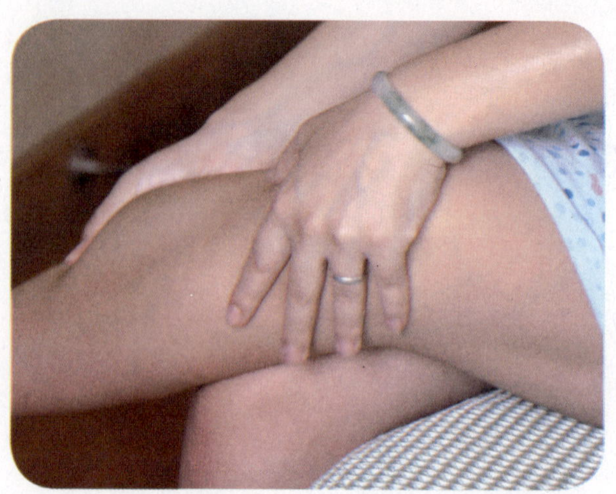

以下是既简单方便，又能对付浮肿的有益食谱。

赤小豆粥

【原料】

主料：赤小豆、粳米各100克。

辅料：白糖100克。

【做法】

1. 将赤小豆拣去杂质，淘洗干净，用清水浸泡过夜后捞出，待用。

2. 把粳米淘洗干净，直接放入刷洗干净的煮锅内，加入赤小豆、清水适量，先用旺火煮沸，再用文火煮至豆、米熟透，以白糖调味，稍煮片刻，即可进食。

【特点】

利水消肿，健脾养肝，益气固肾。适用于孕妇水肿，脚气浮肿，肾炎水肿等症。常吃能减肥，也可以用于治疗肥胖症。

胃痛

因为胎儿日益长大，子宫的底部上升，压迫到胃部附近，影响了消化机能，并有少量的胃酸反流进入食道，会令孕妇胃痛。

要减轻症状，首先要减轻胃肠的负担，维持少食多餐的饮食习惯，睡前不进食。少吃酸味强及含强烈香料的食物，以免刺激肠胃。睡时在床上用软垫把腰部垫起来，也有帮助。此外，下面这道鸭肉炒三丁在治疗胃痛方面效果不错。

鸭肉炒三丁

【原料】

主料：鸭肉350克，芹菜、白菜各100克，香菇50克。

辅料：盐、鸡精、姜、水淀粉适量。

【做法】

1. 将鸭肉洗净切块，放在开水中焯一会，撇出血沫。将白菜和芹菜洗净，切丁。将香菇泡发，切丁。
2. 锅内放油加热，放入姜片煸香，再放入鸭块，炒至七成熟。
3. 放入芹菜丁、白菜丁和香菇丁翻炒，倒入水淀粉、鸡精和盐炒熟。

【特点】

含有孕期所需的蛋白质、脂肪、钾、钙和膳食纤维等，可滋阴养胃，对治疗胃痛很有效果。

心悸气喘

到了孕晚期，孕妇常会出现心悸及气喘现象。这是因为体内的血液循环量增加，心脏负荷加重，且子宫胀大，横膈受压迫所致。

因此，孕妇在孕晚期宜采用侧卧的睡姿，以减少心脏及横膈的压力。平日减少活动多作休息，不要讲话太多，以免气促加重。再尝试这道当归猪心汤，效果会更好。

当归猪心汤

【原料】

主料：猪心1个，红枣5个，当归10克，枸杞45克。

辅料：盐、料酒适量。

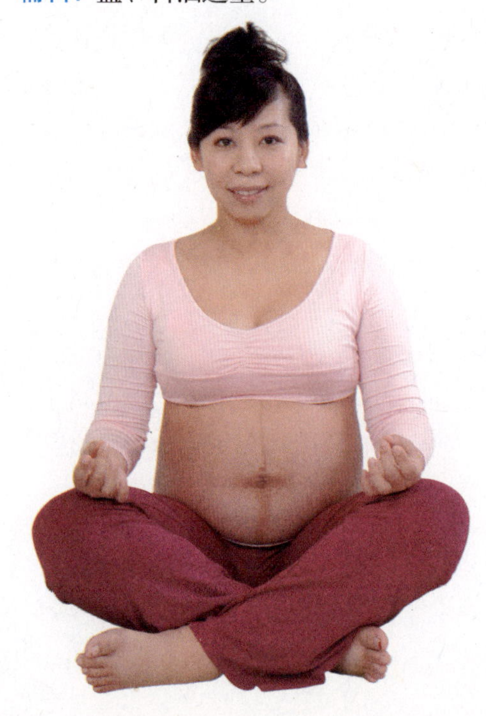

【做法】

1. 将猪心切片，洗净。将红枣、当归、枸杞洗净。

2. 锅内放水，下入红枣、当归、枸杞、料酒，再放入猪心煮沸，撇去血沫，用小火炖1小时，放入盐即可。

【特点】

富含蛋白质、脂肪、维生素B_1、维生素B_2、维生素C，是镇定孕妇情绪，缓解气喘的良方。

脚部抽筋

到了孕晚期，有些孕妇会出现脚部抽筋的症状，例如小腿肌肉和脚掌常会发生痉挛性的疼痛，有时更会痛至令人从睡梦中惊醒。

预防胜于治疗，孕妇必须确保每日能摄取足够的钙质。鲜奶含丰富的钙质，每天至少要喝2杯。下面这道虾仁豆腐就是很好的食疗方。

虾仁豆腐

【原料】

主料：豆腐300克，虾仁150克，鸡汤40克，鸡蛋1个。

辅料：盐、味精、料酒、淀粉适量，麻油、葱、姜少许。

【做法】

1. 把葱、姜洗净切成片，虾仁去沙线备用。

2. 将豆腐切块，放水中焯一下，滤干水分，待用。

3. 将葱、姜、盐、味精、料酒、鸡汤、淀粉、麻油放入碗中调成汁。

4. 将虾仁放入碗中，加盐、料酒、半个鸡蛋，搅拌均匀。

5. 炒锅内注入油，烧热后放入虾仁，炒熟后加入豆腐同炒。受热均匀后，加入碗中的汁，迅速翻炒，使汁完全挂在原料表面，放入盘中即可食用。

【特点】

含有丰富的蛋白质和多种矿物质，以及维生素。豆腐与虾仁合用可治疗孕产妇筋骨疼痛，抽筋，还可治疗气血不足、脾肾阳虚等症。

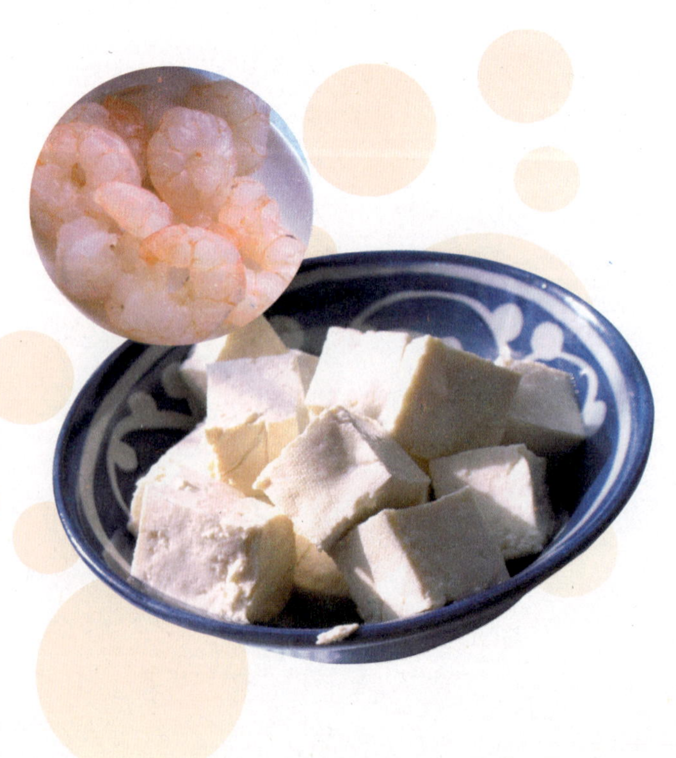

产后便秘

产后3天未排出大便，或者排便过程艰涩、干燥疼痛、出血，就被称为产后便秘。造成这一现象的原因很多，如产后盆底和腹壁肌肉松弛，肠腔反应性扩大，产妇身体虚弱，产后多食少渣食物造成肠蠕动减慢等。为此，产妇应多吃蔬菜、水果，不能吃刺激性食物。

油菜蘑菇汤

【原料】

主料：蘑菇50克，油菜100克。

辅料：鸡油30毫升，麻油、盐适量。

【做法】

1. 将油菜洗净，剖成四块。

2. 将鸡油放入锅内加热，放入油菜煸炒，再放入少量水和蘑菇、盐。大火加盖煮3分钟，撒上麻油即可。

【特点】

富含产妇所需的膳食纤维、氨基酸，可有效缓解产后便秘。

产后乳汁外溢

产后乳汁外溢的原因有胃气不稳定、血气虚弱，肝经郁热、流泄失常等。哺乳妈妈应根据自身体质，适当采用芡实、黄芪等食疗方法。

人参芡实粥

【原料】

人参10克，芡实30克，大枣15克，粳米50克。

【做法】

1. 将人参研成粉末。

2. 将粳米洗净，和芡实、大枣、人参末放入锅内，加水煮烂即可。

【特点】

可以健脾和胃，对血气虚弱造成的乳汁外溢很有帮助。

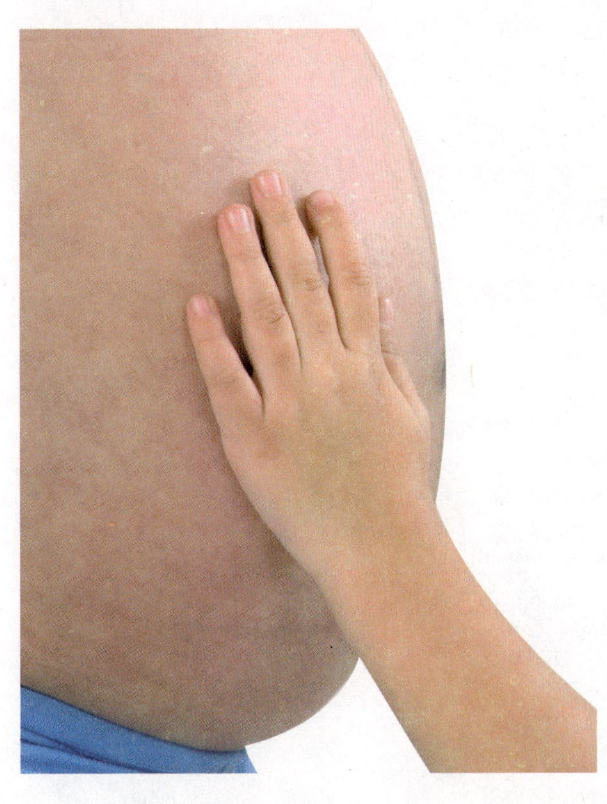

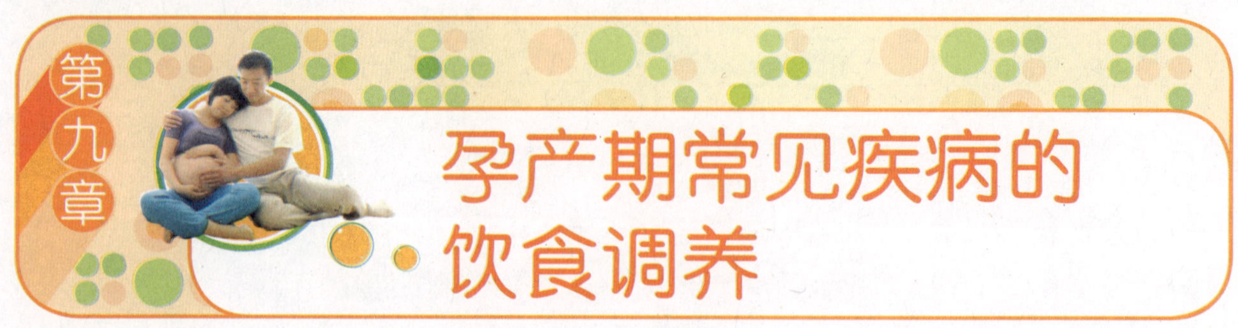

第九章 孕产期常见疾病的饮食调养

贫血

在怀孕期间，为了应付胎儿发育所需，母体的血液量必须大增，但其中增加的只是水分，血液的浓度因而变稀，血色素的成分显然不足所需，以致有贫血的症状。患者常感到手脚冰冷、疲倦、晕眩及心悸气喘等。

下面的枸杞子羊脊骨汤，做法简单，防治贫血的效果非常明显。

枸杞子羊脊骨汤

【原料】

枸杞子1000克，白羊脊骨1具。

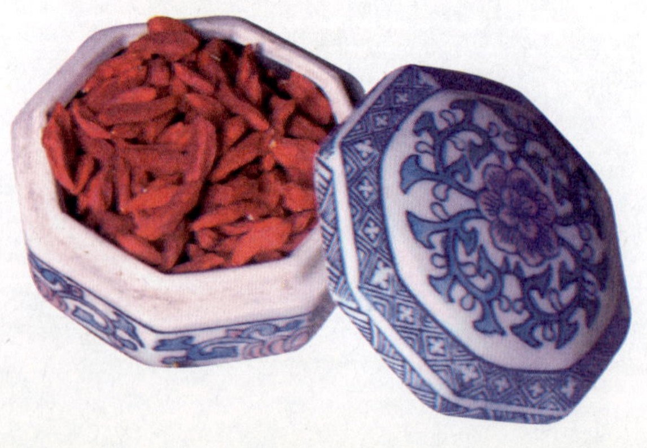

【做法】

1. 先将枸杞子放入锅中，加水5.5升，煮取1.5升，去渣。

2. 将羊脊骨敲碎，放入沙锅中，加入枸杞子液，微火煨炖，浓缩至5升，将煎液入瓶密封、备用。

【特点】

养血补肝，补肾壮骨。适用于产后肝血亏损、面色不好、头晕眼花等。

肾炎

一般慢性肾炎患者，都有四肢浮肿、蛋白尿及高血压的症状。如果在孕期患上肾炎，这症状便会随着怀孕月数的增加而恶化，到了孕晚期，孕妇的肾机能相当虚弱，会影响胎儿的发育。因此，孕妇必须少吃高蛋白质食物，减少盐分的摄取，以及避免一切刺激性的食品。

以下介绍的一款汤，对肾炎患者颇有效用，既可补肾，又能治腰痛。

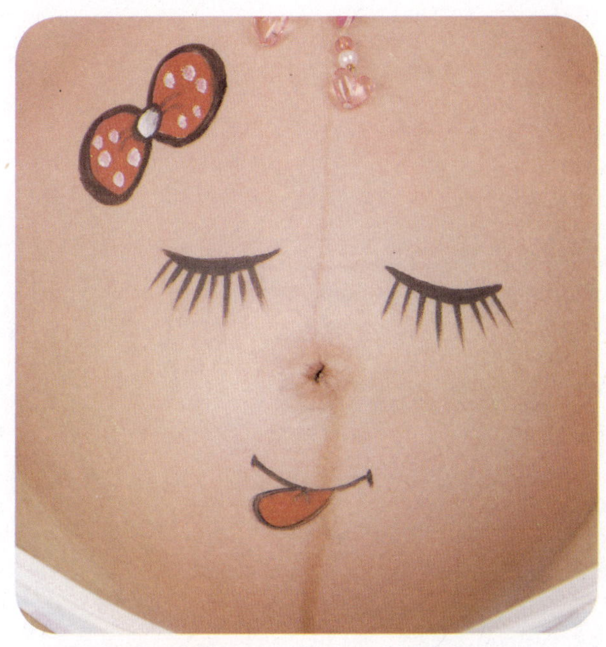

猪腿薏米汤

【原料】

主料：薏米20克、猪腿250克。

辅料：盐适量。

【做法】

1. 将去皮的薏米预先浸过一夜。

2. 猪腿洗净，切成薄片。

3. 汤煲内加入适量清水，煮沸后加入薏米煲30分钟。

4. 薏米煮软后，加入猪腿同煮数小时后，即可加盐调味饮用。

【特点】

薏米能提高肾脏的新陈代谢机能，亦是妇女的美肤佳品。

妊娠期糖尿病

妊娠期糖尿病是临时形成的糖尿病，大多发生在怀孕后28周，是体内不能提供足够的胰岛素而使血糖升高的现象。这种病在大龄孕妇中更普遍，大多在分娩后自动消失。

此处这道红烧栗子山药，对辅助治疗妊娠期糖尿病效果不错。

红烧栗子山药

【原料】

主料：栗子20颗，淮山药20克，熟地黄5克，鸡肉250克，冬菇5只，油适量。

辅料：盐1/3茶匙，糖1/3茶匙，湿淀粉2汤匙。

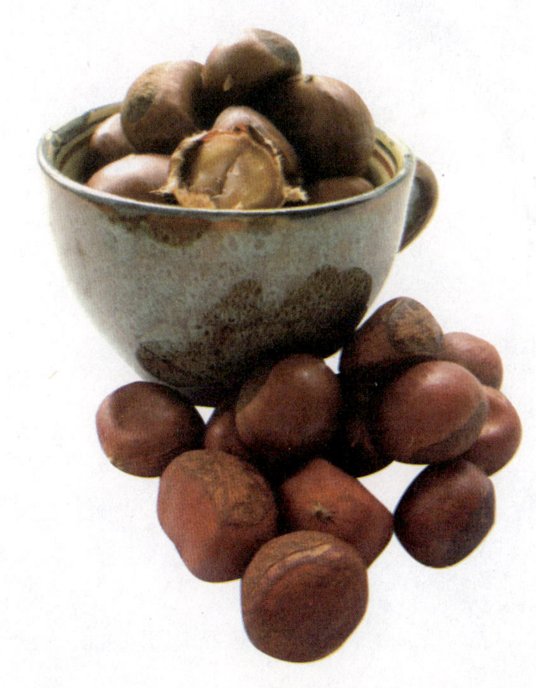

腌料：盐1/4茶匙，糖1/4茶匙，淀粉1茶匙，姜汁、酒各1茶匙，油1茶匙。

【做法】

1. 鸡肉切丝，加入腌料拌匀，约腌20分钟，泡嫩油捞起。

2. 栗子去壳去皮，与淮山药同浸水约15分钟。

3. 冬菇浸软去蒂，洗净后切成丝，用油、盐、糖少许拌匀。

4. 烧热油锅，炒热淮山药、栗子及冬菇，然后加入熟地黄、鸡肉等同煮。再加入水1.5杯水加盖煮至栗子熟至软。加入辅料兜匀，至汤汁将干时，加入湿淀粉即成。

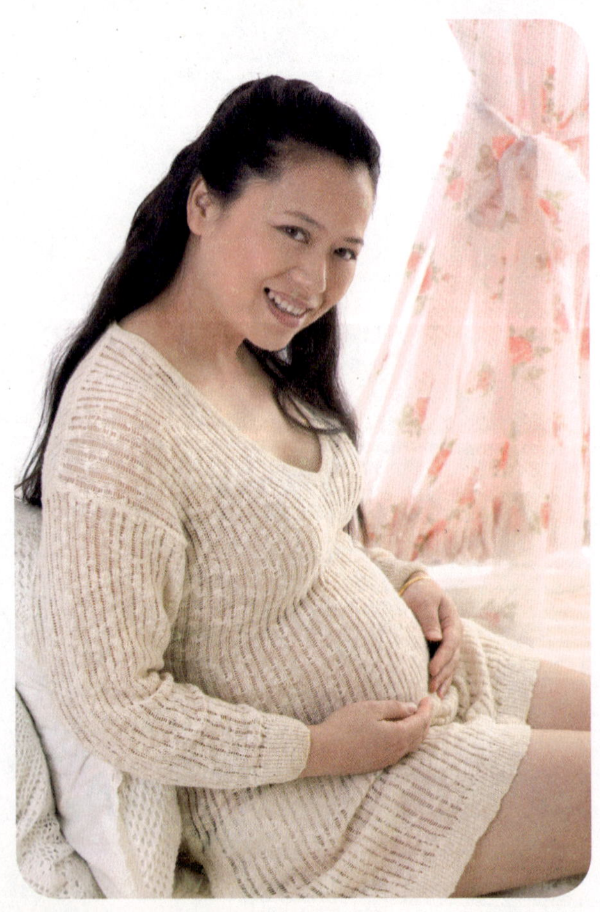

【特点】

淮山药，可补虚弱体质，对肠胃、肾脏都有裨益；地黄属玄参科，有滋养、补血之效。这道菜对患有肾病或糖尿病的人很有益处。

妊娠期高血压疾病

妊娠期高血压疾病对孕妇和胎儿都有影响，必须按照医生嘱咐休息，服用降压药物，监测血压，饮食上也要注意控制盐分、食用油的量。

在食物中，海产品的降压效果最好，这道红烧海参正有此功效。

红烧海参

【原料】

主料：发好的海参500克，瘦肉200克，白菜300克。

辅料：姜2片，葱2棵，红萝卜花数片，生抽、淀粉各1/2茶匙，上汤1杯，油适量。

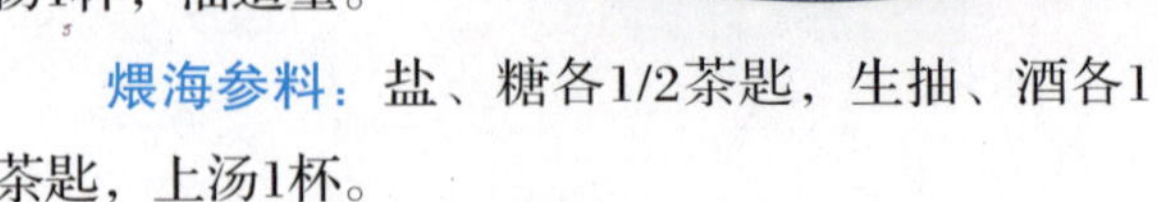

煨海参料：盐、糖各1/2茶匙，生抽、酒各1茶匙，上汤1杯。

芡汁料：蚝油、淀粉各1茶匙，麻油、胡椒粉各少许，清水3汤匙。

【做法】

1. 海参中放入姜、葱，用开水煮5分钟，除去内脏洗净，控干切块。

2. 瘦肉切丝，加入生抽、淀粉、油拌匀，泡嫩油待用。

3. 白菜洗净，以油、盐、水灼熟，围于碟边。

4. 烧热锅，下油，爆香姜、葱，加入煨料及海参、红萝卜煮至海参软烂，放入瘦肉、芡汁料兜匀装盘即成。

【特点】

海参的营养价值极高，含丰富的蛋白质、钙和钠，可减轻因高血压引起的头晕等症状，非常适合高血压孕妇食用。

产后出血

过量食用富含维生素C的食品，可以导致产后流血，由于子宫收缩无力而发生产后出血的产妇也很常见。下面这道食谱可很好地改善这一症状。

当归黄芪羊肉汤

【原料】

主料：羊肉450克，当归50克，黄芪20克，大枣25克。

辅料：盐、姜片适量。

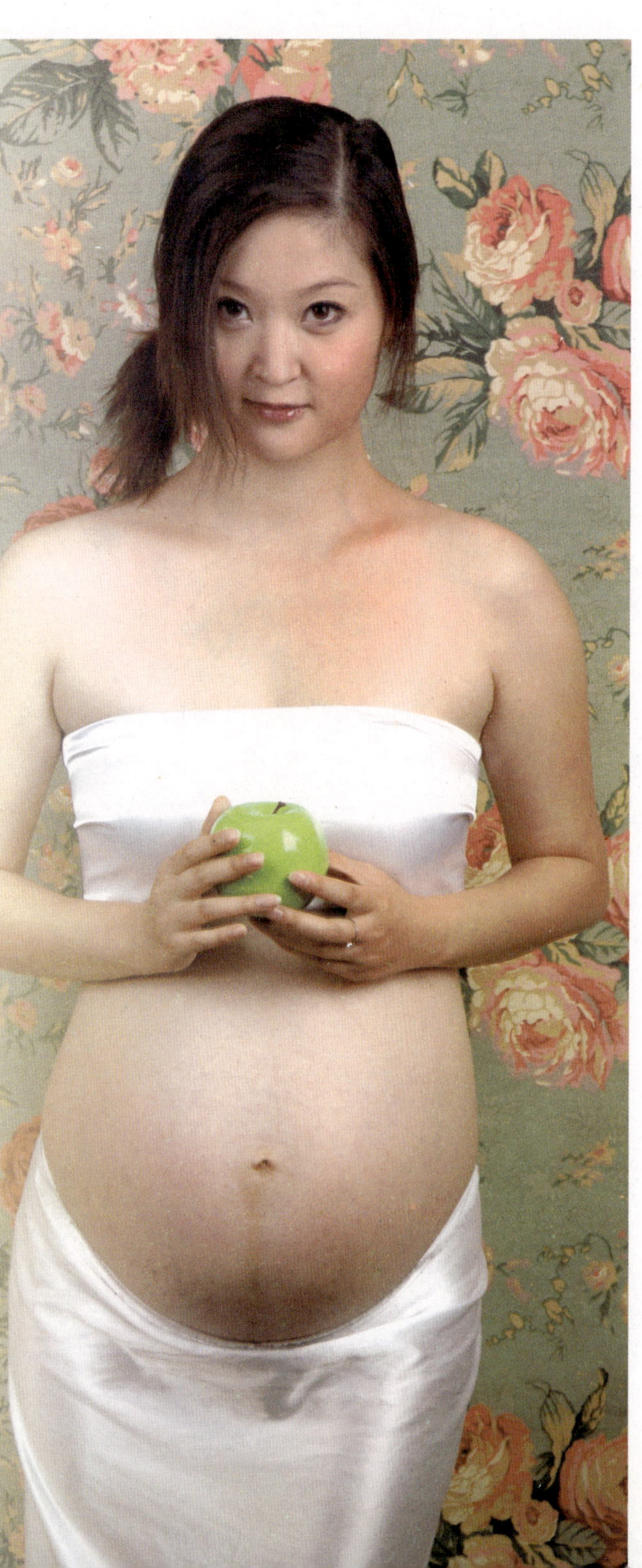

【做法】

1. 将羊肉洗净，切片。当归、黄芪、大枣洗净。

2. 锅内放水，放入当归、黄芪、大枣、羊肉、姜片，大火煮沸，再用小火煮烂，放入盐调味即可。

【特点】

可为产妇补血，治疗产后出血、体虚乏力。

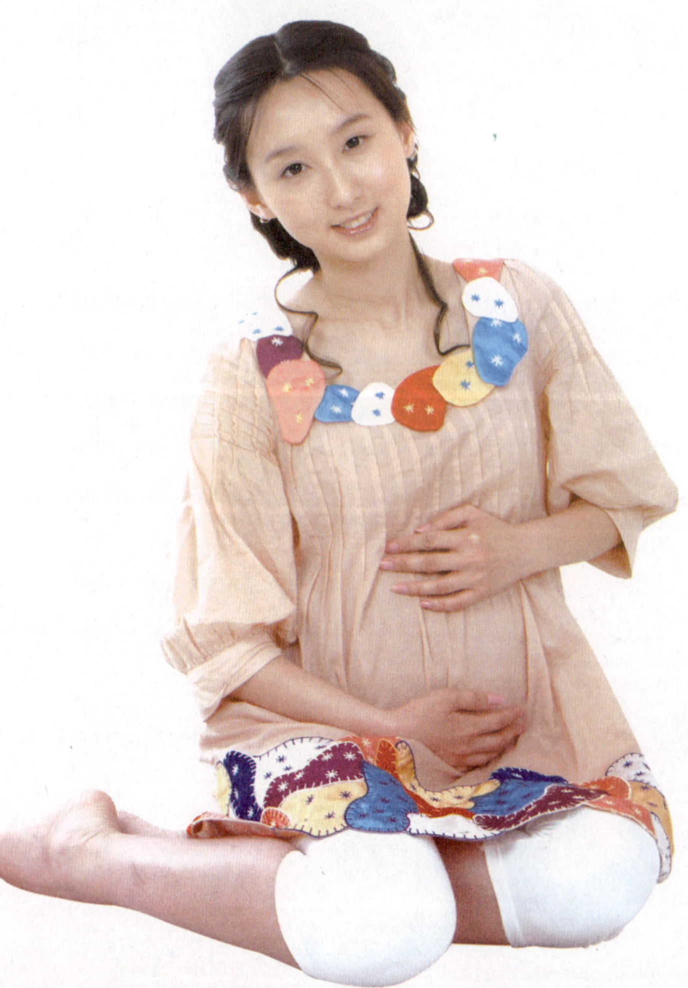

产后子宫复旧不全

产后子宫复旧不全是指产后6周，子宫未能恢复到孕前状态，常伴有恶露不下、腹胀、腹痛等症状。这道荠菜马齿苋猪肉汤可有效改善以上症状。

荠菜马齿苋猪肉汤

【原料】

主料：马齿苋、荠菜各45克，猪瘦肉150克。

辅料：盐适量。

【做法】

1. 将马齿苋和荠菜用水煎煮，只取汁水。

2. 将猪瘦肉洗净切片，放入锅内，加入煮好的汁水，小火炖烂，放入盐调味即可。

【特点】

具有止血、凉血的功效，是治疗子宫复旧不全的良方。

产后腹痛

产后女性往往因子宫复旧不全、恶露不下，而产生小腹坠胀、腹痛难耐等症状，应注重饮食调理。以下这款五味益母草蛋具有很好的食疗效果。

五味益母草蛋

【原料】

主料：当归15克，川芎12克，炮姜3克，田七粉1克，益母草30克，鸡蛋2个。

辅料：料酒、食盐、葱各适量。

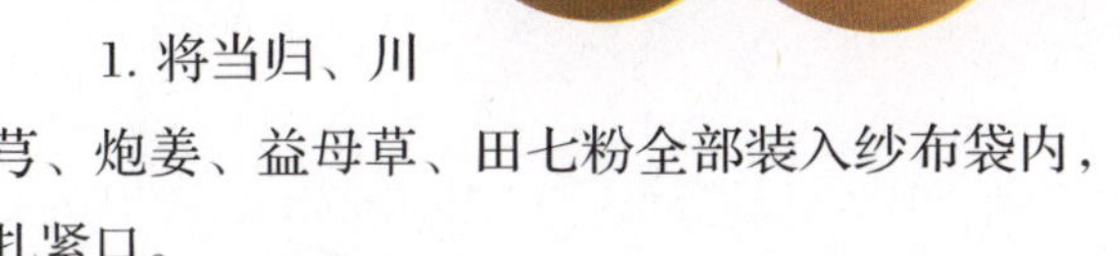

【做法】

1. 将当归、川芎、炮姜、益母草、田七粉全部装入纱布袋内，扎紧口。

2. 把鸡蛋外壳洗净，用清水泡1小时。

3. 将药袋置大沙锅内，加清水，旺火煮20分钟。

4. 将连壳鸡蛋加入同煮。

5. 蛋熟后剥壳，将鸡蛋及壳均留在药液中，加食盐、料酒、葱，改文火再煮20分钟即可。喝汤，吃蛋，每日1份，汤分2～3次喝完。

【特点】

活血化淤，行气止痛，适用于淤血内阻所致的产后恶露不绝而引起的腹痛。

产后虚弱

产妇因分娩而虚弱是正常现象，应注重补益血气，增强体力，不妨尝尝这道黄芪乌鸡汤。

黄芪乌鸡汤

【原料】

主料：乌鸡1只，黄芪45克。

辅料：盐适量。

【做法】

1. 将乌鸡去毛和内脏，留肝、肾，洗净。黄芪洗净切片，放入乌鸡腹内。

2. 将乌鸡放入沙锅内，加入适量水，大火煮开，再用小火炖烂，放入盐调味即可。

【特点】

可养血益气，增强产妇体力。

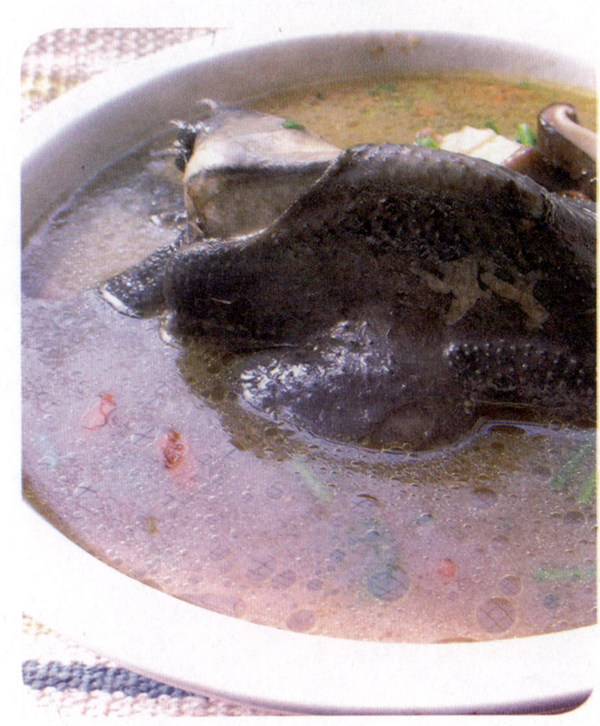

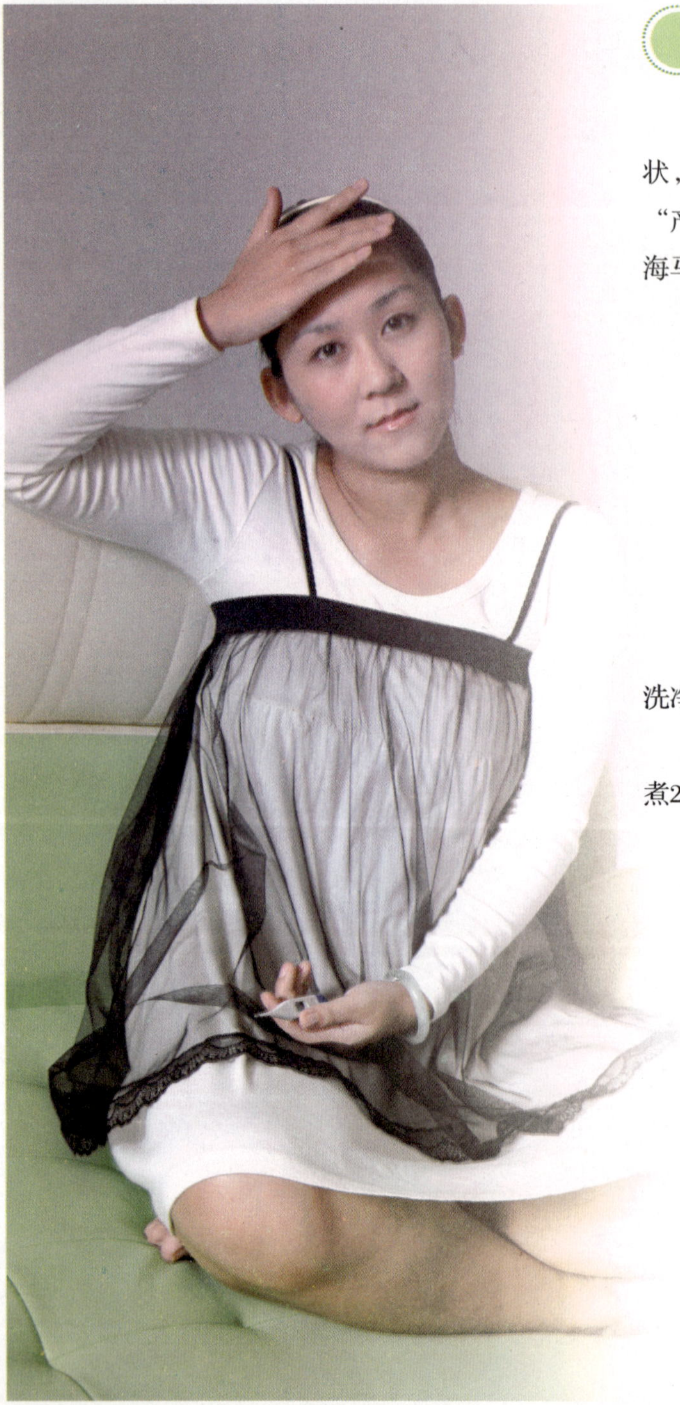

产后身痛

产妇在产褥期长出现肢体麻木、酸痛等症状，常被称为“产后风”、“产后关节痛”、“产后身痛”、“产后痛风”等。可以利用这道海马大枣炖羊肉缓解此症状。

海马大枣炖羊肉

【原料】

主料：海马10克，羊肉250克，大枣4个。

辅料：盐、姜适量。

【做法】

1. 将海马、姜洗净。大枣去核，洗净。羊肉洗净，切块，在沸水中稍煮捞出。

2. 将所有食材放入汤煲中，加水，隔水小火煮2小时，放入盐调味即可。

【特点】

可补益血气，治疗产后身痛。